MANUEL
D'HYGIÈNE NAVALE

A L'USAGE

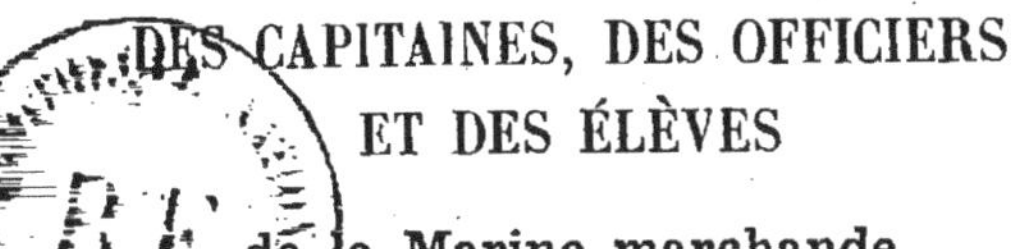

DES CAPITAINES, DES OFFICIERS
ET DES ÉLÈVES
de la Marine marchande

PAR

Le Dr BARTHÉLEMY ✻ ✪
Médecin principal de la Marine
Professeur d'hygiène navale
à l'École sup. de Commerce de Paris
(section de Navigation maritime).

Le Dr Georges VARENNE
Médecin de 2e classe de la Marine
chargé du cours d'hygiène navale
aux élèves de la marine marchande
à bord du « Brennus »

PARIS
AUGUSTIN CHALLAMEL, ÉDITEUR
Rue Jacob, 17
Librairie maritime et coloniale

1907

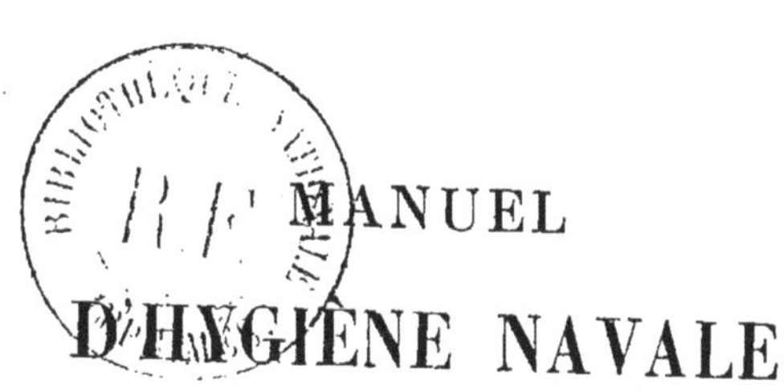

MANUEL D'HYGIÈNE NAVALE

MANUEL
D'HYGIÈNE NAVALE

A L'USAGE

DES CAPITAINES, DES OFFICIERS
ET DES ÉLÈVES
de la Marine marchande

PAR

Le Dr BARTHÉLEMY
Médecin principal de la Marine
Professeur d'hygiène navale
à l'École sup. de Commerce de Paris
(section de Navigation maritime).

Le Dr Georges VARENNE
Médecin de 2e classe de la Marine
chargé du cours d'hygiène navale
aux élèves de la marine marchande
à bord du « Brennus »

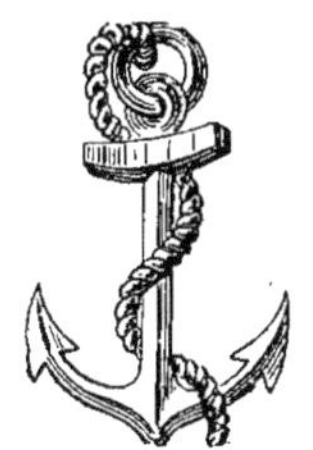

PARIS
AUGUSTIN CHALLAMEL, ÉDITEUR
Rue Jacob, 17
Librairie maritime et coloniale

1907

PRÉFACE

Le manuel que nous offrons aujourd'hui aux élèves, aux officiers, aux capitaines de la marine marchande, répond à un réel besoin. Il est le résumé, l'expression des connaissances indispensables en hygiène navale, en médecine, en petite chirurgie, en législation que doivent posséder les capitaines des navires de commerce.

L'étude des différentes questions traitées dans ce livre fait déjà partie du programme des cours professés aux élèves de la section maritime de l'École supérieure de commerce et d'industrie à Paris.

A cause de son importance, cet enseignement sera bientôt généralisé dans toutes les écoles d'hydrographie de notre littoral. Il était donc nécessaire d'avoir un manuel qui puisse servir de guide aux élèves pour ces études spéciales.

Ce manuel leur rendra encore de très grands services, lorsqu'ils commanderont plus tard des navires dépourvus de médecin, alors que leur responsabilité médicale sera sérieusement engagée. Nous sommes persuadés qu'un capitaine qui possédera bien les questions étudiées dans ce vade-mecum du marin, pourra trouver la solution de tous les cas médicaux difficiles qui pourront se présenter, au mieux des intérêts du malade, de l'hygiène et du commerce.

Ce livre est divisé en six parties.

La première comprend l'hygiène générale du marin : nous nous sommes plus particulièrement étendus sur les questions si importantes d'aération, de ventilation, d'éloignement des nuisances. L'étude de l'eau potable à bord fait l'objet d'un chapitre spécial.

La deuxième partie a été consacrée à l'hygiène de l'équipage. Le recrutement, les précautions hygiéniques spéciales, la propreté corporelle, l'alimentation y sont longuement traités. On y trouvera une étude complète des grands ennemis du marin : l'alcoolisme, la tuberculose, les maladies vénériennes, avec les moyens d'éviter ou de combattre ces redoutables fléaux.

Le dernier chapitre a été réservé aux particularités d'existence à bord des différents navires de commerce, et en particulier à bord des navires armés pour la grande pêche à Terre-Neuve et en Islande.

Hygiène des passagers et du fret, tel est le titre de la troisième partie.

Les migrations, leur rôle au point de vue de la diffusion des maladies épidémiques : La désinfection de la cargaison et du navire, son importance capitale en hygiène navale au double point de vue de la salubrité et du commerce sont les deux chapitres les plus importants de cette partie.

La quatrième partie a été réservée à l'étude de la climatologie et de la géographie médicales.

Nous y avons passé en revue les foyers des grandes affections épidémiques, les modes d'introduction des maladies contagieuses à bord des navires, la prophylaxie des maladies endémiques et des maladies endémo-épidémiques.

Le chapitre IV traite des maladies pestilentielles, peste, fièvre jaune, choléra.

On trouvera, dans la cinquième partie de ce manuel, l'ensemble des connaissances médicales élémentaires qui permettront aux capitaines des navires de donner des soins éclairés et efficaces aux hommes de l'équipage qui pourraient en avoir besoin.

Après avoir passé en revue les médicaments pour l'usage interne et pour l'usage externe contenus dans le coffre des navires dépourvus de médecin, après en avoir indiqué les usages et les doses, nous avons fait une description rapide des maladies les plus usuelles, les plus fréquentes à bord des navires et nous avons donné les moyens de les traiter dans les meilleures conditions.

Nous nous sommes longuement étendus sur les soins à prodiguer aux asphyxiés en général et aux noyés en particulier. L'étude et le traitement des maladies internes se termine par quelques considérations sur les empoisonnements.

La fin de cette cinquième partie a été consacrée à la description et au traitement des maladies externes : plaies, hémorragies, brûlures, luxations, fractures, abcès, phlegmons, panaris, etc. Dans le dernier chapitre nous avons donné quelques notions élémentaires de pharmacie et de petite chirurgie, notions indispensables à qui veut soigner et guérir.

Notre manuel se termine par une sixième partie où sont commentés la loi du 29 décembre 1905 sur la caisse de prévoyance des marins français, et le décret du 14 avril 1906 portant règlement d'administration publique pour l'application de cette loi.

Ce sont surtout les articles 1 et 2 du décret qui ont été l'objet de commentaires. Ces articles visent les rapports qui doivent être établis par les capitaines lorsqu'un homme a été blessé, malade à bord, ou qu'il y est décédé.

Ces rapports ont une importance capitale : ce sont eux qui servent de base pour l'appréciation des droits à pension soit pour l'intéressé, soit pour la famille en cas de décès. Il était donc indispensable de donner des indications précises sur leur rédaction de façon à sauvegarder et les intérêts de l'Etat et les intérêts des marins ou de leurs familles.

Tout à fait à la fin de cet ouvrage, nous avons reproduit les textes officiels, décrets, circulaires ou dépêches ministérielles se rapportant à l'hygiène des navires de commerce, documents qu'il est quelquefois difficile de se procurer.

Paris, le 1er juin 1906.

PREMIÈRE PARTIE

GÉNÉRALITÉS

I

L'HYGIÈNE, SON BUT, SON IMPORTANCE, SES DESIDERATA RAPIDE APERÇU HISTORIQUE DE LA QUESTION DE L'HYGIÈNE NAVALE

Définition. — L'hygiène, d'après Rochard, est l'art de conserver la santé.

But de l'hygiène. — C'est l'ensemble des connaissances techniques dont l'application pratique tend à fournir à l'organisme humain les conditions matérielles les plus favorables à son bon fonctionnement.

Son importance. — L'importance de cette science va chaque jour en augmentant, et toutes les autres sciences pratiques concourent à son constant progrès.

Elle est importante pour l'être humain considéré isolément, puisqu'elle a pour but unique d'assurer sa conservation. Elle a en outre un rôle capital dans l'existence des collectivités, car ses progrès ont pour effet d'augmenter le bien être matériel des agglomérations humaines et de les défendre contre les menaces perpétuelles d'invasion par les maladies dites contagieuses.

Ses desiderata. — Ennemie toujours armée des microbes et des mauvaises conditions matérielles d'existence, l'hygiène poursuit son œuvre bienfaisante en s'attaquant impitoyablement à toutes les routines, à toutes les erreurs, et par suite bien souvent à des habitudes tellement ancrées dans les mœurs qu'elle soulève à cette occasion les protestations de bien des gens. Loin de suivre un pareil exemple, tout homme désireux de voir s'améliorer les conditions d'existence de la grande collectivité humaine doit aider de tout son pouvoir l'hygiène pratique dans l'accomplissement de son œuvre bienfaisante.

Rapide aperçu historique de la question de l'hygiène navale. — L'Hygiène navale est l'ensemble des connaissances techniques, théoriques et pratiques concernant l'hygiène du navire et de ses habitants. C'est une science bien jeune encore, ou qui, plus exactement, bien qu'ayant commencé ses premières recherches, il y a quelque 250 ans, n'a pris réellement son essor que depuis les cinquante dernières années.

La marine moderne, celle des coques en acier et des machines à vapeur, a succédé à une période de plusieurs siècles, durant lesquels les questions d'hygiène n'étaient pour ainsi dire pas soupçonnées ; à part de rares exceptions (Duhamel du Monceau, Poissonnier-Desperrières), les médecins du moyen âge, de la renaissance et des temps modernes, n'attachaient qu'une importance relative à la mortalité considérable qui sévissait sur les équipages. On acceptait les déchets énormes des flottes de guerre et de commerce comme des conditions inhérentes à la navigation.

Peu à peu les idées se transformèrent, l'hygiène fut écoutée de loin en loin, et sa cause fut plaidée par des maîtres autorisés (Keraudren, 1818). Les temps actuels virent les progrès hygiéniques s'effectuer sur les navires d'une façon lente, mais progressive. L'hygiène navale avait acquis droit de cité à bord des navires après les travaux de Fonssagrives (1853) et d'Amédée Lefèvre (1867).

Aujourd'hui cette science a fait ses preuves. Il lui reste encore bien des progrès à réaliser, mais elle a su s'imposer suffisamment pour que désormais tous les hommes de mer aient conscience d'avoir l'obligation morale d'aider de toutes leurs forces à la marche en avant de cette grande et bienfaisante auxiliaire.

L'entassement et la malpropreté qui étaient la règle sur les anciens navires en bois portaient un préjudice considérable à la bonne santé des équipages, de plus, les traversées étaient beaucoup plus longues qu'aujourd'hui, le « confortable » infiniment plus rudimentaire, et les règlements sanitaires nuls ou fort mal édifiés. Il s'ensuit que la mortalité était considérable, les épidémies trouvaient à bord de ces bâtiments en général malpropres, mal aérés, enfermant dans leurs cales des eaux croupissantes favorables aux pullulations microbiennes, un milieu particulièrement propice à leur développement et à leur diffusion. Tout porte à croire, cependant, que dans les conditions ordinaires de navigation dans les pays sains, la santé de l'équipage pris dans sa totalité devait être en général satisfaisante, car le marin d'autrefois vivait presque uniquement au grand air.

Par contre, sur les navires modernes, l'aération est en général meilleure ; la ventilation apporte le tribut de ses perfectionnements, la propreté enfin et les règlements sanitaires en vigueur, offrent une défense sérieuse contre l'invasion des maladies. Par suite, le déchet par mortalité a diminué dans des proportions considérables. Mais en cet âge de vapeur et d'électricité, le marin est désormais spécialisé à outrance. En regard du petit nombre de timoniers respirant à pleins poumons l'air du large sur la passerelle, il existe dans les flancs du lévrier des mers, comme dans ceux du puissant cargo-boat, un peuple de mécaniciens, d'électriciens, de chauffeurs, et de caliers, dont l'existence se passe presque continuellement au sein d'atmosphères surchauffées, dans des locaux parfois mal aérés, à la lumière des quinquets à huile, ou des lampes électriques. On peut donc dire que si les équipages modernes sont désormais à l'abri des fléaux épidémiques d'autrefois, d'autre part leur existence nouvelle, que les exigences grandissantes de la concurrence mondiale ne font que rendre plus fatigante, les place pour la presque totalité dans des conditions particulièrement pénibles, à l'amélioration desquelles l'hygiène navale apporte tous ses efforts et toute sa sollicitude.

Si les médecins ont été jusqu'à présent et restent les plus ardents champions de cette science bienfaisante, il importe également que tous les officiers naviguants collaborent à la marche en avant, en véritables amis du progrès. Un officier peut souvent par ses conseils, et, au besoin par ses ordres, améliorer les conditions hygiéniques du navire et de l'équipage, et éviter par ce fait même l'introduction à bord et la propagation au loin des épidémies. C'est pourquoi l'étude de l'hygiène navale offre un intérêt capital pour tous les officiers de la marine, et une science aussi directement pratique ne saurait leur être étrangère, au risque de graves inconvénients. On comprend en effet sans peine combien l'ignorance des principes d'hygiène peut, dans certaines conditions particulièrement difficiles, laisser un capitaine de navire engager gravement sa responsabilité, en faisant courir à son équipage et à ses passagers les risques d'une invasion épidémique, sans parler des préjudices énormes que la contamination microbienne peut causer, au point de vue commercial, et même au point de vue de la législation sanitaire maritime internationale.

II

HYGIÈNE GÉNÉRALE DU NAVIRE. ACTION PURIFICATRICE DE L'AIR, DE LA LUMIÈRE ET DE L'EAU

Le navire est comparable à un être vivant. — On peut, jusqu'à un certain point, comparer le navire à un être vivant. L'analogie n'est pas complète, mais les différentes fonctions du navire réagissent suffisamment sur l'ensemble pour que la comparaison soit plausible.

Le navire respire : l'air extérieur entre dans ses différents compartiments, y est utilisé pour la combustion du charbon des foyers et pour la respiration de l'équipage, en ressort ensuite et retourne à l'atmosphère extérieure (ventilation). Le navire consomme des aliments (charbon, matières grasses, etc.), et rejette des substances de déchet (escarbilles, etc.). Le navire enfin est une source d'énergie mécanique, et, par suite, produit du mouvement et dégage de la chaleur.

A cet organisme il faut donner une hygiène, et, en attendant d'aborder dans le détail les différentes questions de l'hygiène du navire, il convient de dire quelques mots sur le rôle purificateur des agents physiques de l'atmosphère.

Action de l'air. — Nous verrons plus loin comment s'effectue la respiration du navire (voyez ventilation). Pour le moment, disons seulement que l'air exerce sur le navire une grande influence purificatrice.

L'air extérieur en pénétrant dans l'intérieur du bâtiment y renouvelle l'atmosphère, apporte aux foyers et aux êtres humains une nouvelle provision d'oxygène, gaz indispensable aux combustions des foyers comme à la respiration humaine.

Cet air pur pénètre jusqu'aux compartiments les plus reculés, chassant les exhalaisons malodorantes des chambres des machines et des cales. Il abaisse enfin la température intérieure, et favorise l'évaporation de la vapeur d'eau que les phénomènes de condensation déposent sur les parois intérieures des différents locaux.

Outre ces multiples rôles physiques, l'air extérieur possède la propriété d'entraver relativement le développement des germes nuisibles (microbes, moisissures, ferments, etc.).

Enfin, en empêchant l'accumulation des poussières dans les plans inférieurs, il favorise le nettoyage du navire.

L'air du large est remarquablement pur. Par contre l'atmosphère des grands ports maritimes est riche en organismes variés, et si l'air des grandes solitudes marines est particulièrement sain, il ne faut pas perdre de vue que, dans les relâches en pays contaminés, l'air peut, dans certains cas, comme nous le verrons plus tard (V. 4e partie), transporter à bord des navires les germes des maladies contagieuses.

Action de la lumière. — La lumière solaire joue un grand rôle dans l'hygiène générale du navire. Elle possède en effet un *pouvoir bactéricide* notable. On appelle ainsi la faculté que possède la lumière du soleil d'atténuer, par son action plus ou moins prolongée, la virulence des microbes qui occasionnent les maladies contagieuses.

La bactéridie charbonneuse, agent propagateur de la maladie connue sous le nom de charbon, ne résiste pas plus de deux heures à l'exposition directe aux rayons solaires (Arloing). Le même phénomène a été observé pour d'autres microbes. On voit donc par ce fait que le rayon solaire, pour une raison encore peu connue, exerce une action purificatrice efficace sur le navire. Comme conséquence pratique de ce fait d'observation, il faut se souvenir qu'un des premiers principes de l'hygiène navale est de répandre à profusion l'air et la lumière solaire à l'intérieur du navire, tout en restant bien entendu dans la limite du possible.

Action de l'eau. — Le rôle purificateur de l'eau, à bord des navires, est presque uniquement mécanique. Son application est réalisée par l'opération du lavage, l'eau employée étant généralement l'eau de mer.

Cette eau de lavage entraîne mécaniquement la plupart des souillures du pont, et les déverse dans la mer, qui constitue, du moins au large, un véritable tombeau des microbes. En effet, l'eau de mer, analysée loin des côtes, est presque exempte de germes morbides. Il s'ensuit que le milieu marin exerce une heureuse influence sur la salubrité pendant les navigations. Il n'en est plus de même au mouillage. Comme l'air, l'eau des ports est toujours souillée par les déchets de la ville voisine, et nous étudierons plus tard la question de la propagation des maladies par cette nouvelle voie.

Retenons du moins de ce qui précède que l'aération,

l'exposition à la lumière solaire modérée et les lavages à grande eau sont les facteurs primordiaux de la salubrité du navire.

On trouvera aux chapitres de l'aération et de la ventilation, de l'éclairage et de l'éloignement des nuisances, tous les détails nécessaires sur les applications pratiques de l'influence purificatrice des agents physiques que nous venons de passer rapidement en revue.

III

CARACTÉRISTIQUES HYGIÉNIQUES DES DIFFÉRENTS TYPES DE NAVIRES. CUBAGE. CONDITIONS DE SALUBRITÉ DES MATÉRIAUX DE CONSTRUCTION

I. — LES DIFFÉRENTS TYPES DE NAVIRES CONSIDÉRÉS AU POINT DE VUE DE L'HYGIÈNE

Navires à vapeur. — Les conditions hygiéniques propres aux navires à vapeur varient selon que l'on considère la durée du parcours effectué, et la spécialisation du navire.

Les bâtiments consacrés aux longs parcours transportent ou bien des passagers (paquebots et navires pour le transport occasionnel des troupes ou des émigrants), ou bien des marchandises (cargo-boats), ou bien les deux (grands cargo à longs parcours).

A bord des paquebots, si les passagers trouvent généralement tout le confort nécessaire, par contre la place restant disponible pour l'équipage est assez restreinte. Mais ces bâtiments, qui effectuent leur traversée à grande vitesse, se trouvent d'une manière générale dans des conditions hygiéniques satisfaisantes. A bord des cargo-boats les navigations sont plus longues, car la vitesse est notablement moindre ; par suite l'équipage souffre plus longtemps des conditions d'existence à la mer. En revanche, les logements pour le personnel sont presque toujours plus vastes. La cargaison du navire peut, comme nous le verrons plus loin (1), influer sur la santé de l'équipage. Aussi les capitaines de navires devront-il veiller soigneusement à l'état de leur cargaison, surtout quand celle-ci sera composée par des produits susceptibles de décomposition.

Les navires affectés aux navigations côtières font naturellement de courtes traversées, en sorte que leurs équipages, lorsque les conditions d'habitabilité du navire laissent à désirer, en souffrent pendant un temps peu prolongé, et séparé par de nombreuses périodes de repos au mouillage.

Navires à voiles. — Les grands voiliers, qui effectuent parfois des traversées fort longues, présentent quelques notables particularités. Tout d'abord, l'absence de machines motrices a pour résultat une température intérieure du navire beaucoup moins élevée, le manque complet de mauvaises odeurs dues à la volatilisation des matières grasses ; sur ces bâtiments, peu de bruit, pas de trépidations, pas de poussières de charbon, etc. ; l'équipage y possède un cubage individuel très élevé. Enfin, d'une façon générale, on peut dire que les conditions physiques d'habitabilité y sont meilleures que sur les navires à vapeur. Malheureusement, la longueur des traversées, le caractère encore rudimentaire de certaines installations (2), contrebalancent jusqu'à un certain point la valeur de ces avantages hygiéniques.

(1) Voir partie III, chapitre III.
(2) Voir première partie, chapitre VIII.

Nous ne parlons pas pour l'instant de la navigation à voiles spéciale (grande et petite pêche); elle mérite une description particulière, que l'on trouvera plus loin (1). Par suite de l'absence de générateur de vapeur (2), les voiliers ne possèdent ni chauffage artificiel, ni lumière électrique, ni appareils distillateurs. On comprend facilement qu'il est nécessaire, au point de vue hygiénique, de combler ces lacunes en ce qui concerne le chauffage et la distillation par l'installation de poêles à charbon, et d'un bouilleur, dispositifs qu'une petite provision de charbon suffit à alimenter.

II. — LA NOTION DU CUBAGE ET SON IMPORTANCE

La question de la capacité de l'air respirable dans les habitations a donné lieu à de nombreuses recherches, dont il convient de retenir quelques données en ce qui concerne l'hygiène navale. Evaluons la capacité totale des locaux habités du navire. Divisons cette capacité totale par le nombre des habitants, nous obtenons comme quotient un nombre appelé communément cubage individuel.

Cette valeur n'a qu'une importance relative et voici pourquoi :

1° Il ne faut pas songer à en faire une valeur constante, car les conditions varient avec les locaux considérés (postes de couchage, postes de repas, etc.).

2° L'aération et la ventilation (3) varient avec chaque

(1) Voir deuxième partie, chapitre IX.

(2) Certains voiliers de construction récente possèdent une machine auxiliaire.

(3) Voir première partie, chapitre V.

local, et, pour un même local, elles sont subordonnées à des conditions variées (vitesse du navire, direction du vent, appareils employés, etc.).

La notion du cubage individuel n'a donc qu'une importance discutable, et il ne faut pas s'appuyer beaucoup sur elle, quand on veut apprécier l'habitabilité d'un local quelconque. On comprend, en effet, que, par exemple, un vaste compartiment dépourvu d'aération, ou à peu près (cale) sera bien moins habitable qu'un petit local, bien aéré et bien ventilé (cabine à sabord, contenant en outre un système de ventilation artificielle).

En moyenne, on pourrait estimer cette valeur comme devant être de 13 mètres cubes, tenant compte que l'air de cet espace se renouvelle trois fois par heure, soit, au total, 40 mètres cubes d'air frais par homme et par heure (Belli).

III. — CONDITIONS DE SALUBRITÉ DES MATÉRIAUX DE CONSTRUCTION

1° **Matériaux constitutifs.** — Autrefois la coque du navire et la mâture étaient en bois. Nous n'avons pas à passer en revue ici les imperfections résultant de ce fait au point de vue de la navigation. Mais, en ce qui concerne l'hygiène, le bois avait ses inconvénients et ses avantages. Comme inconvénients, citons l'humidité, la putrescibilité, le défaut d'étanchéité des anciennes carènes, sans décrire par le menu les erreurs hygiéniques des anciens procédés de construction.

Mais le bois avait aussi ses avantages. Mauvais conducteur de la chaleur, il la conservait mieux en hiver, la recevait moins en été. D'autre part, il passait très lentement d'une température extrême à une autre. Peu sonore, il assourdissait en quelque sorte le vacarme habituel du navire, procurant ainsi un calme plus grand au personnel, et par suite un sommeil plus paisible. Aujourd'hui, le fer et l'acier ont détrôné presque complètement le bois, et ces matériaux métalliques ont apporté eux aussi à l'hygiène leur tribut d'inconvénients et d'avantages.

Le fer et l'acier sont bons conducteurs de la chaleur. Il en résulte que les coques métalliques perdent facilement de leur chaleur intérieure, mais emmagasinent facilement aussi la chaleur atmosphérique (soleil). Ces métaux sont en outre très sonores ; il s'ensuit que les coques métalliques propagent souvent en les multipliant, en les amplifiant, les rumeurs constantes de la vie du bord.

Par contre ces coques modernes ont l'avantage d'être plus étanches, et par conséquent moins humides. Enfin l'introduction de ce métal dans l'architecture navale a permis le perfectionnement de tous les dispositifs accessoires qui concourent au bien être général de l'équipage du navire d'aujourd'hui.

2° **Matériaux accessoires.** — Le plan inférieur appelé communément parquet, est recouvert, selon les locaux, de diverses façons que nous allons passer en revue.

Sur les ponts, le revêtement est soit en bois, soit en linoleum. Les ponts en bois sont formés d'un assemblage de planches fixées sur le pont métallique sous-jacent. Agréables à l'œil, commodes pour la marche, ils ont toutefois deux inconvénients. Tout d'abord les échardes ou éclats de boïs qui s'y produisent à la suite de chocs, occasionnent fréquemment des plaies aux hommes qui marchent dessus avec les pieds nus. Ensuite le nettoyage en est toujours incomplet, parce qu'il s'introduit entre les rainures qui séparent les planches une poussière composée de débris de tous genres, à peu près impossibles à enlever.

Le linoleum a l'avantage d'être uni, de présenter une surface continue, et d'être susceptible d'un nettoyage rigoureux (1). Il ne faut pas oublier que, pour qu'il fasse un bon usage, le linoleum a besoin d'être mis en place avec beaucoup de soin, de façon que son adhérence au pont sous-jacent soit totale et complète. Si cette condition n'est pas remplie, le revêtement mal posé se gondole, formant ainsi des sortes de cavités où les poussières s'accumulent encore plus facilement que sur les ponts en bois. Le linoléum, grâce à ses nombreux avantages, et aussi à son élégance, est adopté souvent pour le pont supérieur, et toujours pour les locaux d'habitation et les coursives. Dans certains locaux accessoires (salles de bains, water-closet, etc.), le parquet est revêtu de ciment ou de pavés en céramique. Ces derniers ont, comme le bois, l'inconvénient de laisser entre eux des rainures où le nettoyage parfait est irréalisable. Le ciment offre plus de garanties, à condition d'être coulé d'une seule pièce sur toute la surface à recouvrir.

Son seul inconvénient est d'être quelque peu fragile, en sorte que sous le choc résultant d'un violent coup de mer, il se fissure et devient par suite dépourvu d'étanchéité. Enfin, dans quelques compartiments inférieurs (chambres de machines, chaufferies), le parquet est simplement métallique. L'inconvénient de cette catégorie

(1) Pour le nettoyage des différentes parties du navire, voir première partie, chapitre VI.

de parquets est qu'ils sont très glissants, et causent des chutes assez fréquemment. Les caillebotis, dont l'emploi est si commun à bord des navires, demandent à être tenus très propres, à cause de leur conformation particulièrement anfractueuse. Signalons, en dernier lieu, les tentatives qui ont été faites pour introduire l'emploi du verre armé dans la construction des appartements à bord des navires. Il y aurait probablement beaucoup à faire dans cette voie au plus grand bénéfice de l'hygiène.

Les doubles fonds, encore le plus souvent peints au minium, sont maintenant souvent revêtus d'une peinture inoffensive à base de manganèse.

Certaines cales sont munies, pour plus d'étanchéité, d'un plancher de bitume. Ce mode de revêtement, d'un nettoyage assez facile, est passible des mêmes critiques que le procédé au ciment.

Les cloisons des compartiments non habités sont généralement recouvertes de peintures à l'huile appliquées directement. Par contre, dans les locaux destinés à l'habitation, on se préoccupe de remédier au défaut que présentent les coques métalliques d'être bonnes conductrices de la chaleur.

Dans ce but, on emploie soit le revêtement en bois, soit un soufflage en linoleum ou substance analogue, interceptant entre lui et la coque une couche d'air faisant fonctions d'isolant. On peut aussi, pour augmenter l'efficacité du soufflage, placer entre lui et la coque une substance mauvaise conductrice de la chaleur (charbon concassé). Les cloisons sont recouvertes d'un enduit protecteur constitué soit par des peintures, soit par des compositions spéciales.

Les meilleures peintures sont les peintures lavables, d'apparence laquée. Elles offrent toutes les qualités de propreté désirables, supportent impunément les manœuvres de désinfection, et ne sont pas par elles-mêmes nuisibles à la santé. Toutefois, comme leur prix de revient est encore assez élevé, il est préférable d'employer pour les locaux secondaires le revêtement au lait de chaux. Il est très propre, suffisamment élégant, inoffensif, et d'une résistance parfaite. Il est nécessaire d'appliquer souvent un nouveau badigeonnage au lait de chaux, car ce revêtement se salit facilement, et ne blanchit qu'imparfaitement au lavage. Bien entendu on fera faire un lavage soigné à l'eau bouillante avant d'appliquer le nouveau badigeon.

La peinture au liège, théoriquement parfaite, ne fonctionne en pratique que d'une façon irrégulière. En outre les aspérités qu'elle présente constituent des réceptacles à poussière. Son emploi ne doit pas être tout à fait déconseillé, mais il faut savoir l'apprécier à sa juste valeur.

Il y a peu de choses à dire au sujet des matériaux de construction qui n'entrent pas directement dans la composition des cloisons du navire. Cependant, nous devons signaler la nécessité d'éviter autant que possible toutes les dispositions créant des aspérités où s'accumulent les poussières. En outre, et sans entrer dès à présent dans des détails qu'on trouvera plus loin (1), contentons-nous de dire que tous les matériaux de construction qui ne sont pas absolument incorruptibles nécessitent une surveillance et un entretien constants. Le revêtement extérieur du navire nous retiendra quelques instants en terminant. Sans aborder la question des tentes et rideaux

(1) On trouvera ces détails dans cette première partie, aux chapitres VI, VII et suivants.

de carène, dont l'étude viendra plus tard, disons seulement que la couleur de la coque influe notablement sur la température intérieure du navire. On sait que, tandis que le noir est la couleur qui absorbe le plus les rayons calorifiques, par contre, le blanc en absorbe la plus petite quantité possible. Comme conséquence pratique, on devra évidemment peindre en noir la surface extérieure de la coque des navires naviguant dans les mers froides ; les bâtiments fréquentant les parages intertropicaux seront, par contre, peints de préférence en blanc.

La question des peintures sous-marines et du doublage en cuivre des carènes n'a pas directement un rôle notable dans l'hygiène navale.

IV

MILIEU AMBIANT INTÉRIEUR DU NAVIRE

L'air contenu à l'intérieur du navire constitue un milieu gazeux spécial dont la composition se modifie continuellement sous l'influence de causes très diverses. Il est par suite intéressant, au point de vue de l'hygiène, d'en étudier les différentes propriétés et de passer en revue les facteurs qui concourent à lui donner sa composition particulière. Dans ce chapitre nous allons examiner successivement la température de l'atmosphère intérieure, son état hygrométrique, et enfin sa viciation.

I. **Température.** — Trois facteurs concourent à l'élévation de la température à l'intérieur du navire.

1° La chaleur solaire ;

2° La chaleur dégagée par l'appareil moteur et ses dépendances ;

3° La chaleur dégagée par les êtres vivants.

Chaleur solaire. — Son action est connue de tous; évidemment, elle varie selon toutes les latitudes. De plus elle varie sous une même latitude, selon l'heure considérée. D'une façon générale elle atteint son maximum quand les rayons solaires arrivent perpendiculairement au navire. Après le coucher du soleil, la température intérieure baisse progressivement pour atteindre son minimum vers 3 heures du matin.

Il est certain que l'influence de la température extérieure s'exerce plus ou moins fortement sur l'atmosphère du navire, selon que celui-ci est plus ou moins défendu à cet égard.

Chaleur dégagée par l'appareil moteur et ses dépendances. — Les chaudières et machines principales et auxiliaires, les appareils distillateurs, les dynamos, les tuyautages de vapeur, etc... dégagent par rayonnement une quantité de chaleur considérable. Il en résulte un échauffement de l'atmosphère du navire, qui est d'autant plus considérable qu'on se rapproche davantage des sources de calorique artificiel. Cependant la progression en ce sens n'est pas forcément régulière à cause des dispositifs d'autant plus puissants que l'élévation de température à combattre est plus considérable. La chaleur dégagée par le dispositif d'éclairage est peu sensible étant donné que, sur la majorité des navires modernes, la lumière artificielle est produite électriquement.

Cette source de chaleur qui, nous l'avons dit précédemment, n'existe naturellement pas à bord des voiliers est, sur les navires à vapeur, beaucoup plus importante à la mer qu'au mouillage.

Chaleur dégagée par les êtres vivants. — Elle contribue aussi à élever la température intérieure du navire, bien que dans une proportion beaucoup plus faible que les causes précédemment indiquées, et varie selon le nombre des hommes et des grands animaux (bestiaux) vivant à bord.

II. **Etat hygrométrique.** — D'une façon tout à fait élémentaire, on peut dire que l'état hygrométrique de l'air est l'expression par laquelle on définit sa richesse plus ou moins grande en vapeur d'eau. L'humidité de l'atmosphère intérieure du navire dépend elle aussi des différentes causes, qui sont :

1° L'humidité de l'air extérieur;

2° L'humidité produite par le lavage ;

3° L'humidité produite par la respiration des êtres vivants;

4° L'influence des causes accidentelles ou de phénomènes météorologiques.

Humidité de l'air extérieur. — Elle varie elle aussi selon les climats. Pour en citer deux exemples typiques, on sait qu'elle est presque nulle dans la Mer Rouge et qu'elle atteint un haut degré de saturation dans les parages du détroit de Malacca. Toutes choses égales d'ailleurs, elle est naturellement plus considérable en temps de pluie ou de brume que par coup de vent. Son influence est directe, et d'autant plus grande que le navire est moins armé contre elle.

Humidité résultant du lavage. — Le lavage à grande eau joue un rôle dans la production de l'humidité intérieure du navire. L'eau de mer abandonne en s'évaporant des sels très hygroscopiques qui, par leur présence, maintiennent une humidité persistante dans les endroits où ils se déposent. Bien entendu l'eau douce n'a pas cet inconvénient. D'autre part tous les locaux dont les parquets sont recouverts de linoleum bénéficient d'un nettoyage au pétrole plus satisfaisant et n'occasionnant à sa suite aucune persistance d'humidité.

Humidité produite par la respiration. — Les êtres vivants produisent en respirant une certaine quantité de vapeur d'eau. Ce phénomène est rendu très apparent quand on respire dans une atmosphère froide ; la vapeur d'eau ainsi dégagée représente une quantité qui mérite d'être prise elle aussi en considération.

Influence des causes accidentelles et des phénomènes météorologiques. — Dans les traversées par mauvais temps le navire *embarque* parfois des paquets de mer qui peuvent accidentellement se déverser en plus ou moins grande abondance à l'intérieur du navire. Par temps de pluie, outre l'eau qui suinte un peu par tous les panneaux, le personnel et les passagers transportent de l'eau avec leurs chaussures jusque dans les locaux les plus inférieurs. Ces causes, d'un effet moins constant que les précédentes, n'ont pas moins une certaine importance.

III. Viciation du milieu ambiant intérieur. — On peut classer les causes qui y concourent de la façon suivante :

1° *Causes habituelles*	Appareil moteur, Etres vivants, Déchets de la vie du bord.
2° *Causes accidentelles*	Mauvais état de la cargaison, Drain et doubles fonds, Water-closets.

Examinons-les successivement.

1° *Causes habituelles*. Appareil moteur. — Les gaz et les produits volatils résultant de la combustion du charbon n'agissent pas, car ils sont entraînés à l'extérieur par le phénomène du tirage. Mais les matières grasses (huiles et graisses) dont on lubréfie les pièces de machine, portées par le frottement et l'échauffement des pièces à des températures suffisamment élevées, émettent dans l'atmosphère des produits volatils possédant une odeur désagréable, écœurante, qui, sans être toxique, n'en est pas moins nuisible en ce qu'elle favorise chez les hommes vivant à bord l'apparition du mal de mer. Ces émanations sont d'autant plus gênantes que l'état de la mer est mauvais parce que, par gros temps, la ventilation est généralement insuffisante.

Êtres vivants. — Les hommes et les grands animaux (bestiaux vivant à bord des navires) contribuent à la viciation de l'air de différentes manières. La respiration donne lieu à la production du gaz acide carbonique, et de quelques produits volatils encore mal connus qui rendent l'air désagréable et malsain à respirer, créant à la longue ce que l'on désigne vulgairement sous le nom de « odeur de renfermé ». Enfin dans les locaux où couchent un grand nombre de personnes la transpiration apporte dans l'atmosphère une notable proportion de produits volatils malodorants.

Déchets de la vie du bord. — Ces déchets sont d'une très grande variété : poussière de charbon, poussière des vêtements, détritus alimentaires, boue de souliers pendant les escales, exhalaisons des cuisines, fumée de tabac, etc., etc. Toutes ces causes qui, prises séparément, semblent de peu d'importance, finissent en se réunissant par dénaturer complètement, au détriment de l'hygiène, la composition normale de l'air nécessaire à la respiration.

2° *Causes accidentelles.* — A ces causes, somme toute, habituelles, viennent s'ajouter des causes que l'on peut appeler accidentelles.

Mauvais état de la cargaison. — Certaines substances peuvent vicier l'atmosphère intérieure du navire en donnant lieu à des phénomènes de fermentation, de putréfaction ou de décomposition chimique. Nous citerons comme exemples, les fermentations végétales, la putréfaction des os ou des viandes, insuffisamment rafraîchies, les décompositions volatiles de certains produits chimiques (benzine, etc.). Nous verrons plus tard, en étudiant l'hygiène du fret, combien il est utile, à tous les points de vue, d'empêcher la production de ces phénomènes.

Exhalaison des water-closets. — Il arrive parfois que les water-closets, par suite d'un engorgement des tuyautages, exhalent des odeurs nauséabondes. Ces émanations vicient notablement l'atmosphère et il importe de faire assurer sans retard le ringardage des conduits. Quand cet accident se produit par suite du gros temps l'emploi de certaines substances que nous étudierons par la suite (antiseptiques désodorisants) permet d'en atténuer les effets.

Drains et doubles-fonds. — Le grand drain ou collecteur du navire et parfois même certains points des doubles-fonds, peuvent contenir des liquides présentant un état de décomposition avancée. En pareil cas, non seulement l'atmosphère intérieure du navire s'imprègne d'odeurs nauséabondes, mais encore cette sorte de *marais nautique*, comme on l'a appelé jadis, peut être le point de départ de pullulations microbiennes. Il convient de dire que l'évacuation de ces matières doit être susceptible de s'accomplir à volonté sur un navire bien tenu. Le marais nautique permanent a disparu avec l'ancienne marine, et sa présence ne serait pas excusable à bord d'un navire moderne.

On doit naturellement conclure des considérations qui précèdent, qu'il est indispensable d'atténuer le plus possible les effets de ces causes de viciation de l'atmosphère intérieure du navire.

C'est dans ce but qu'il faut mettre en jeu toutes les

ressources puissantes que l'hygiène met à notre service, et que nous étudierons en détail au cours des chapitres qui vont suivre (1).

(1) Voir notamment les chapitres V, VII et X de cette première partie.

V

AÉRATION ET VENTILATION

Nous abordons maintenant une question dont l'importance est capitale en hygiène navale. D'après ce que nous avons dit dans le chapitre précédent on comprend combien il est indispensable de conserver à l'atmosphère intérieure du navire ses conditions les meilleures de salubrité.

Dans ce but il faut d'abord assurer aussi parfaitement que possible l'aération constante du navire, et joindre à ce moyen naturel les moyens qui nous sont fournis par les appareils de ventilation.

Comme l'a dit le Dr C. M. Belli, médecin de la marine italienne, « la ventilation est la respiration du navire. »

Nous allons étudier successivement les différents dispositifs qui assurent l'aération et la ventilation du bâtiment.

I. **Aération.** — Tous les orifices ménagés dans les œuvres mortes du navire concourent à l'aération.

Dans un premier groupe, on peut ranger ceux qui sont disposés en vue de faciliter l'accès de la lumière naturelle. Ce sont les *claires-voies*, les *sabords* et les *hublots*.

On sait qu'ils appartiennent, selon les chantiers de

construction, à des types sensiblement différents mais reposant tous sur un principe identique. Naturellement ils concourent d'autant plus à l'aération que leur surface d'ouverture est plus grande et leur disposition plus favorable à l'entrée de l'air. A la mer, et par gros temps la plupart de ces ouvertures sont fermées, en telle sorte que l'aération totale se trouve très sensiblement diminuée. Des dispositifs variés ont été créés pour permettre d'augmenter le rendement aératoire des sabords et des hublots et pour en faciliter l'emploi par tous les temps (châssis de Castaing et hublot de Utley).

Les ouvertures destinées aux passages constituent un deuxième groupe de moyens d'aération. Il faut classer dans cette catégorie les panneaux de descente, les portes des différents locaux, les panneaux de charge, etc.

Ici encore l'aération obtenue est proportionnelle à la surface de section des orifices, à leur nombre et à leur disposition debout au vent.

Nous devons noter que, pour faciliter le renouvellement de l'air dans les étages inférieurs du navire, on a préconisé l'emploi des portes et cloisons à persiennes dont la disposition permet la libre circulation de l'air d'un compartiment à l'autre, tout en constituant des surfaces de séparations impénétrables aux regards.

Les panneaux de charge, par les dimensions considérables de leur surface, favorisent notablement l'aération. Mais ils sont presque tous fermés à la mer, et, par suite, leur rôle n'est guère sensible qu'au mouillage.

Enfin il existe une troisième catégorie d'orifices concourant à l'aération du navire. Ce sont, par exemple, les écubiers qui, par leur situation à l'avant, reçoivent une notable quantité d'air. Les cheminées, du fait de leur température et du fait de leur tirage, concourent aussi au renouvellement de l'air intérieur du navire.

L'aération a une grande importance mais elle est irrégulière, soumise à l'influence des variations atmosphériques les plus diverses, enfin, pendant les navigations, la nécessité de fermer presque toutes les ouvertures réduit l'aération à sa plus simple expression.

II. **Ventilation.** — Pour remédier à cette insuffisance regrettable, les hygiénistes maritimes et les constructeurs se sont ingéniés à imaginer des dispositifs artificiels dont l'efficacité soit constante et indépendante des conditions du temps ou de la navigation.

Pour la facilité de la description, on divise les procédés de ventilation en *naturels* et *artificiels*. Les premiers utilisent, comme leur nom l'indique, les courants naturels de l'atmosphère. L'emploi des seconds est par contre basé sur l'action de mécanismes, mus par un générateur variable (air comprimé, vapeur, électricité).

Avant d'aborder la description de ces différents appareils, il convient d'indiquer dans leurs grandes lignes les principes généraux qui régissent la ventilation.

Toutes les données théoriques sont pratiquement sujettes à des mécomptes ; en d'autres termes, un devis de ventilation qui, sur le papier, remplit les conditions requises, peut fort bien, une fois réalisé, ne donner que des résultats fort incomplets. Les navires fournissent de ces difficultés de réalisation. La cause en est que les lois régissant la ventilation sont encore fort mal connues actuellement. Cependant, on sait que l'air progresse à travers les espaces intérieurs du navire par suite d'un ensemble de principes qui sont :

1° La force ascensionnelle résultat de la dilatation des gaz par la chaleur ;

2° La direction et la force des vents régnants ;

3° Les différences artificielles de pression créées par les ventilateurs mécaniques.

L'air chaud monte, c'est un principe de physique qui devrait servir de base à tous les devis d'installations de ventilateurs ; on l'oublie trop souvent au préjudice de l'hygiène. La chaleur qui par exemple s'exercera dans une chambre de machines auxiliaires, dans la masse d'air environnant une dynamo, dilate cet air (v. physique) et par suite diminue sa densité moléculaire. Les molécules d'air chaud s'élèvent et tendent à s'échapper au dehors. Si leur sortie ne peut s'effectuer d'une façon constante il se forme, dans le segment supérieur du compartiment, au voisinage du plafond, une couche stagnante d'air chaud, qui, comme on l'a dit avec raison, constitue une sorte de marais aérien.

La direction des vents influe considérablement sur la ventilation, en ce sens que les manches à vent doivent, selon le rôle auquel on les destine, être orientées debout au vent ou en sens contraire, comme nous le verrons plus loin. Au mouillage, et par temps calme, alors que la ventilation et l'aération donnent leur minimum de rendement, on devra surveiller avec soin l'orientation des manches à vent. Quant aux ventilateurs mécaniques, qu'ils servent à l'apport de l'air frais, ou à l'extraction de l'air vicié, ils agissent toujours en créant des différences de pression soit par refoulement, soit par aspiration.

1° *Appareils pour la ventilation naturelle.* — Connus sous le nom général de manches à air ou à vent, ces appareils sont constitués essentiellement par des conduits cylindriques dont la partie inférieure plonge plus ou moins dans le compartiment à ventiler et dont la partie supérieure débouche sur le pont supérieur du navire, à une hauteur suffisante pour subir directement l'influence des courants atmosphériques (vents régnants). On peut, au moyen de ces appareils, obtenir soit l'apport de l'air frais, soit l'évacuation de l'air vicié. Dans le premier cas, l'extrémité supérieure de la manche est coudée horizontalement, et doit être orientée debout au vent. Son extrémité inférieure doit déboucher, naturellement, dans la partie la plus basse et par conséquent la plus froide du compartiment à ventiler. En effet si l'orifice de déversement d'air frais débouche dans le haut du local, cet air se mélange à la couche d'air viciée, s'échauffe à son tour et gagne la sortie sans avoir renouvelé l'atmosphère intérieure.

Par contre si la manche doit servir à l'extraction de l'air vicié, il faut que son pavillon soit tourné sous le vent de façon à ce que celui-ci fasse appel d'air, fasse *siphon*, et favorise ainsi l'évacuation de l'air intérieur. Dans ce cas l'extrémité inférieure de la manche doit descendre seulement au niveau du plafond du compartiment pour puiser dans la couche d'air la plus chaude et la plus viciée.

La figure ci-après (n° 1) donnera une idée suffisante du mécanisme de la ventilation naturelle.

Outre les manches à vent en forme de trompes (fig. 1) on emploie souvent, pour l'extraction, des manches de modèles variés, basées sur le même principe du siphon d'air. Telles sont les manches de Boyle, de Giffard, de Nouailher (fig. 2). Nous ne nous attarderons pas à décrire tous les modèles existants, basés sur un principe commun. Les manches dites « *becs de flûte* », ou « *oreilles d'âne* » qui s'adaptent aux hublots sont peu efficaces et ont souvent l'inconvénient d'introduire dans les locaux une quantité notable d'escarbilles.

Enfin, il existe divers modèles de manches à vent où les constructeurs ont réuni en un un seul appareil la

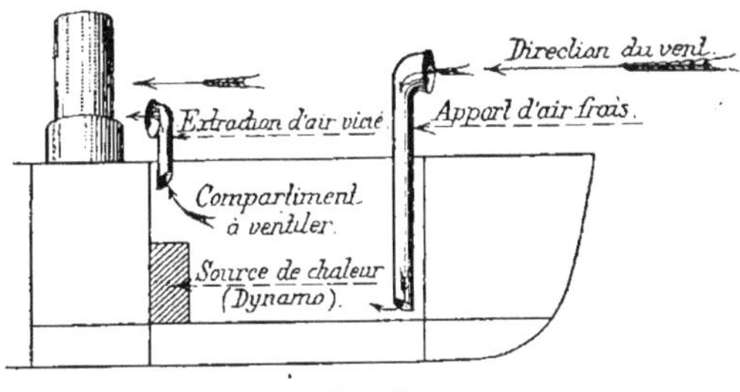

Fig. 1.

manche à apport d'air frais et celle destinée à l'évacuation de l'air vicié.

Telle qu'elle est, la ventilation naturelle, quoique bien imparfaite, reste encore le moyen le plus répandu pour

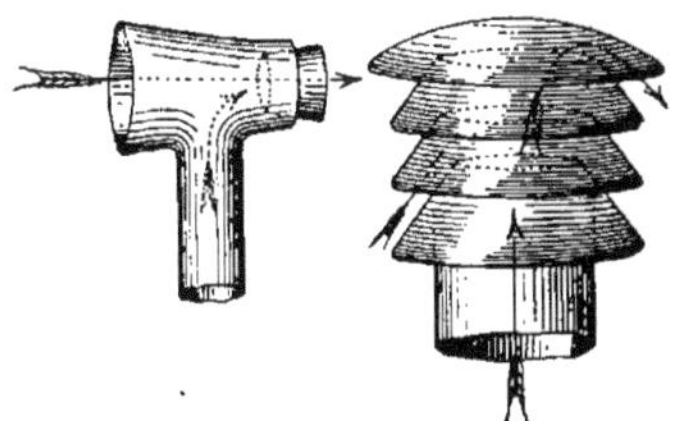

Fig. 2.

le renouvellement de l'atmosphère intérieure du navire. Moyen insuffisant, malheureusement, et cela pour plusieurs raisons. D'abord pour que l'on obtienne la meilleure utilisation possible, il est indispensable de tenir constamment les pavillons des manches à vent, orientés dans le sens convenable. Supposons, par exemple, qu'un navire, marchant par temps calme et sans brise bien établie, change brusquement de route, en venant de 90° à droite ou à gauche de son premier chemin. Comme il ne reçoit comme courant d'air que celui dû à sa vitesse, les pavillons des manches n'ont pas besoin d'une nouvelle orientation. Mais si le même navire avait une bonne brise venant debout à lui, il se trouve, après son changement de route, recevoir la brise par le travers, et dès lors, il devient nécessaire d'orienter les manches dans cette nouvelle direction. Aussi est-il bon que le soin d'orienter les manches selon les besoins soit confié à un ou plusieurs hommes qui assurent consciencieusement ce service.

Si cette précaution n'est pas prise la plus ou moins grande majorité des manches ne sert à rien ou fonctionne à rebours (extraction au lieu d'apport par exemple). Un autre inconvénient réside dans ce fait que la ventilation naturelle, assez efficace pour les étages supérieurs, n'a presque plus aucune influence sur l'atmosphère des étages inférieurs du navire.

Enfin, il est très difficile de compter toujours sur elle car elle peut faire parfois, complètement défaut (calme plat au mouillage), et il est matériellement impossible d'en régler l'action à volonté selon les circonstances.

Aux inconvénients et aux défaillances des moyens dits naturels, on remédie par l'emploi d'appareils destinés à obtenir à volonté la ventilation des différents compartiments du navire en créant dans leur atmosphère intérieure des différences de pression plus ou moins considérables.

2° *Appareils pour la ventilation artificielle.* — Divers générateurs de force motrice ont été successivement essayés dans ce but. On a délaissé à peu près complètement aujourd'hui les dispositifs dans lesquels on utilisait les courants d'air produits par un jet de vapeur, air comprimé, ou les hélices mues par un mouvement d'horlogerie.

Les navires modernes ne possèdent que 2 types de

ventilateurs mécaniques : le ventilateur à vapeur, et le ventilateur électrique.

Le premier en général encombrant et bruyant ne se rencontre guère que dans des chambres de machines. Quant au ventilateur électrique son emploi se généralise de plus en plus, et quoique n'étant pas exempt de défauts, il représente à peu près ce que l'on peut souhaiter de mieux dans cet ordre d'idées.

On trouvera la description détaillée de ces ventilateurs électriques dans les ouvrages traitant des machines et de leurs accessoires. Ces descriptions ne sauraient trouver place ici, mais nous conseillons vivement de les revoir en étudiant ce petit chapitre ; d'abord la connaissance de leur structure est nécessaire pour en apprécier l'utilisation, en comprendre les causes d'avaries et leurs remèdes ; en outre leur connaissance approfondie est indispensable quand on veut calculer comme cela se rencontre si souvent, le problème de la ventilation artificielle dans un compartiment quelconque.

On comprend, en effet, que lorsqu'un local possède peu ou point de moyens naturels de ventilation, il est nécessaire de remédier à cet état de choses en recourant aux procédés artificiels. Si l'on a dans le compartiment considéré un moyen sérieux de ventilation naturelle, il suffit généralement, pour obtenir un bon renouvellement d'air, d'y joindre un ventilateur électrique agissant en sens inverse. Ainsi, si un compartiment reçoit l'air intérieur par une manche à air ordinaire et ne possède pas de voies suffisantes d'évacuation, on remédie à cette anomalie en mettant le dit compartiment en rapport avec un ventilateur électrique extracteur d'air vicié. Non seulement ce dernier extrait l'air vicié, mais encore, par suite de la prédominance de son débit sur celui de la manche d'arrivée, il occasionne un véritable appel d'air augmentant ainsi notablement l'efficacité des moyens naturels.

Quand, par contre, toute la ventilation est artificielle, il faut poser comme condition première la nécessité absolue d'un égal rendement de l'extracteur et de l'introducteur d'air frais. Théoriquement la solution consiste à employer 2 appareils de caractéristiques identiques (dimensions des palettes, pas de l'hélice, etc.), et marchant au même nombre de tours. Mais, dans la pratique, le problème est plus difficile à résoudre sans à coups d'ailleurs généralement peu préjudiciables au bon fonctionnement de la ventilation.

Il arrive souvent que des ventilateurs électriques chargés d'introduire l'air frais ont à « alimenter » des compartiments fort éloignés de ceux où ils se trouvent. On les relie alors aux locaux qu'ils approvisionnent au moyen de canalisations métalliques plus ou moins longues et sinueuses.

Il est à peine besoin de dire que ces canalisations diminuent singulièrement l'efficacité des ventilateurs. Le long de leur parcours l'air frais s'échauffe, se souille souvent par les fissures accidentelles et arrive à destination animé d'un vitesse insignifiante et presque toujours échauffé. L'emploi de ces canalisations doit être évité autant que possible. Les constructeurs qui les ont préconisées, ont commis l'erreur de croire que l'air subit rigoureusement les lois de l'hydrostatique. Mais, dans la pratique, cette erreur de théorie est grosse de graves conséquences. Aussi faut-il préférer aux installations dites centralisées, dans lesquelles on alimente, au moyen d'un fort ventilateur central, un tuyautage gagnant un ou plusieurs groupes de locaux, le système décentralisé qui fournit à chaque local le meilleur dispositif possible de ventilation. Il convient, accessoirement, d'éviter que l'arrivée de l'air frais se fasse avec trop de force. Il pourrait en résulter pour le personnel qui vit dans le local ainsi ventilé de dangereux refroidissements. Cet inconvénient sera évité en faisant arriver l'air, comme nous l'avons conseillé au début de ce chapitre, dans la zone inférieure du compartiment et en adaptant à l'orifice d'arrivée un écran oblique ou un distributeur d'air en forme de crible.

Conclusions. — Nous avons passé en revue les différents moyens naturels et mécaniques grâce auxquels on doit assurer la ventilation du navire. Comme conclusion à cette étude nous devons donner, sous forme d'idées générales, les règles qui doivent toujours présider à leur utilisation.

Il est certain que les moyens mécaniques sont les seuls possédant l'avantage de fonctionner à volonté et de donner un rendement modifiable et régulier. Mais, outre que ces appareils sont en général d'un prix de revient élevé, leur fonctionnement nécessite une notable dépense de combustible, et, enfin, dans certains cas, ils ne donnent pas un rendement sensiblement supérieur à celui des moyens naturels de ventilation. Il en résulte que, en règle générale, il faut utiliser les moyens naturels dans la mesure du possible tout en dotant de ventilation mécanique les locaux où l'air ne peut se renouveler naturellement d'une façon satisfaisante.

Par conséquent la ventilation naturelle sera presque toujours suffisante pour les compartiments situés sur le pont supérieur, au-dessus de la ligne de flottaison, en un mot dans toutes les « œuvres mortes », déjà pourvues de puissants moyens d'aération et d'éclairage (claires-voies, panneaux, sabords, hublots, etc.). Toutes les fois que par suite du manque ou d'insuffisance des moyens naturels, on aura lieu de craindre qu'un local quelconque ne soit pas suffisamment ventilé, on utilisera avec avantage un dispositif de ventilation mixte (apport mécanique de l'air frais et évacuation naturelle de l'air vicié, ou inversement selon les cas).

Pour les œuvres vives, cette méthode de la ventilation mixte peut encore trouver parfois une bonne utilisation. Mais il vaut mieux lui préférer, au-dessous de la ligne de flottaison, une ventilation exclusivement artificielle, aussi puissante que cela sera jugé nécessaire.

Enfin, il faudra se rappeler, toutes les fois que l'on aura à modifier la ventilation d'un navire, que les questions de ce genre sont encore insuffisamment connues, que des causes multiples faussent souvent les données du problème en modifiant ou en annihilant l'action des moyens naturels (paradoxes de la ventilation), et qu'il faut toujours, en matière de ce genre, rechercher les solutions simples et les dispositifs appropriés à chaque cas particulier.

Nous signalerons seulement, en terminant, les pankahs et les petits ventilateurs portatifs hélicoïdaux mus par un mouvement d'horlogerie ou électriquement. Ces appareils sont en effet de simples brasseurs d'air ; ils rafraîchissent l'atmosphère intérieure des locaux, mais n'en modifient nullement la composition.

VI

HYGIÈNE DES LOCAUX DE LOGEMENT

1° **Hygiène des logements destinés aux passagers.** — Les logements destinés aux passagers occupent, comme on sait, une place considérable à bord des paquebots accomplissant des services réguliers selon des itinéraires fixes. En outre la plupart des cargo-boats modernes possèdent des logements suffisamment vastes pour recevoir, le cas échéant, un nombre plus ou moins considérable de voyageurs. Les aménagements de ces locaux, toujours calqués sur un même modèle, mais présentant des variantes peu sensibles selon les compagnies, sont évidemment plus ou moins luxueux et confortables selon l'importance de la classe considérée. Quoi qu'il en soit, au point de vue de l'hygiène, cette partie du navire mérite toute attention. C'est en effet celle où vivent le plus de gens réunis, ou, si l'on préfère, c'est celle où la population du navire est le plus dense.

Il faut donc s'efforcer d'y faire régner les conditions les plus parfaites de salubrité. Nous ne reviendrons pas sur ce que nous avons dit précédemment, au sujet des matériaux de construction en général. Dans les salles à manger, salons, fumoirs, etc., les exigences de l'élégance et du luxe extérieur autant que celles du confortable ont généralisé l'emploi de tapis, tentures, rideaux, etc., qui sont évidemment aussi peu hygiéniques que possible. Ces diverses pièces d'ameublement sont en effet de véritables « nids à microbes ». Toutes les poussières recueillies dans les escales soit par l'apport des vents régnants, soit par les souillures provenant des vêtements et des chaussures des passagers arrivant de terre, s'accumulent dans les moindres anfractuosités des étoffes d'où elles constituent un point de départ fréquent d'affections contagieuses ; comme il est impossible d'exiger, au nom de l'hygiène, la suppression radicale de tous les tapis et de toutes les tentures, il faut les rendre aussi peu nuisibles que possible en tenant la main à ce que ces objets soient toujours tenus dans un état de rigoureuse propreté. Pour cela on devra profiter des courts répits laissés par chaque escale pour faire battre soigneusement les tapis et les tentures démontables au dehors, aussitôt après la fin du charbonnage. On pourra compléter cette précaution en faisant passer un fort courant d'air d'aspiration dans les locaux à nettoyer, par exemple au moyen d'une manche en toile amenant l'air à un puissant ventilateur électrique. Chaque fois que le navire aura regagné pour quelque temps son port d'attache, il faudra faire procéder à un battage complet des tentures, à un nettoyage absolu de tous les locaux en n'épargnant aucun des moindres recoins.

Pour les parquets, généralement recouverts de linoleum ou de composition analogue, il faut défendre absolument le balayage à sec qui a le grave défaut de ne donner qu'une propreté apparente en projetant dans l'air toutes les poussières déposées sur le sol. Il faut lui préférer le nettoyage avec un faubert légèrement humide, et, de préférence, pour le linoleum, imbibé d'une petite quantité de pétrole. Ce liquide a l'avantage de donner un bon nettoyage, et communique en outre au linoleum un luisant agréable. On reproche souvent au faubert d'être un objet susceptible de fermentation, et, par suite, malpropre. A cela, nous répondrons d'abord que l'on peut imbiber ces fauberts d'une eau légèrement antiseptique (solution de sulfate de cuivre par exemple) et, ensuite que, vu leur faible prix de revient, il suffit de les remplacer dès qu'ils sont un peu usagés pour n'avoir pas à craindre de les voir véhiculer des matières en décomposition.

La propreté générale doit être faite tous les matins, aux heures qui sont les plus commodes pour les locaux (salons ou chambres). Il faut veiller à ce que les hommes qui en sont chargés accomplissent leur besogne consciencieusement sans laisser, par exemple, au-dessus des meubles et des étagères, dans les parties généralement invisibles, des couches de poussière qu'un courant d'air un peu fort suffit à répandre ensuite dans l'atmosphère intérieure du navire. Pour les dortoirs collectifs qui existent à bords de certains paquebots, il faut redoubler de surveillance, car l'entassement y atteint souvent son maximum, et par suite les poussières et les déchets de tous genres y sont en quantité considérable. Nous devons dire un mot aussi des installations des salles de bains et d'hydrothérapie à l'usage des passagers. Ces dispositifs étant indispensables à l'hygiène surtout pour les navires naviguant dans les parages intertropicaux, il est de toute nécessité d'en surveiller le fonctionnement et d'en faire réparer les avaries, dès qu'elles seront signalées. Ici encore, la propreté doit être rigoureuse et elle est d'autant plus facile à obtenir que les salles de bains bien comprises possèdent des parois parfaitement lavables et imperméables. L'usage des baignoires, en occasionnant des chances possibles de contamination, impose la nécessité de tenir ces ustensiles dans un état de propreté parfaite. Le briquage à la solution chaude de carbonate de soude et mieux encore le nettoyage à la vapeur quand il est possible sont de bons moyens de nettoyage. Les pommes de douches en pluie demandent un entretien soigneux car leurs orifices s'obstruent très rapidement par suite de l'emploi de l'eau de mer.

L'hygiène des ameublements (objets de literie, vaisselle, livres des bibliothèques, etc.) relève de ce seul et primordial principe : la propreté. Nous donnerons au chapitre de la désinfection les moyens à employer pour stériliser les locaux de logement à la suite de l'apparition à bord des maladies contagieuses.

2° **Logements de l'état-major.** — Les logements des officiers sont justiciables des mêmes précautions que celles ci-dessus décrites. Tout en laissant au goût de chacun le soin de modifier à sa guise les aménagements de sa cabine, nous conseillons aux officiers, dans l'intérêt même de leur santé, de supprimer, autant que possible, tous les *nids à poussière*. L'emploi des peintures laquées modernes permet de donner à une chambre de bord un aspect très suffisamment agréable, tout en offrant les meilleures garanties de salubrité.

Logements de l'équipage. — L'équipage des navires de commerce occupe généralement une batterie située à l'extrême avant. Sur certains navires (cargos et voiliers) ce logement est reporté sur le gaillard d'arrière, et parfois dans un château central. Quel qu'en soit l'emplacement, le poste de couchage doit être suffisamment vaste et bien aéré. Le capitaine du navire doit faire de son mieux pour assurer à ses hommes l'avantage d'un sommeil réparateur, condition essentielle d'une bonne santé et par suite d'un bon service. Une bonne mesure consiste à donner au personnel de la machine le poste le plus tranquille. Ce personnel est obligé, en effet, de prendre son repos par fractions, et il a besoin, par suite, que la qualité compense, autant que possible, la quantité.

Disons un mot maintenant du matériel de couchage. Le hamac, quand on y est habitué, est certainement préférable au lit. Il est plus facile à nettoyer, suit les mouvements du navire, procurant par suite un sommeil plus paisible, et enfin tient beaucoup moins de place dans la journée. Mais pour qu'il constitue réellement un dispositif hygiénique, il doit être muni, non seulement d'un traversin et de couvertures, mais encore de draps ou d'un drap sac qui sera lavé le plus fréquemment possible. Quand on donne la préférence aux couchettes il faut veiller à ce que les accessoires de litterie en soient tenus parfaitement propres. Sous ce rapport les couchettes à armature métallique constituent un notable progrès sur les lits à boiseries qui servent presque toujours de refuge aux poussières et aux parasites (punaises, puces, acarus de la gale, etc.).

Infirmerie. — L'installation et l'utilisation de l'infirmerie sur les grands navires de commerce est uniquement du ressort du médecin qui en est chargé. Etant seul responsable du service médical du bord, c'est à lui qu'incombe le soin de veiller à la bonne tenue et à la meilleure utilisation des locaux affectés au service sanitaire.

A bord des navires dépourvus de médecin il faut aussi prévoir l'installation des aménagements et du matériel nécessaire pour soigner les malades et défendre la salubrité du navire. Nous verrons plus loin (1) comment, à bord de ces bâtiments, il convient d'installer les dits aménagements. Disons dès maintenant que, outre le local où seront visités les malades et où seront pansés les blessés, local qui contiendra la pharmacie et si possible un appareil à stérilisation, il faut prévoir dans tous les cas et sur tous les navires un compartiment spécial destiné à l'isolement des malades dits contagieux. Nous montrerons en étudiant la prophylaxie des maladies contagieuses (2), de quelle façon on doit isoler ces malades et quel est le but de cette mesure préventive. Contentons-nous de signaler pour l'instant la nécessité où l'on en est d'avoir à bord d'un navire d'une utilisation quelconque (paquebot, cargo, etc.) un local absolument réservé à l'isolement des malades atteints d'affections contagieuses.

L'infirmerie et encore le local destiné à l'isolement devront être tenus parfaitement propres. Les parois sans aspérités peintes avec des peintures lavables seront lavées le plus souvent possible avec des solutions antiseptiques très chaudes, ou à défaut avec de l'eau bouillante. Ici, défense absolue d'employer des tentures ou des tapis. Les étagères elles-mêmes, à la rigueur utiles dans une infirmerie, seront l'objet de nettoyages scrupuleux. Nous reviendrons en temps voulu sur cette importante question.

(1) Ve partie, chapitre I.
(2) IVe partie, chapitre IV.

Water-closets. — Nous étudierons plus loin (première partie, chapitre X) la question de l'éloignement des nuisances ou déchets de la vie du navire. Considérons seulement ici la question de l'hygiène des locaux qui, sous les noms variés de poulaines, bouteilles, etc., constituent les water-closets du bâtiment.

Les water-closets sont constitués par des dispositifs différents selon qu'ils sont placés au-dessus ou au-dessous de la ligne de flottaison. Leur mécanisme est, selon les cas, plus ou moins complexe. Individuels dans certains cas, ils sont collectifs dans certains autres. Mais de toutes façons, et quelle que soit l'installation considérée, les règles hygiéniques restent absolument les mêmes :

1° Nettoyage complet du local plusieurs fois par jour si la chose est nécessaire.

2° Nettoyage de la canalisation. La cuvette et le tuyautage qui fait suite sont nettoyés chaque fois par une chasse d'eau, soit continue, soit intermittente. L'irrigation continue a l'avantage d'entraîner avec elle toutes les émanations malodorantes. La douche intermittente refoule plus énergiquement les matières fécales à la mer. Les deux procédés ont donc leurs avantages. Toutefois le courant d'eau continu, lorsqu'il est suffisamment fort, est encore assurément préférable à cause de son pouvoir désodorisant. Pour détruire les mauvaises odeurs, on emploie différentes solutions plus ou moins efficaces. Le chlore notamment, en produisant des émanations désagréables, n'agit que très faiblement comme antiseptique. Les essais d'électrolyse de l'eau de mer comme désodorisant n'ont pas encore donné les résultats qu'on en attendait. Ici encore le mieux, quand cela est possible, est de faire un bon ringardage par la vapeur. On devra empêcher soigneusement l'obstruction des tuyautages, qui cause des rétentions des matières toujours insalubres et souvent dangereuses.

3° *Prévention des contagions.* — Quand l'appareil est pourvu d'un siège, ce dernier peut, après avoir été souillé par le contact d'un individu atteint d'une affection transmissible, contaminer un individu sain. Pour éviter cette éventualité, il faut que les dits sièges soient doués d'une échancrure large, empêchant les organes génitaux de l'homme de venir appuyer sur le bois de la « lunette ». Ces sièges devront, en outre, être mobiles. Ils seront en nombre suffisant, et nettoyés le plus fréquemment qu'il se pourra au moyen de brossages au savon noir et de solutions antiseptiques bouillantes.

Pour les urinoirs, on devra empêcher par des chasses d'eau, si possible à courant continu, la formation des dépôts urinaires qui encrassent les conduits et dégagent des odeurs ammoniacales. Enfin, pour empêcher ces dépôts de se former dans la cuvette même de l'appareil, on badigeonnera l'intérieur de cette cuvette avec de l'huile lourde de pétrole qui forme isolant à la surface de la porcelaine.

Tous les tuyautages des water-closets et des urinoirs devront être fréquemment visités et tenus toujours libres pour deux raisons : 1° D'abord, il faut éviter à tout prix une obstruction qui amènerait la stagnation des urines et des matières fécales dans un point quelconque du navire. C'est là en effet non seulement une source de mauvaises odeurs, mais encore le point de départ de phénomènes de putréfaction, qui par leur influence peuvent faire éprouver au personnel des symptômes d'empoisonnement plus ou moins prononcés (migraine, nausées, etc.). 2° Ensuite, il faut s'assurer que les joints de ces tuyautages sont bien étanches, car dans le cas contraire il se produit des fuites, et conséquemment des infiltrations qui peuvent être également très préjudiciables à la santé.

6° *Propreté générale du navire.* — Rejeter au dehors les déchets de la vie du navire au fur et à mesure de leur production, telle est la base d'une propreté bien comprise. On l'obtient par des lavages du pont à grande eau, le nettoyage minutieux des planchers, des cloisons et des plafonnages. Il faut se rappeler que le moindre recoin est un refuge où la poussière malfaisante résiste aux nettoyages trop superficiels et il importe de se préoccuper plus de la propreté des renfoncements obscurs que du fourbissage des cuivres, et des autres manifestations trompeuses de la propreté extérieure.

En terminant ce chapitre rappelons que l'officier doit surveiller lui-même le nettoyage général du navire et ne se reposer sur personne pour en vérifier l'exécution. Cette question touche en effet de trop près la salubrité de tous.

VII

HYGIÈNE DES LOCAUX DESTINÉS AU SERVICE

I. **Appareil moteur et ses dépendances.** — Dans les locaux qui ne sont pas utilisés pour l'habitation continue, l'hygiène s'occupe seulement de placer dans les meilleures conditions possibles de salubrité le personnel qui est appelé à y faire du service.

Machines. — Les machines principales sont installées dans de vastes compartiments appelés chambres des machines. Ces locaux reçoivent leur aération de panneaux de descente situés presque toujours dans les plans inférieurs et de puits aboutissant à une ou plusieurs clairevoies placées sur le pont supérieur du navire. Cette disposition, notoirement insuffisante pour la rénovation de l'atmosphère intérieure, est rendue plus efficace par l'adjonction de ventilateurs mus tantôt par la vapeur, tantôt électriquement. Une ventilation énergique est nécessaire aux chambres des machines, non seulement à cause de la température élevée qui y règne ordinairement, mais aussi parce que les matières oléagineuses employées pour le graissage des articulations et des mécanismes répandent, en s'échauffant, des émanations nauséabondes.

Il faut en outre se préoccuper de fournir aux chambres des machines des conditions de sécurité suffisantes pour le personnel qui y est employé. Dans ce but on doit y maintenir un éclairage électrique convenable ne laissant aucun appareil dans l'obscurité ou même dans la pénombre et entourer les mécanismes qui pourraient causer des accidents avec des garde-corps arrêtant les chutes ou les glissades si fréquentes dans les coups de roulis, sur des parquets métalliques presque toujours huilés.

Les machines auxiliaires sont tantôt centralisées dans une chambre spéciale, tantôt disséminées aux différents étages, dans les points où leur fonctionnement est nécessaire. Le dispositif centralisé est plus conforme aux règles de l'hygiène. En effet d'une part il occasionne un moins grand rayonnement du calorique, et d'autre part il permet de fournir au personnel des auxiliaires un local de dimensions telles qu'il est toujours facile d'y assurer une suffisante ventilation, chose impossible à réaliser dans les compartiments séparés et disséminés.

CHAUFFERIES. — Les chambres de chauffe bénéficient en général au profit de l'hygiène des exigences du tirage c'est-à-dire qu'elles sont presque toujours bien ventilées. Mais il faut éviter de tomber dans l'excès contraire ; et s'il est excellent que les chauffeurs reçoivent une quantité suffisante d'air frais, il est nécessaire de veiller à ce que les ventilateurs ne déversent pas cet air trop violemment et abondamment sur le personnel en service. Il en résulterait des refroidissements dangereux pour la santé. Comme nous l'avons vu à propos de la ventilation, on remédie à ce danger en faisant aboutir l'orifice d'apport d'air frais dans la partie inférieure du compartiment et en munissant cet orifice d'un mélangeur ou répartiteur d'air en forme de crible. Ici encore, il y a lieu de donner au personnel toutes les garanties possibles contre les accidents. C'est dans ce but que l'on installe dans les chaufferies des « cages d'échelle » en tôle pleine, accompagnées ou non d'un rideau d'eau protecteur, permettant au personnel d'évacuer facilement et sans danger le local quand une rupture de tube de chaudière vient malheureusement à se produire.

Nous mentionnerons pour mémoire les chaudières auxiliaires qui tendent de plus en plus à être remplacées par des moteurs à pétrole. Ces appareils auraient, au point de vue de l'hygiène, l'avantage de produire beaucoup moins de chaleur et de demander au personnel beaucoup moins de labeur.

Enfin, les tuyautages de vapeur qui parcourent le navire sont intéressants au point de vue hygiénique en ce qu'ils sont parfois cause de brûlures superficielles, d'où la nécessité de les recouvrir d'une enveloppe isolante quand cela est nécessaire (condition souvent remplie en outre dans un but purement fonctionnel).

II. **Appareils culinaires.** — Les emménagements culinaires ont une grande importance surtout à bord des paquebots, où le nombre des passagers est toujours considérable. Il en résulte que les cuisines occupent beaucoup de place et que comme, d'autre part, leur fonctionnement est à peu près continu, il y a lieu de dire un mot des règles hygiéniques qui s'y rattachent.

Les cuisines sont certainement l'endroit le plus chaud du navire. Il faut donc leur assurer une aération et une ventilation convenables. Pour ce faire on les placera toujours sur le pont, suffisamment abritées toutefois pour ne pas être envahies par des paquets de mer ou des tourmentes de pluie. On les munira de vastes portes et fenêtres en y joignant simplement une manche à extraction d'air chaud. Si plusieurs cuisines sont mitoyennes il y aura avantage à ménager entre elles un espace à travers lequel l'air pourra circuler, abaissant ainsi la température desdits compartiments. Ici encore il ne faut pas tolérer de demi-propreté. La cuisine et les ustensiles de ménage, tout doit être irréprochable.

Les mêmes remarques s'appliquent aux boulangeries. Tous ces locaux servant à la préparation des aliments exigent une propreté absolue.

Une mention spéciale doit être faite au sujet des réservoirs à eau chaude annexés aux cuisines. Il faut veiller à ce qu'il n'y soit jamais versé que de l'eau potable si cette eau est destinée à servir à l'alimentation. En outre l'intérieur des réservoirs sera nettoyé avant chaque nouveau remplissage.

III. **Soutes et cales.** — Tous les locaux destinés à contenir des matériaux constituant le fret ou les approvisionnements des navires intéressent aussi l'hygiène. Nous parlerons plus loin du rôle du fret en hygiène navale. Ici nous passerons simplement en revue les conditions d'entretien hygiénique des locaux précités.

1° *Entretien des cloisons.* — La surface interne de ces compartiments devra, autant que possible, ne pas présenter d'anfractuosités ni de fissures. Nous verrons plus tard en effet (1) que les cales sont un des plus sûrs refuges d'un grand nombre d'animaux, parasites du bord, dont le rôle dans la propagation des maladies contagieuses est très nettement établi aujourd'hui. La peinture devra être inoffensive (par exemple blanc de zinc ou revêtement à la chaux) ; on la remplacera aussi

(1) Voir IVe partie, chapitre IV.

fréquemment qu'il sera nécessaire et jamais sans avoir fait au préalable un nettoyage complet des parois sur sur lesquelles on voudra l'appliquer.

2° *Aération.* — La nécessité d'aérer et de ventiler les cales s'explique d'elle-même par ce fait que ces locaux ne reçoivent que rarement de l'air pur par leurs ouvertures de charge. Il y a donc lieu de les doter de systèmes de ventilation qui devront être d'autant plus efficaces que le chargement sera plus susceptible de décomposition.

3° *Etanchéité.* — Il est enfin indispensable de vérifier de temps en temps l'étanchéité des cales pour y prévenir la stagnation de liquides provenant de l'infiltration à travers des solutions de continuité (Eau de mer, liquides du drain ou des tuyautages des water-closets).

IV. **Doubles-fonds.** — Le drain où se collectent les eaux vannes de l'appareil moteur nécessite une propreté constante, bien que son importance hygiénique soit moindre que celle de l'ancienne sentine des navires en bois. Mais sur les navires en fer et en acier, les doubles-fonds compartimentés méritent une mention spéciale parce que les hommes appelés à y travailler sont souvent victimes d'accidents plus ou moins sérieux (migraines, étourdissements, nausées, coliques, syncopes, etc.). Il ne faut jamais laisser descendre un homme dans un double-fond avant d'avoir tenu ce compartiment ouvert pendant un laps de temps assez long pour en renouveler complètement l'atmosphère intérieure. On s'en assure en y introduisant une bougie allumée qui doit continuer à brûler si l'atmosphère y est respirable. Quand la peinture à base de manganèse aura remplacé le minium dans les doubles-fonds ceux-ci seront infiniment moins insalubres.

VIII

L'EAU POTABLE A BORD

L'approvisionnement des navires en eau douce intéresse directement l'hygiène. En effet, cet approvisionnement, plus ou moins limité, concourt à l'existence matérielle du personnel embarqué, et cela de plusieurs façons.

La propreté du linge et la propreté corporelle nécessitent l'usage de l'eau douce, mais cette eau peut, à la rigueur, ne pas être pure sans pour cela être inutilisable; au contraire, l'eau employée pour la préparation des aliments et la fabrication du pain doit présenter toutes les garanties possibles de salubrité. Enfin, l'eau de boisson ne saurait être consommée que dans un état de pureté absolue.

On voit par suite qu'il y a lieu d'établir des distinctions entre les diverses sortes d'eau douce constituant l'approvisionnement.

Il n'y a que peu de choses à dire relativement à l'eau destinée aux lavages des hommes et des vêtements. Pourvu qu'elle soit suffisamment limpide et qu'elle dissolve bien le savon, on peut la considérer comme satisfaisante. Mais l'eau de consommation, l'eau potable, réclame une étude complète et minutieuse. Les capitaines savent combien leur responsabilité est engagée par toutes les difficultés provenant de l'insalubrité du navire. C'est pourquoi il importe qu'ils se préoccupent toujours d'avoir à bord un approvisionnement suffisant d'eau potable. Ils devront faire en sorte que cette eau présente toutes les garanties nécessaires de sécurité, et cela pour les raisons suivantes.

I. **Dangers de l'eau impure.** — L'eau servant à l'alimentation surtout quand elle est consommée directement (eau de boisson), peut introduire dans l'organisme soit des substances toxiques, soit des microbes dont l'ingestion est le point de départ de maladies généralement graves et souvent mortelles. Parmi les substances toxiques qui existent dans certaines eaux on peut citer l'arsenic, le cuivre et le plomb. Ce dernier métal employé fréquemment pour la construction de canalisations de petit calibre imprègne l'eau de sels très toxiques pouvant déterminer des phénomènes parfois très graves et souvent suivis de mort ; cependant, le plus souvent, l'empoisonnement par le plomb est décelé dès les premiers symptômes. Certaines eaux contiennent aussi des substances organiques en décomposition susceptibles de produire des diarrhées plus ou moins sérieuses.

Plusieurs maladies sont susceptibles d'être propagées par l'eau de boisson. Sans entrer dans des détails inutiles, disons cependant que la contamination par l'eau existe pour la fièvre typhoïde, le choléra, la dysenterie. La chose, quoique moins certaine semble possible pour beaucoup d'autres maladies.

Enfin, l'eau de boisson peut contenir des animaux parasites dont la présence dans l'organisme est cause de troubles plus ou moins graves (Vers intestinaux, etc.). On voit par ce rapide exposé qu'il faut exiger de l'eau de boisson une pureté absolue et veiller avec le plus grand soin au renouvellement de son approvisionnement.

II. **Approvisionnement.** — L'eau potable est généralement prise à terre, soit directement quand le navire est accosté à quai, au moyen d'une manche fixée sur une prise d'eau de la ville, soit indirectement par l'intermédiaire d'un bateau citerne.

Tout d'abord il faut remarquer que, dans les deux cas, les intermédiaires sont susceptibles de souiller l'eau prise à terre. Les manches sont en effet très difficiles à tenir propres, et les réservoirs des bateaux citernes ne sont pas à l'abri de toutes critiques.

Même quand ces intermédiaires offrent toutes les garanties voulues, l'eau prise à terre doit être vérifiée soigneusement avant d'être livrée à la consommation. On ne s'en servira directement que lorsque sa pureté sera garantie par les services sanitaires locaux et bien entendu quand ceux-ci fourniront la compétence nécessaire. Toutes les fois que le moindre doute sera possible, il faudra soumettre l'eau aux procédés d'épuration étudiés plus loin. Enfin, il est indispensable lorsque le navire se trouve dans les parages intertropicaux et n'importe où dans un pays contaminé, de ne laisser consommer à bord que de l'eau distillée ou bouillie.

III. **Epuration de l'eau.** — L'épuration relative de l'eau de boisson peut s'obtenir par des procédés exclusivement chimiques. L'épuration complète s'effectue par la filtration, la stérilisation et surtout la distillation. Nous ne citerons que pour mémoire le procédé de la congélation car la plupart des microbes qui propagent les maladies par l'eau potable résistent à l'abaissement de température suffisant à la formation de la glace.

ÉPURATION CHIMIQUE. — Le réactif le plus communément employé est l'alun. A la dose de 3 gr. par 10 litres, il clarifie l'eau en précipitant les corps qui y sont en suspension. Mais ce procédé ne donne pas une boisson exempte de microbes. Le tannin et la chaux sont peu employés. Le chlorure de chaux, à la dose de 15 centigrammes par litre d'eau, donne une épuration paraît-il satisfaisante, mais il nécessite l'emploi de correctifs difficiles à doser dans la pratique courante. Le permanganate de potasse purifie suffisamment l'eau à la dose de 5 à 6 centigrammes par litre. Enfin signalons pour mémoire l'action purificatrice d'agents dont l'emploi ne saurait être d'un usage courant (brome, ozone, fer réducteur).

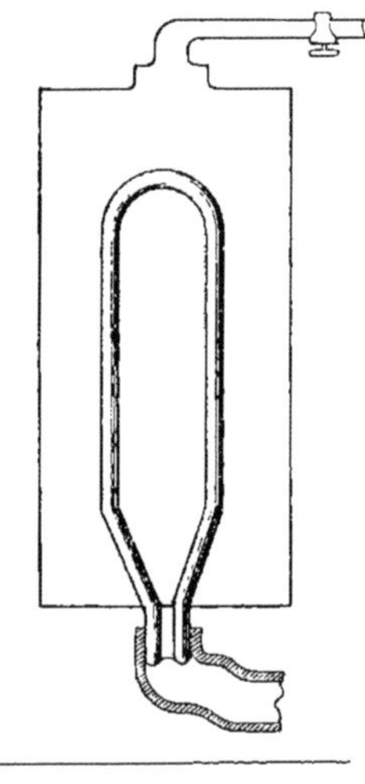

Fig. 3.

FILTRATION DE L'EAU. — La filtration, telle qu'elle est effectuée avec la plupart des filtres en usage, ne vise que l'arrêt des particules minérales et organiques. Elle est donc fort incomplète. Cependant certains appareils la rendent suffisamment efficace pour fournir une eau parfaitement potable, sinon chimiquement pure. Ce sont : le filtre à pierre lithographique et la bougie Chamberland.

L'emploi des filtres à pierre lithographique est cependant peu satisfaisant, car les pierres s'encrassent rapidement et perdent par suite beaucoup de leur propriété filtrante. La bougie Chamberland constitue réellement un filtre efficace de fonctionnement régulier et de nettoyage facile. C'est une bougie creuse, ouverte seulement à l'une de ses extrémités, constituée par de la porcelaine dégourdie, substance poreuse à travers laquelle la filtration s'accomplit par différence de pression. Il faut une pression notable pour que la filtration soit suffisamment rapide. Mais comme on peut installer les bougies par batteries on compense ainsi la lenteur du procédé par le nombre des appareils. L'eau ainsi obtenue est exempte de microbes. Le nettoyage se fait régulièrement, et on le rendra plus parfait en portant les bougies au rouge. Malheureusement ces appareils sont fragiles et par suite peu pratiques à bord des bateaux.

Stérilisation de l'eau. — L'épuration de l'eau peut encore s'obtenir par l'ébullition prolongée pendant un laps de temps suffisant (10 à 15 minutes). Elle a le léger inconvénient de priver l'eau d'une partie des gaz qui y sont dissous, sans que cela diminue beaucoup sa valeur hygiénique. Mais ce procédé, quand il porte sur de grandes quantités de liquide, occasionne une dépense relativement considérable. On a imaginé, sous le nom de stérilisateurs, différents appareils destinés à l'épuration de l'eau par l'ébullition. L'eau portée à plus de 100° passe dans un serpentin entouré d'une circulation d'eau. Elle s'y refroidit, abandonnant à l'eau environnante son calorique ; cette eau environnante, déjà échauffée ainsi, est à son tour portée à plus de 100° et ainsi de suite. Mais ces appareils n'ont pas encore fait suffisamment leurs preuves pour prétendre détrôner les distillateurs à bord des navires. La distillation a enfin l'avantage décisif de pouvoir utiliser l'eau de mer, supériorité sur laquelle il est inutile d'insister.

Distillation. — Le principe de la distillation de l'eau à bord des navires peut être figuré schématiquement de la façon suivante (fig. 4) :

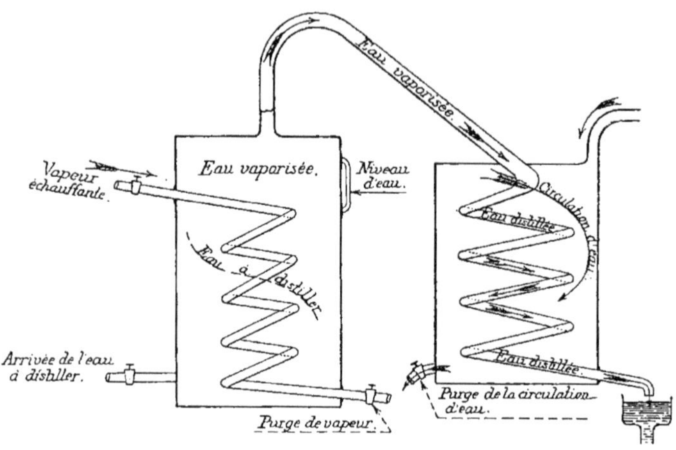

Fig. 4.

L'eau à distiller est amenée dans un réservoir parcouru par un serpentin à vapeur ou tout autre dispositif à réchauffeur de vapeur. Sous l'influence de ce réchauffeur la masse d'eau est portée à une température de plus en plus élevée et se vaporise peu à peu. La vapeur ainsi obtenue se rend dans un serpentin placé dans un réservoir refroidi par une circulation continuelle d'eau froide. Elle abandonne son calorique à l'eau de circulation et se condense pour donner de l'eau distillée. Nous venons de donner le principe élémentaire de la distillation à bord des navires. Dans la pratique, la façon de procéder est un peu plus compliquée. D'abord un dispositif spécial permet d'éviter que les à coups de la vaporisation ne projettent l'eau du début, non distillée, jusque dans le condensateur, c'est ce qu'on appelle la caisse à relais. Ensuite pour obvier à l'inconvénient qu'a la distillation d'enlever les gaz de l'eau, on a adapté à beaucoup de bouilleurs des dispositifs destinés à effectuer l'aération de l'eau distillée. Enfin quelques constructeurs ont muni leurs bouilleurs d'un filtre terminal. Disons tout de suite que la caisse à relais et les aérateurs exigent une surveillance constante. En outre il faut proclamer bien hautement l'inutilité et même le danger du filtre terminal. On conçoit en effet que l'eau distillée, chimiquement et bactériologiquement pure, ne peut que se souiller au contact d'un filtre, quel qu'il soit. Les résidus solides de la distillation se déposant à l'intérieur du bouilleur, ce dernier devra être fréquemment et minutieusement nettoyé. La chose est surtout indispensable dans les cas, qui sont presque de règle en marine, où les bouilleurs distillent continuellement de l'eau de mer.

On trouvera dans les cours sur les machines marines la description détaillée des différents bouilleurs ou distillateurs en usage à bord des navires. Le principe ne varie évidemment pas et ces appareils se différencient surtout par l'adoption de systèmes accessoires destinés à en rendre le rendement plus régulier et plus parfait.

On a reproché à l'eau distillée d'être lourde et indigeste par suite de sa pauvreté en gaz dissous (acide carbonique et air). Les aérateurs remédient très largement à cet inconvénient d'ailleurs relatif. Quant à l'absence de sels dans l'eau distillée elle paraît n'entraîner aucun danger. Par contre, l'eau distillée, dont la pureté est absolue satisfait parfaitement les désidérata de l'hygiène. Son emploi met à l'abri de nombreuses affections transmises par l'eau ordinaire, comme nous l'avons vu précédemment. Enfin l'usage des bouilleurs permet de pouvoir compter sur une provision d'eau potable constante et toujours suffisante.

IV. Réservoirs et canalisation d'eau. — L'eau douce est conservée à bord dans des réservoirs appelés caisses à eau, et distribuée au fur et à mesure des besoins au moyen d'une installation plus ou moins complexe constituée par un réseau de tuyautages où l'eau chemine sous l'action de diverses pompes et est déversée par des robinets et des prises d'eau.

Naturellement l'hygiène n'a presque rien à dire des tuyautages et appareils divers affectés à la distribution de l'eau de mer, pour le lavage du pont, ni même de l'eau douce pour la propreté personnelle.

Mais la question devient autrement importante quand on examine la distribution de l'eau potable, surtout de l'eau distillée.

Passons donc en revue les différents contenants de l'eau potable à bord, c'est-à-dire les caisses à eau et les citernes, les canalisations et les appareils de distribution.

1° *Caisses à eau.* — Il est à souhaiter que les navigateurs modernes s'habituent à faire respecter la propreté des caisses à eau. Ces réservoirs, d'où dépend en grande partie la santé du personnel, sont généralement confiés à des caliers naturellement ignorants des règles de l'hygiène, qui, par toutes sortes de moyens, contaminent inconsciemment les eaux de boisson. Il faut proscrire absolument le nettoyage des caisses fait par des hommes presque toujours sales, maniant des fauberts et des éponges inévitablement souillés. Au navire moderne il faut une hygiène moderne. Il importe absolument de chasser de la marine les erreurs malfaisantes d'un passé routinier et ennemi du progrès. En conséquence il faut préférer au dangereux nettoyage effectué en descendant dans la caisse à eau, la stérilisation de cette caisse par la vapeur d'eau. Ce procédé, préconisé par le Dr Guézennec, est certainement le meilleur et le plus pratique, étant donné surtout la forme et la nature des caisses à eau. Cette forme, généralement cubique, est défectueuse pour deux raisons : d'abord parce que ses angles favorisent le dépôt des impuretés, ensuite parce que le fond plat du cube (face inférieure) est une cause de stagnation de la dernière eau et empêche d'accomplir un nettoyage rigoureux de la caisse avant le nouveau remplissage. Tous les hygiénistes maritimes pensent qu'il vaudrait mieux donner aux caisses à eau une forme cylindro-conique (fig. 5). Il faut également proscrire l'emploi de siphons en cuir ou autres substances corruptibles et préférer l'installation d'un tuyautage

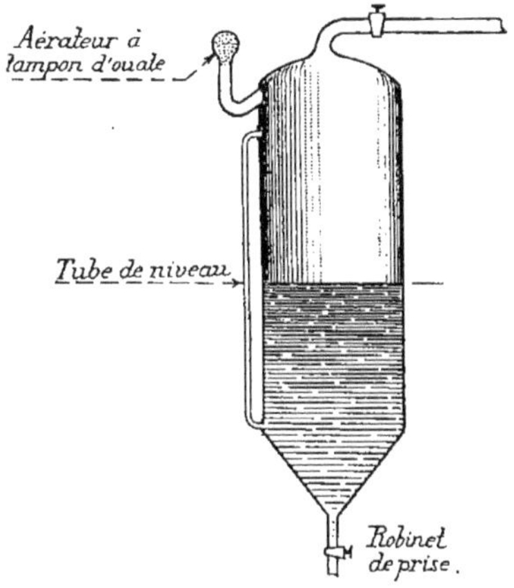

Fig. 5.

métallique continu. Enfin il faut veiller à ce que, sauf urgence absolue, la caisse à eau ne soit ouverte sous aucun prétexte. Le compartiment où sont placées les caisses à eau doit être parfaitement propre et bien aéré. Sur quelques navires on a installé des citernes qui, placées dans les hauts, distribuent l'eau par différence de pression. Il est à peine besoin de dire qu'il faut interdire absolument de faire passer l'eau distillée dans des tuyautages servant à la distribution de l'eau douce brute, et vice versa. Cette précaution qui semble élémentaire est malheureusement méconnue bien souvent.

Les caisses à eau sont en fer; leur paroi intérieure directement en contact avec l'eau est souvent laissée à nu. Il en résulte que sous l'action des phénomènes d'oxydation, cette paroi se couvre d'une croûte plus ou moins épaisse de rouille et de sels de fer (carbonate, etc.), que les ébranlements imprimés à la caisse par les mouvements du navire répandent dans l'eau. Celle-ci prend une couleur brune et une saveur légèrement âpre. Mais elle n'est pas insalubre. Et sans aller jusqu'à dire qu'elle possède une influence tonique quelconque on peut affirmer qu'elle est inoffensive. Toutefois elle peut donner à la longue un peu de constipation; en outre sa saveur est désagréable, et enfin la formation de rouille détériore peu à peu la paroi des caisses à eau. Aussi a-t-on pensé depuis longtemps à recouvrir la paroi intérieure des réservoirs d'un revêtement inattaquable et en même temps inoffensif.

Nous ne citerons que pour mémoire les essais de revêtement à la peinture de zinc, à la chaux, aux vernis laqués, au goudron, au bitume, etc. Tous ces enduits sont incapables de supporter la haute température résultant de l'introduction de la vapeur d'eau destinée au nettoyage moderne des caisses. Au reste deux méthodes sont seules en présence à l'heure actuelle : le cimentage et le zingage.

Le ciment, quand il est bien appliqué, sous forme de solution analogue au lait de chaux, et déposé par couches successives, donne un revêtement continu, lisse, inoffensif et suffisamment solide. La première eau que l'on met dans la caisse immédiatement après le cimentage ne doit pas être consommée car elle est chargée de principes minéraux. On la vide donc, et l'eau placée ensuite dans la caisse reste parfaitement pure. Il est bon de refaire le cimentage à intervalles suffisamment fréquents. Pratiquement pour cimenter une caisse, on commencera par en nettoyer la paroi intérieure (lavage et assèchement, flambage à la lampe à souder). Puis on établira avec un pinceau une première couche de ciment de Port-Land, à prise lente, étendue de façon à former une pâte presque liquide. On laisse sécher pendant un jour entre chaque couche. Trois ou quatre applications suffisent. L'eau ne sera consommée que lorsqu'elle aura perdu toute saveur terreuse. Le procédé du zingage serait évidemment préférable, mais il n'est pas encore suffisamment perfectionné. Dans l'état actuel des choses, le zinc subit des phénomènes d'oxydation au contact de l'eau distillée. Des sels de zinc se déposent au fond du réservoir. A vrai dire ces sels ne sont pas très toxiques par eux-mêmes, mais le zinc du commerce étant, très souvent, impur, ces dépôts peuvent contenir des composés toxiques en quantité suffisante pour occasionner des accidents. Toutefois le procédé au zinc n'a pas dit son dernier mot. Il est évident que lorsque ce métal pourra être obtenu parfaitement pur et déposé ensuite par électrolyse sur les parois intérieures des caisses à eau, on aura réalisé le revêtement idéal, parfaitement solide, stérilisable à volonté et absolument inoffensif.

Pour le moment c'est le cimentage qui représente le

procédé le plus pratique, à condition de l'employer selon les principes donnés plus haut. Le paraffinage expérimenté tout récemment semble donner aussi de bons résultats.

2° *Canalisations.* — Les canalisations servant au transport de l'eau distillée doivent être autonomes et posséder en propre leurs appareils de refoulement et d'aspiration. Nous avons déjà parlé de cette nécessité souvent méconnue. Le tuyautage est en fer à joints fermés par un mastic au ferro-manganèse, le seul qui soit véritablement inoffensif. Le nettoyage de ces tuyaux se fait au moyen de la vapeur. Les points de distribution sont représentés par des robinets situés dans les locaux à alimenter et par des réservoirs connus sous le nom de charniers et destinés à fournir à l'équipage son eau de boisson journalière.

3° *Charniers.* — Les types modernes de charniers sont souvent en métal recouverts intérieurement d'un enduit à base de caoutchouc (par exemple type Lacollonge). L'important ici c'est d'empêcher les chances de contamination par les lèvres. Aussi faut-il proscrire absolument le gobelet ; on comprend en effet que cet instrument peut être facilement souillé par la bouche des buveurs. Or, il est très sommairement rincé (et pas toujours !) par les hommes qui s'apprêtent à s'en servir. D'où possibilités de contamination parfois très graves (tuberculose et syphilis).

Le meilleur système préconisé dans la marine militaire italienne est l'emploi des fontaines du type dit « à la régalade » dans lesquelles l'eau se présente sous forme d'un jet horizontal, que le consommateur projette au fond de sa bouche ; dans les divers modèles de fontaines de ce genre, l'orifice de sortie de l'eau est protégé par une cloche renversée empêchant les buveurs d'appuyer leurs lèvres sur la paroi externe du robinet.

V. **Consommation d'eau douce.** — La consommation de l'eau douce à bord des navires est moins élevée que dans les villes, par suite de l'obligation où l'on est de ne compter que sur des approvisionnements restreints et qui, pour l'eau potable, sont renouvelables, dans des proportions suffisantes mais modestes. Il faut toutefois compter une moyenne de 25 à 30 litres d'eau douce dépensée à bord par personne et par jour. Cette dépense comprend de 5 à 10 litres d'eau pour la boisson et les aliments et 20 litres pour le lavage corporel et le lavage du linge. Bien entendu il faut laisser une certaine élasticité à ces évaluations, le coefficient gaspillage ayant ici une grande importance.

VI. **Conclusion.** — Les installations pour la production, la conservation et la distribution de l'eau potable, même à bord des navires récents, laissent encore à désirer à bien des points de vue. Sans aller jusqu'à vouloir obtenir la réalisation pratique d'installations idéales qui n'ont leur place que dans des laboratoires, nous pensons qu'il appartient aux navigateurs de l'avenir de faire entrer la question de l'eau potable dans une phase de perfectionnements et de progrès. A voir combien la santé des équipages a déjà bénéficié des améliorations accomplies dans cette voie, on doit souhaiter de faire mieux encore pour la cause de l'hygiène navale.

IX

ÉCLAIRAGE, CHAUFFAGE, DISPOSITIFS FRIGORIFIQUES ET APPAREILS A GLACE

I. **Eclairage.** — L'éclairage des navires est assuré par la lumière naturelle et par la lumière artificielle.

1° *Eclairage naturel.* — La lumière solaire pénètre par des orifices variés, sabords, hublots, etc., et d'autant plus abondamment que l'orifice possède une meilleure direction par rapport à l'incidence des rayons solaires, et une plus grande surface de section. Accessoirement, l'éclairage dépend encore du rapport qui existe entre la quantité de rayons lumineux introduits et l'éloignement existant entre l'orifice d'accès et le point le plus éloigné du compartiment à éclairer. Enfin, dans l'appréciation du pouvoir éclairant d'un orifice donné, il faut, si cet orifice est vitré, tenir compte de la perméabilité aux rayons solaires de la vitre considérée.

L'éclairage naturel est avant tout fonction de la puissance éclairante du soleil au moment considéré. Pour un même pouvoir éclairant solaire, les orifices donnant le plus grand éclairage sont ceux qui reçoivent les rayons lumineux normalement.

On a voulu évaluer mathématiqument certaines formules (rapport entre la surface éclairante totale et le nombre des habitants, ou le cube des locaux, ou la surface des parquets). Tous ces chiffres n'ont somme toute qu'une valeur théorique. Pratiquement il faut se rappeler que l'éclairage varie selon les locaux (logements ou cales, par exemple) et doit toujours être suffisant. On n'oubliera pas non plus que cette question se rapporte aussi à l'influence bactéricide de la lumière solaire, et que, par conséquent, un bon éclairage naturel, tout en rendant plus agréable l'habitation et en diminuant les chances d'accidents dans certains locaux (machines, panneaux de descente, etc.,) influe heureusement sur l'atmosphère intérieure du navire.

2° *Eclairage artificiel.* — L'éclairage artificiel a passé par des phases de lent progrès. Aujourd'hui on peut dire qu'à part de vieilles unités, tous les navires de commerce possèdent une installation complète d'éclairage électrique. Cependant les bougies stéariques subsistent sur les bâtiments qui, au mouillage, n'ont pas de dynamo en service. Enfin, l'huile a encore une certaine vogue pour l'alimentation d'antiques lumignons à becs dont les derniers spécimens fument dans quelques recoins de machines, ou de chaufferies.

La lumière électrique est produite de deux façons: au moyen de lampes à incandescence ou au moyen de lampes à arc. La lampe à arc, d'un pouvoir éclairant considérable, a le très léger inconvénient de produire par sa combustion, une faible quantité d'acide carbonique. Du reste c'est la lampe à incandescence qui chez nous est généralement employée. Ses avantages sont multiples: suppression des causes d'incendie par les matières inflammables ; allumage et extinction à volonté, entretien presque nul des lampes que l'on remplace lorsqu'elles ont donné leur service maximum. Enfin, la lumière produite, assez analogue à la lumière solaire, est la plus belle des lumières artificielles. Elle fatigue quelque peu les yeux à la longue, mais cette fatigue, résultant de sa richesse en rayons ultra-violets, violets et bleus, peut être facilement évitée, en entourant les lampes de globes ou de tulipes qui diffusent et adoucissent la lumière. Beaucoup de personnes enfin ont l'habitude à bord des navires de se servir, pour l'éclairage des chambres et le travail de bureau, de lampes dont le pouvoir éclairant est excessif. On voit souvent employer ainsi, pour éclairer une table de travail, des lampes de 20 ou 25 bougies ! Il est inutile de dire que ces « débauches de lumière » ont forcément une fâcheuse influence sur la vue.

S'il faut savoir ne pas prodiguer la lumière électrique au delà des bornes raisonnables, par contre il est indispensable de donner à tous les locaux un éclairage qui soit largement suffisant. On devra surtout veiller à ce que la lumière artificielle soit généreusement distribuée aux locaux dont l'accès est difficile, et l'intérieur encombré et semé d'obstacles ou de dangers (échelles de coupée, la nuit, chambres des machines, chaufferies, chambres des auxiliaires).

II. **Chauffage**. — Le chauffage des navires, jadis réalisé par l'emploi de poêles à charbon dont on connaît les inconvénients, est assuré aujourd'hui par un ensemble de poêles, fonctionnant par la vapeur à basse pression selon le principe suivant (fig. 6) :

La vapeur arrive, à basse pression, jusqu'à un serpentin, au niveau duquel elle abandonne son calorique en se condensant. L'eau de condensation s'évacue au fur et à mesure par une canalisation de purge. Un régulateur, placé à l'entrée du serpentin, permet de régulariser le débit de vapeur. Enfin, une enveloppe métallique à jour entoure le serpentin servant à la fois d'écran radiateur et

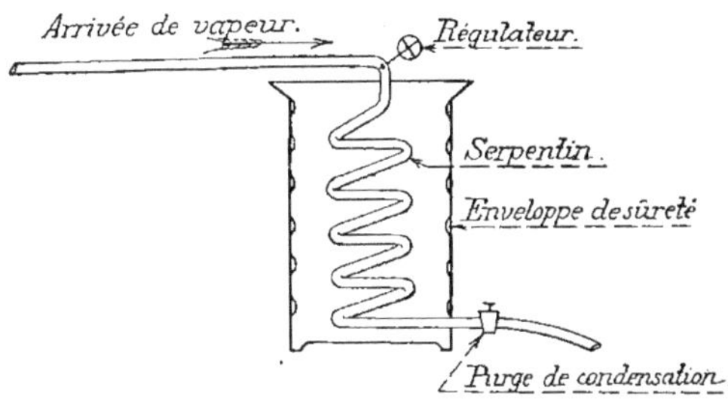

Fig. 6.

de défense contre les brûlures par contact accidentel.

Au lieu de serpentin, certains poêles à vapeur ont un radiateur à ailettes, dispositif destiné à fournir à l'appareil la plus grande surface possible de rayonnement et plus économiques encore parce qu'ils consomment moins de vapeur que les appareils à serpentins. Il y a lieu de faire ici quelques remarques générales sur l'emploi des poêles à vapeur. Tout d'abord, disons qu'il faut avoir soin de les placer le plus bas possible dans le compartiment à chauffer, en vertu du principe qui veut que *l'air chaud monte.* Les enveloppes de sûreté seront de préférence en métal poli, pour posséder la plus grande puissance de rayonnement possible. Enfin il faudra se rappeler que, pour régler le chauffage du navire, le mieux est encore de placer, dans les différents locaux habités, des thermomètres ; on règle alors par tâtonnements de façon à obtenir une température optima oscillant entre $+15^{\circ}$ et $+18^{\circ}$.

Actuellement, on commence à employer le système du chauffage électrique. Ce procédé est appelé à un grand avenir et il faut en souhaiter la généralisation car il a plus d'avantages encore que le chauffage à la vapeur. Les appareils sont peu encombrants, facilement réglables et, qui plus est, parfaitement silencieux, ce qui n'est pas toujours le cas des poêles à vapeur.

Enfin les poêles électriques, qu'il serait possible de régler automatiquement de façon à obtenir une température constante, représentent au point de vue de l'hygiène du chauffage la conception idéale dont il faut souhaiter la prochaine réalisation.

III. **La glace. Production. Utilisation.** — L'utilisation du froid est très variée à bord des navires. Il sert d'abord à la fabrication de la glace alimentaire et de celle destinée aux glacières où se conservent certains aliments. En outre, le froid sert pour le fonctionnement des chambres frigorifiques dans lesquelles on transporte aujourd'hui à de grandes distances les produits alimentaires à l'état frais.

Enfin accessoirement, le froid est utilisé pour maintenir à basse température certains produits difficiles à transporter (explosifs facilement décomposables). Quelques essais ont aussi été faits pour rafraîchir artificiellement les navires fréquentant les parages intertropicaux.

1° *Glace alimentaire.* — La glace est consommée directement pour rafraîchir les boissons. Aliment de luxe dans les pays tempérés, elle devient indispensable dans les saisons chaudes, surtout dans les parages intertropicaux. Celle qui se vend à terre sous le nom de glace naturelle est généralement peu salubre, car elle contient de nombreuses impuretés et des microbes parfois dangereux. Quant à la glace artificielle, elle doit, pour offrir toutes les garanties requises par l'hygiène, être fabriquée avec de l'eau distillée. On comprend que la présence d'une machine produisant de la glace est indispensable à bord d'un navire. D'une part, en effet, il est difficile et souvent impossible de prendre aux escales un approvisionnement suffisant pour les traversées, et ensuite il faut se souvenir qu'on doit s'interdire absolument de prendre de la glace à terre au cours des relâches en pays contaminé. D'où il suit que le plus simple est de fabriquer sa glace à bord, en quantité suffisante au fur et à mesure des besoins.

Les machines à glace employées à bord des navires sont toutes basées sur le principe suivant : la décompression d'un gaz préalablement comprimé s'accompagne d'une absorption de calories égale au dégagement de calories qui accompagne sa compression. Dans la pratique, les choses ne se passent pas tout à fait ainsi ; mais on peut admettre qu'un gaz préalablement comprimé produit en se décomprimant un froid plus ou moins intense, à peu près proportionnel à la chaleur dégagée par lui au moment de sa compression.

C'est sur ce principe que sont construits les appareils à air comprimé et les appareils à gaz liquéfiés. Dans les premiers, l'air est comprimé au moyen d'une pompe; puis il est envoyé dans un réservoir où il se détend en absorbant des calories. Ce détendeur est placé au milieu du réservoir contenant l'eau à congeler. Dans les appareils à gaz liquéfiés, le procédé est encore plus simple. Le gaz liquéfié, convenablement détendu, opère la congélation en vertu du même principe. On emploie dans ce but l'anhydride carbonique, l'anhydride sulfureux, l'ammoniaque, le chlorure d'éthyle liquides, etc.

Naturellement ces appareils permettent non seulement de fabriquer de la glace, mais encore de rafraîchir l'eau de boisson, de tenir frais les aliments, etc. La plupart des hygiénistes accordent leur préférence aux appareils à air comprimé, dont l'emploi est moins coûteux et plus simple mais nécessite plus de place et consomme du charbon. Les appareils à gaz liquide sont plus délicats à manier. Ils peuvent se détériorer et amener des accidents; mais leur remarquable rendement en fait les appareils de choix pour les longs courriers à itinéraires fixes.

2° *Chambres frigorifiques.* — Les chambres frigorifiques sont aujourd'hui d'un emploi courant. Non seulement on les rencontre à bord des paquebots, mais surtout elles sont devenues un moyen remarquable permettant le transport à distance des denrées alimentaires fraîches. On peut, par ce procédé, expédier, sur d'énormes parcours, les viandes, poissons, légumes, beurres, laitages, boissons, etc., dans un parfait état de conservation. Ces chambres frigorifiques demandent naturellement à être disposées de façon à donner le meilleur rendement possible. L'air refroidi artificiellement les parcourt complètement pour retourner après utilisation à l'appareil compresseur, s'il s'agit d'un appareil à air comprimé. Plusieurs de ces appareils fonctionnent à l'ammoniaque liquide. La température de ces chambres est maintenue constante au moyen de régulateurs automatiques reliés à des thermomètres qui doivent marquer, selon les cas, de — 10° à 0°, ou de 0° à + 5°.

L'emploi des denrées ainsi conservées ne présente aucun danger, à condition que l'atmosphère intérieure des chambres soit maintenue dans de bonnes conditions, c'est-à-dire bien ventilée et exempte d'humidité. Pour ce faire on construit habituellement ces locaux en cloisons de bois revêtues intérieurement de zinc. On complète le dispositif en entourant les parois extérieures de substances isolantes, mauvaises conductrices de la chaleur.

X

ELOIGNEMENT DES NUISANCES

On désigne sous le nom de nuisances, l'ensemble des matériaux de déchets résultant de l'existence des collectivités. A bord des navires les nuisances proviennent d'origines variées qui sont :

1° Le personnel ;

2° La cargaison ;

3° Le navire.

I. **Nuisances provenant du personnel.** — La présence d'un nombre plus ou moins considérable d'êtres humains dans l'atmosphère si restreinte du navire s'accompagne d'une production de matériaux de déchet résultant soit de la vie organique soit de la vie de relation.

Les souillures provenant de la vie de relation ne sont guère constituées que par les poussières transportées à bord par les vêtements et les chaussures au moment des escales. Leur éloignement est lié à la question même de la propreté générale. Par contre la vie humaine représente une source importante de nuisances, soit directement, soit indirectement. Directement, elle se traduit par la production d'excrétions diverses (urines, matières fécales, crachats). Indirectement elle occasionne des quantités de détritus d'origines diverses (débris alimentaires, eaux de lavage, eaux de vaisselle, débris divers, tels que bouts de cigarettes, bouchons, vieux papiers et autres substances putrescibles.

On conçoit sans peine que non seulement la présence de ces nuisances est préjudiciable à l'hygiène du navire, mais que, de plus, il faut éviter à tout prix leur accumulation même pendant un temps peu prolongé dans un point quelconque du bâtiment).

Débris alimentaires et autres. — Tous les débris alimentaires (épluchures de légumes), os, écorces de fruits, etc.) et autres détritus putrescibles énumérés plus haut doivent être soigneusement vidés par dessus bord. Il faut veiller pour ce motif, parmi beaucoup d'autres, à la propreté méticuleuse des offices et des cuisines ainsi que des meubles qui y sont contenus (placards, garde-manger, etc.). La présence de ces substances à bord, si elle ne constitue pas forcément par elle-même un danger permanent, est nuisible du fait des mauvaises odeurs dégagées par leur fermentation et aussi parce qu'elles sont très appréciées par les animaux qui vivent en parasites. Or, nous verrons plus loin le rôle que jouent ces parasites (rats, insectes, etc.) dans la propagation des épidémies. Ces animaux sont friands des détritus les plus divers. C'est ainsi que, pour ne citer qu'un exemple typique, les rats sont très friands des chiffons imbibés d'huile servant au fourbissage des objets métalliques.

On voit par suite combien il est indispensable de jeter à la mer jusqu'aux moindres déchets de la vie du bord. Il faudra dans ce but examiner régulièrement et le plus fréquemment possible tous les recoins du navire où la négligence du personnel laisse parfois s'accumuler des déchets de toutes sortes.

Crachats. — Tout crachat qui tombe sur le plancher en un point quelconque du navire est susceptible de nuire. En effet, si les crachats d'un homme sain ne constituent pas forcément un danger immédiat, les expectorations des hommes atteints de grippe, et surtout de tuberculose, propagent très facilement la contagion. Le crachat, sous l'influence des courants d'air, se dessèche, se désagrège, se mêle aux poussières et enfin est introduit dans l'organisme par la respiration. Il importe d'éviter radicalement ce mode possible de propagation de maladies, qui à bord d'un navire constitue un danger particulièrement grave.

Pour cela, il faut absolument interdire au personnel de cracher par terre, et généraliser l'usage des crachoirs. Tous les crachoirs ne sont pas utilisables à bord à cause des oscillations du navire. Les plus pratiques sont ceux qui affectent la forme d'un récipient à large goulot suspendus aux murailles des coursives à une hauteur convenable. Leur nettoyage doit être commode et il faut veiller à ce qu'ils soient tenus toujours parfaitement propres. A l'intérieur de ces ustensiles on peut placer soit un liquide antiseptique (permanganate de potasse, crésyl, etc.), soit une substance solide douée de propriétés analogues (chaux vive).

Urines. — Les urinoirs en usage à bord des navires sont des sortes de vasques en poterie se déversant dans un tuyautage muni à son origine d'une crépine destinée à empêcher les retours intempestifs de liquide sous l'influence des mouvements de roulis. Ces appareils sont irrigués par un courant d'eau intermittent ou continu, destiné à empêcher le dépôt de sédiments urinaires et la production des phénomènes de fermentation ammoniacale. Naturellement, le tuyautage doit être absolument étanche, faute de quoi des infiltrations peuvent se produire aux différents étages du navire.

MATIÈRES FÉCALES. — Les water-closets sont ou individuels ou collectifs. Ceux destinés à l'état-major et aux passagers sont individuels. Ceux destinés à l'équipage sont collectifs. Nous ne croyons pas devoir décrire ici le mécanisme et les détails de construction de ces dispositifs. Nous nous contenterons de passer en revue les règles d'hygiène qui régissent leur emploi.

La propreté de ces appareils doit être faite chaque matin complètement. Elle comprend non seulement le nettoyage de l'appareil proprement dit, mais encore celui du local où il est situé. Ce local doit être bien éclairé, bien aéré et le plancher doit être parfaitement sec. L'atmosphère doit y être toujours absolument exempte de mauvaises odeurs, ce qui est obtenu avec une ventilation suffisante surtout pour l'extraction de l'air vicié.

Quand une désinfection est nécessaire, on peut employer divers procédés efficaces. Le plus pratique est le ringardage de l'ensemble du tuyautage, suivi d'un lavage à la lessive bouillante. Quant aux désodorisants, ils sont excessivement nombreux ; mais il ne faut pas oublier qu'un water-closet propre placé dans un local bien ventilé ne *peut* pas exhaler de mauvaises odeurs.

Le fonctionnement de ces appareils doit être facile, le mécanisme maintenu toujours en bon état. Le lavage après utilisation s'accomplit, selon les modèles, soit par une chasse automatique soit par un courant d'eau commandé par un robinet à main ou à pédale.

Les avaries de ces appareils doivent être réparées immédiatement. Elles peuvent porter sur le système de fermeture ou sur le tuyautage. Les avaries du système de fermeture sont représentées par des immobilisations des clapets qui, selon les cas, peuvent amener : 1° s'ils restent fermés, la stagnation des matières fécales ; 2° s'ils sont immobilisés étant ouverts, l'irruption violente de l'eau de mer dans les mouvements de roulis. Quant aux avaries du tuyautage elles se traduisent par des fuites et des infiltrations de liquides fermentés qu'il importe d'arrêter dès qu'on les constate. Enfin, les tuyaux d'arrivée d'eau nécessitent une surveillance journalière pour que leur fonctionnement ne fasse jamais défaut.

Eaux Ménagères. — Les installations doivent permettre de les évacuer au fur et à mesure de leur production. Dans le cas contraire il faut veiller à ce qu'elles ne puissent séjourner dans les locaux habités, où, sous l'influence de la température ambiante généralement élevée, elles présentent très rapidement des phénomènes de putréfaction.

II. Nuisances provenant de la cargaison. — Elles peuvent être variées. Tout d'abord les bestiaux constituent, par leur présence à bord, une source notable de souillures. Les ruminants notamment émettent de grandes quantités de matières fécales et d'urines ; il faut donc, surtout si le navire qui sert à les transporter n'est pas installé spécialement dans ce but (parquets cimentés à caniveaux, etc.), maintenir ces animaux dans un état constant de propreté et ventiler énergiquement les locaux où ils sont placés. La cargaison brute peut elle aussi produire des nuisances à bord. Les fruits, légumes, etc., éminemment susceptibles de fermentation, s'ils ne sont pas placés dans des conditions de température et d'aération indispensables à leur conservation, peuvent devenir une cause d'insalubrité relative. Nous étudierons cette question en détail quand nous parlerons de l'hygiène du fret (voir 3e partie, chapitre III). Mais il convient de noter dès à présent ce rôle possible de certaines substances fermentescibles.

III. **Nuisances provenant du navire.** — Enfin les eaux et les matières résiduelles (huiles, charbons, etc.), provenant des machines, des chaufferies, des doubles fonds et des cales, constituent une dernière catégorie de nuisances. On trouvera dans les cours de machines à vapeur la description des drains collecteurs et appareils de lavage et d'épuisement qui en assurent l'évacuation. Mais il appartient à l'hygiène de mettre en garde les capitaines de navires contre l'influence nocive de ces eaux croupissantes qui, dans les profondeurs du navire, menacent la santé du personnel. Sans avoir l'insalubrité de la fameuse sentine des bateaux en bois, la sentine des navires en acier, outre ses exhalaisons malodorantes, est dangereuse parce que, comme on l'a démontré pratiquement, elle peut servir de milieu de culture à des microbes de maladies contagieuses et surtout parce que ce milieu composite est le siège de phénomènes continuels de putréfaction. L'éloignement des nuisances est la première condition de salubrité pour un navire.

DEUXIÈME PARTIE

HYGIÈNE DE L'ÉQUIPAGE

I

CONSIDÉRATIONS GÉNÉRALES SUR LE CHOIX ET LE RECRUTEMENT DES ÉQUIPAGES

Dans l'intérêt même du service, il est indispensable que l'équipage du navire soit choisi avec le plus grand soin, et la question du recrutement du personnel appelle toute l'attention des compagnies de navigation et de leurs médecins.

Le métier de marin est particulièrement pénible. Ceux qui embrassent cette rude carrière doivent avant tout offrir une résistance physique spéciale, car il est bien peu de professions qui usent aussi profondément l'organisme, quand celui-ci n'est pas absolument exempt de tares. Il en résulte que tous les hommes dont la constitution n'est pas robuste doivent être écartés d'une carrière où ils trouvent rapidement la maladie, la déchéance physique et peut-être la mort. En dehors de cette première sélection, il convient, bien entendu, d'exiger des marins une bonne constitution caractérisée par l'absence de toute infirmité rendant impropre à la navigation.

En règle générale le recrutement des équipages du commerce repose en France sur des conditions d'aptitude physique nettement définies, et le choix du personnel doit être, autant que possible, confié aux médecins, seuls réellement compétents pour apprécier l'aptitude physique des hommes qui se présentent pour l'embarquement. Cependant nous croyons devoir formuler ici quelques remarques d'ordre général dont l'intérêt n'échappera pas aux officiers de la marine de commerce.

Visite d'embarquement. — Tout homme qui embarque sur un navire pour y prendre du service doit être soumis à une visite médicale dès son arrivée. Quels que soient le nombre et la nature des visites médicales imposées préalablement à ce marin par son armateur, cet examen d'embarquement devra passer en revue les considérations suivantes :

1° Origine et antécédents. — On se renseignera d'abord sur le pays d'origine du marin : on lui demandera ensuite s'il a été souvent malade ? Quelles maladies a-t-il eu ? A-t-il fait des séjours aux colonies, combien en a-t-il fait et dans quels parages ?

2° Aspect extérieur. — On tiendra grand compte de l'embonpoint, de la musculature, de l'attitude et des autres signes extérieurs (Coloration de la peau et des muqueuses, cicatrices, etc.).

3° Examen médical. — Cette partie de la visite d'embarquement est uniquement du ressort des médecins. Nous n'en parlerons pas. Contentons-nous de dire à son sujet que, lorsqu'un capitaine de navire sera appelé par le fait de circonstances à recruter d'urgence tout ou une partie de son équipage hors des ports d'attache des bâtiments de sa compagnie, il devra faire appel à la science d'un médecin de préférence maritime qui pourra seul lui garantir non seulement l'aptitude physique du personnel recruté, mais encore le parfait état sanitaire de ce personnel.

Cette question a une importance absolument capitale. Supposons en effet par exemple qu'un capitaine de navire embarque sans visite médicale préalable une équipe de coolies ou de chauffeurs indigènes dans une escale tropicale contaminée, il s'expose à introduire à son bord une épidémie qui, par sa présence, peut lui susciter tous les désastres imaginables et fait courir de ce fait les plus grands risques à sa responsabilité.

4° MALADIES VÉNÉRIENNES. *Maladies cutanées.* — Les marins atteints de maladies de peau et de maladies vénériennes transmissibles devront être immédiatement soignés et les plus grandes précautions seront prises pour les empêcher de contaminer leurs camarades (Voir notamment à ce sujet le chapitre relatif à la propreté corporelle).

5° VACCINATION. — Tout homme pour être admis à prendre du service à bord d'un navire de commerce devra avoir été vacciné ou revacciné depuis moins de trois ans. Cette précaution est absolument indispensable. On sait en effet que la vaccination est un procédé destiné à rendre les hommes réfractaires à la variole (petite vérole). Cette maladie est essentiellement contagieuse surtout à bord d'un navire en mer, c'est-à-dire au sein d'une collectivité tenue à l'étroit dans des limites d'où elle ne peut sortir pendant un laps de temps souvent fort long.

Un varioleux qui constitue déjà un danger de contamination à terre est encore par conséquent plus dangereux à bord d'un navire. Qu'on juge en effet de la situation dans laquelle se trouve un capitaine qui, commandant un bateau dépourvu de médecin, voit tout à coup une épidémie de variole éclater à son bord.

Cette perspective suffira certainement à montrer que la vaccination est une mesure préservatrice indispensable et que l'on doit exiger de tous les nouveaux embarqués. Les non vaccinés sont d'autant plus inexcusables que la vaccination est aujourd'hui de pratique courante, et que en outre les équipages peuvent se faire vacciner dans tous les ports français, grâce aux services gratuits de vaccination qui y existent sans exception.

RECRUTEMENT DU PERSONNEL DE LA MACHINE, SES MALADIES ET SON HYGIÈNE SPÉCIALE

Les conditions de recrutement varient évidemment, selon qu'il s'agit du personnel du pont ou du personnel de la machine. Le but et la nature même de ce manuel nous interdisent d'étudier, dans leur détail, les conditions d'aptitude physique aux spécialités. Toutefois, tout en laissant au personnel médical le soin de donner seul l'avis appelé à prévaloir, nous croyons cependant que les capitaines de navires étudieront avec fruit les quelques considérations qui vont suivre.

Recrutement. 1° *Mécaniciens.* — Le personnel mécanicien est soumis à une existence pénible en ce sens qu'elle se passe dans les conditions atmosphériques aussi peu hygiéniques que possible. En effet, peu ou point de lumière naturelle dans les chambres des machines; une atmosphère renouvelée irrégulièrement, portée à une température toujours élevée, saturée de vapeur d'eau, imprégnée des principes volatils nauséabonds provenant des huiles et autres matières grasses. Que l'on ajoute à cela un vacarme incessant, une stabilité douteuse, sur des plans souvent gras et glissants, une tension d'esprit peu élevée mais constante, et l'on aura un aperçu d'ensemble de la vie professionnelle du mécanicien. On comprend dès lors que cette profession exige de la part de ceux qui l'exercent la garantie d'une constitution robuste, et l'absence de toute infirmité; on devra se rappeler de plus que les mécaniciens présentent parfois des mutilations des mains, ou des déformations accidentelles des bras qui sont souvent suffisamment gênantes pour rendre l'homme qui en est atteint malhabile et même maladroit.

Les maladies spéciales aux mécaniciens sont de deux ordres :

En premier lieu, cette catégorie du personnel naviguant est, de par sa vie dans une atmosphère pauvre en oxygène et en lumière solaire, sujette à un appauvrissement du sang (anémie) qui s'accompagne d'un ensemble de signes généraux caractéristiques (pâleur, perte de l'appétit, diminution de la force musculaire, etc.).

En second lieu, les mécaniciens appelés de par leur profession à surveiller constamment le fonctionnement des pièces de machines, sont souvent victimes d'accidents dus au fonctionnement même des mécanismes. Il est parfois nécessaire de tâter un mouvement ; il est d'autre part à la mode parmi les mécaniciens de tous les pays, de s'amuser, pour le seul plaisir du danger couru, à rivaliser de témérité et d'adresse en allant « tâter » les mouvements les plus dangereux, sans aucune utilité pratique. Par suite les accidents sont nombreux. Le temps n'est plus où les énormes bielles montaient et descendaient avec une majestueuse lenteur. La machine moderne poursuit sa course effrénée dans le trépignement de ses multiples membres d'acier, et le bras imprudent qui se risque dans la galopade des bielles n'est plus, l'instant d'après, qu'une loque informe et sanglante. Nous appelons toute l'attention des capitaines de navire sur ce grave point de responsabilité du commandement. Ils devront, avec le concours des chefs mécaniciens, interdire formellement tout examen dangereux des mouvements, quand il n'est pas absolument nécessaire. Et, dans le cas d'un accident véritablement dû aux nécessités du service, ils se souviendront qu'ils doivent avant tout sauvegarder les intérêts des victimes du travail (Loi du 29 décembre 1905 sur la caisse de prévoyance).

2° *Chauffeurs.* — Le chauffeur a, lui aussi, une dure existence. Deux causes y contribuent : d'une part la température souvent intolérable qui règne devant les feux ; d'autre part les fatigues résultant de la charge même des fourneaux.

Dans les climats tempérés, les chauffeurs, grâce à la façon heureuse dont la ventilation est disposée généralement dans les chambres de chauffe, n'ont pas à souffrir du fait de la température ambiante. Il arrive même parfois que quand la ventilation artificielle atteint une perfection suffisante, les chaufferies sont les locaux les plus frais du navire. Mais il n'en reste pas moins un fait : la réverbération des foyers, même à travers les portes fermées, agit puissamment sur l'homme, en augmentant la transpiration, et par conséquent, en diminuant « le ressort de l'énergie », et en augmentant la sensation de la soif, avec tout un cortège de malaises généraux plus ou moins intenses (vertiges, tendances aux évanouissements, perte d'appétit, etc.). Enfin, le chauffeur, pour charger son foyer, obligé de se mouvoir dans un espace restreint et d'y exécuter un effort musculaire violent et répété, dépense une grosse somme d'énergie musculaire à ce travail, et par suite s'affaiblit en proportion. Cette spécialité requiert donc une constitution encore plus robuste que celle de mécanicien. Le chauffeur doit être un homme bâti « à chaux et à sable », ses poumons doivent être intacts, sa musculature parfaite.

Son rôle étant purement mécanique, le reste importe peu. Outre les fatigues inhérentes au métier, le chauffeur est exposé à des maladies qui sont toutes la conséquence d'accidents professionnels. En première ligne, il faut citer les brûlures. Les brûlures par le feu sont rares, et en général peu étendues. Beaucoup plus graves sont les brûlures par la vapeur surchauffée ; ces accidents se produisent quand il y a rupture d'un tube de vapeur. Alors deux cas peuvent se présenter : 1° ou bien la vapeur brûle directement la peau sur une étendue plus ou moins grande, et la gravité de l'accident dépend plus encore de l'étendue que de la profondeur de la lésion (Voir le chapitre des brûlures). 2° Ou bien la vapeur envahit l'appareil respiratoire, et la mort se produit presque fatalement. Inutile de dire qu'il est indispensable de prendre toutes les précautions possibles pour éviter de pareils accidents. Une chaudière en mauvais état par exemple, et qui, au su de tous, est susceptible d'une rupture inopinée, engage la responsabilité d'un capitaine dans des conditions de gravité bien compréhensibles.

Enfin les chauffeurs sont sujets à des accidents inhérents à leur service journalier. Les excoriations des pieds, les plaies par suite de la chute des briquettes sont fréquentes chez eux. Les maux d'oreilles, les irritations de la peau se rencontrent fréquemment et sont causés par l'action de la poussière de charbon chez les hommes malpropres.

Saturnisme. — Il est un accident des mécaniciens qui mérite d'attirer notre attention, c'est le saturnisme ou empoisonnement par le plomb. Le personnel de la machine est appelé encore fréquemment à manier des composés plombiques appelés enduits et mastics.

Ces enduits au minium, à la céruse, sont appliqués avec les mains. Des parcelles s'introduisent sous les ongles, les doigts en sont imprégnés, les vêtements en sont souillés. Si le mécanicien qui manie ces produits dangereux ne prend pas des précautions, il est exposé à des accidents lents tels que la colique de plomb, des paralysies et enfin la mort.

Hygiène du personnel de la machine. — En règle générale il faut soumettre inexorablement le personnel de la machine, mécaniciens et chauffeurs, aux consignes suivantes :

1° On exigera du personnel mécanicien qui vient de manipuler des composés à base de plomb, qu'il se lave les mains avec de l'eau savonneuse, qu'il se brosse vigoureusement les ongles, qu'il change de vêtement avant de manger ou de se coucher.

2° Dans la machine, pour éviter ces horribles accidents que l'on connaît, les hommes porteront des vêtements bien ajustés de façon à ne pas être imprudemment saisis par une pièce de machine en mouvement.

3° Séjour de deux heures par jour au minimum sur le pont, de préférence, si le temps le permet, sur l'avant du navire, de façon à obliger ce personnel à absorber de l'air pur et riche en oxygène.

4° Nettoyage complet du corps à l'eau tiède et au savon en quittant le quart et changement de linge si la chose est possible.

5° Sommeil suffisant dans un poste de couchage spécial, éloigné des bruits et des va et vient de l'équipage.

6° Alimentation convenablement abondante pour réparer entièrement les déperditions imposées à l'organisme par un travail particulièrement fatigant.

7° Pour les chauffeurs, en plus, obligation de porter des galoches pendant le quart (pour éviter les plaies aux pieds par suite de la chute des briquettes). Distribution de boissons, non alcoolisées aux bordées de service et en quantité suffisante. Surveillance constante de la ventilation, de façon à assurer une température supportable, et aussi pour éviter toute cause de refroidissement.

Enfin dans les traversées spéciales (mer Rouge), il sera préférable d'embarquer des équipes de chauffeurs indigènes, car les chauffeurs européens tiennent mal devant les feux et leur contingent subit, de ce fait, un déchet considérable.

En terminant, il convient d'insister sur l'importance de ces questions, car le personnel de la machine, naguère encore fraction peu importante de l'équipage, est véritablement aujourd'hui la cheville ouvrière du navire, l'organe vital dont l'impotence, même momentanée, paralyse et peut jusqu'à un certain point mettre en danger l'existence du bâtiment.

II

PRÉCAUTIONS HYGIÉNIQUES SPÉCIALES NÉCESSAIRES DANS LES CLIMATS EXTRÊMES

Dans les parages où règnent des climats à température extrême (mers polaires, parages intertropicaux), l'homme né dans la zone tempérée, l'Européen, par exemple, se trouve dans des conditions atmosphériques anormales ; par suite, il est d'autant moins résistant à l'invasion des maladies, et son hygiène s'y complique de règles nouvelles, particulières aux climats considérés.

Mers polaires et mers froides. — Nous désignerons par cette appellation les mers qui s'étendent, dans les régions circumpolaires, entre les isothermes de + 5° et de — 5°. D'une façon générale, ces parages sont relativement salubres pour les Européens. Ils tirent toute leur nocivité de l'action d'un froid intense sur l'organisme. Aussi la « lutte contre le froid » est-elle le principe de l'hygiène polaire. En ce qui concerne le navire, il faut assurer un chauffage suffisant pour maintenir la température intérieure à + 15° ou + 20°, mais plutôt vers + 15°, car autrement on provoquerait immanquablement des accidents dus au brusque changement de température, pour les hommes appelés par leur service à monter fréquemment et rapidement sur le pont. Bien entendu, tout en effectuant un chauffage convenable, il ne faut pas négliger l'aération et la ventilation des locaux. Quant au personnel, il devra suivre des règles particulières pour le vêtement, l'alimentation, et la prophylaxie des accidents. Le vêtement doit être chaud, commode, non ajusté, ni surtout étriqué. La laine et les fourrures conviennent merveilleusement. Il est utile de protéger tout le corps, à l'exception des orifices naturels de la face (bouche et narines). Il faudra, en effet, outre le costume proprement dit; se munir de gros gants et s'abriter la figure au moyen d'une coiffure analogue au « passe-montagnes » des alpinistes. Enfin quand le personnel sera appelé à hiverner sur la glace, il sera bon de munir chaque homme d'une paire de lunettes à verres bleutés destinée à éviter les accidents dus à la reverbération glaciaire. La nourriture devra être variée, abondante, riche en matières grasses, car ce sont elles qui donnent le meilleur rendement calorique. L'alcool devra être employé très modérément. On lui substituera avec avantage les boissons chaudes (thé, café, etc.), qui sont plus efficaces pour lutter contre le froid et qui ne présentent par elles-mêmes aucun danger. Les vivres frais devront entrer autant que possible dans l'ordinaire des repas, pour éviter le scorbut. Au point de vue de la prophylaxie des accidents, il n'y a guère à parler que de la possibilité de congélation. On sait que le froid intense peut fort bien provoquer une véritable congélation des tissus vivants. Ces tissus prennent brusquement une coloration blanche, deviennent durs, cassants, et sont absolument privés de vitalité. Cette mortification peut n'être que momentanée. Mais elle risque toujours d'être définitive, et elle a dans ce cas, comme conséquence, la destruction des parties congelées par gangrène secondaire. Pour remédier aux accidents causés par la congélation, il faut s'efforcer de rappeler la vie dans les parties atteintes. Pour ce faire, il faut bien se garder d'avoir recours à la chaleur, qui ne peut qu'aggraver la situation. On aura au contraire recours aux affusions froides, aux frictions légères, aux boissons toniques. (On trouvera la description complète du traitement des accidents dus au froid au chapitre X de la cinquième partie.) Enfin il ne faut pas oublier que la santé morale influe toujours sur la santé physique. Aussi, y a-t-il avantage à procurer autant que possible des distractions au personnel, de façon à entretenir la gaîté et l'entrain à bord des navires que leur service condamne à un long séjour dans les régions circumpolaires.

II. **Parages intertropicaux.** — L'homme habitué au climat de la zone tempérée, s'il supporte assez bien les rigueurs des froids polaires, ne s'expose jamais sans risques aux climats intertropicaux. Ici, non seulement il se trouve dans une atmosphère à température élevée bien au-dessus de la moyenne, mais de plus, il a à subir les influences pernicieuses du soleil, de l'humidité, et en un mot de l'ensemble du milieu ambiant. Or ces différents agents atmosphériques affaiblissent plus ou moins rapidement l'organisme et celui-ci, moins armé pour la lutte, succombe plus facilement aux attaques des maladies si nombreuses dans ces climats torrides. Enfin, une fois la maladie maîtresse de l'organisme, celui-ci est envahi avec une rapidité et une intensité exceptionnelles. Il semble que les affections se développent, sous les tropiques, avec la même exubérance que la flore et la faune locales. La tuberculose par exemple, qui n'est pas spéciale à ces parages, y poursuit son évolution avec une rapidité qu'elle ne présente nulle part ailleurs, d'une façon générale.

Il résulte de ce que nous venons de dire que, sous les tropiques et dans la zone intertropicale, l'homme se trouvant particulièrement exposé à l'invasion des maladies, doit redoubler de prudence et de soins, et chercher dans les conseils et la pratique de l'hygiène le moyen de se défendre de son mieux contre l'ennemi.

Une existence conforme aux principes de l'hygiène est la meilleure garantie de bonne santé dans les pays chauds. Nous ne donnerons pas ici par le détail les différents préceptes à suivre. On trouvera tous ces conseils décrits avec le développement nécessaire à l'occasion des différentes questions étudiées dans ce manuel. Contentons-nous d'en donner seulement ici les grandes lignes.

Au point de vue du logement, il faudra assurer pour le mieux l'aération et la ventilation, c'est-à-dire maintenir une atmosphère pure, et une température aussi basse que possible.

Dans les locaux destinés au repos nocturne, il faudra prescrire l'emploi de moustiquaires, dans les régions à moustiques, de façon à empêcher l'invasion du navire non seulement par les moustiques, mais encore par les autres insectes nocturnes. Les moustiques, comme nous le verrons plus loin (v. quatrième partie, chapitre II), sont susceptibles de propager à bord des maladies contagieuses.

La propreté, tant générale qu'individuelle, devra être minutieuse; on y trouvera de multiples avantages, l'hydrothérapie étant non seulement un tonique puissant, dans ces parages débilitants mais encore un moyen de se défendre contre l'invasion des maladies parasitaires et cutanées (insectes, bourbouilles, etc.). L'alimentation portera surtout sur les hydrocarbonés (sucres et analogues). Il faudra éviter l'usage des mets recherchés, du gibier et des charcuteries, tous aliments présentant des phénomènes plus ou moins avancés de putréfaction. L'alcool sous toutes ses formes devra être consommé le moins possible; car si l'alcool est toujours nuisible, on peut dire que, dans les pays chauds, il est littéralement toxique. En effet, il est éliminé grâce aux fonctions d'un important organe, le foie, qui aux colonies assume presque à lui tout seul la charge d'épurer continuellement l'organisme des souillures venues du dehors. Aussi, a-t-on dit très justement que le foie est le « poumon des pays chauds ». L'alcool est non seulement dangereux par lui-même, mais aussi parce qu'en congestionnant le foie, il met cet organe essentiel en « état de moindre résistance ». Enfin l'eau devra être toujours exempte de tout germe. Par suite il faudra ne boire que de l'eau distillée ou bouillie, et ne consommer les légumes verts, frais (salades, asperges, etc.) qu'après un parfait nettoyage et un grand lavage à l'eau bouillie.

Le vêtement devra être léger, ample, commode; mais à partir du coucher du soleil, surtout à la mer, il faudra bien prendre garde à l'influence refroidissante de l'humidité atmosphérique, dont l'action s'exerce surtout sur les organes abdominaux (intestins). Aussi se trouvera-t-on bien du port de la ceinture de flanelle, et, la nuit, du pantalon de flanelle légère, de préférence du système dit « à Pont ».

La chaussure sera légère, perméable à l'air (chaussures de toile) : dans les parages où les moustiques sont en grand nombre, on fera bien de préférer les bottines montantes aux souliers découverts. La coiffure sera conforme aux exigences du climat; parmi les nombreux modèles existants, c'est le casque colonial, du type anglais, à visière postérieure courbe et très basse, qui offre les meilleures garanties de sécurité.

L'emploi du temps demande à être parfaitement réglé. Le sommeil étant en général très léger, et intermittent, la sieste est une bonne chose pour le compléter, à condition de ne pas la prolonger au delà de trois quarts d'heure. Il ne faut jamais, sauf urgence absolue, imposer au personnel un surmenage quelconque ; et l'on fera bien de réserver, pour l'accomplissement des travaux pénibles, les premières heures de la matinée, qui sont les moins chaudes. Le soleil étant le grand danger à éviter dans ces parages, il faudra s'en préserver en établissant un système de doubles tentes sur tout l'espace des ponts où le personnel et les passagers peuvent être appelés à séjourner ; on veillera en outre à ce que l'équipage se conforme aux ordres qui auront été donnés pour le port du casque. Cette coiffure en règle générale doit être portée du lever au coucher du soleil. A bord, elle est trouvée gênante ; mais c'est encore la seule arme que nous possédions contre l'insolation, dont l'action est si souvent mortelle.

On devra éviter *les excès de toutes sortes*, partant de ce principe que toute déperdition d'énergie est une porte ouverte à l'invasion de la maladie.

Enfin la plus grande prudence est de règle quand le navire séjourne dans les escales contaminées par une maladie épidémique. Nous verrons plus loin la question dans tous ses détails (v. quatrième partie). Mais dès à présent, il convient de rappeler l'importance de ces questions au point de vue de l'hygiène coloniale.

Comme conclusions à ces considérations sur l'hygiène dans les climats extrêmes, il faut dire ceci :

L'homme né dans la zone tempérée, quand il passe dans une des autres zones climatiques du globe, pénètre dans un milieu anormal. Il en résulte que son organisme, adapté par l'hérédité et par l'accoutumance individuelle à un milieu donné, est placé de ce fait dans des conditions défavorables, qui diminuent sa résistance aux maladies.

L'ensemble des précautions hygiéniques que nous avons brièvement indiquées a donc pour but de relever et d'augmenter les moyens de défense de l'organisme :

1° En facilitant autant que possible la tâche des organes de défense (suppression de l'alcool dans les pays chauds) ;

2° En modifiant artificiellement le milieu ambiant, pour rapprocher ses caractéristiques de celles du climat tempéré (chauffage dans la zone froide, ventilation dans les parages intertropicaux).

Comme corollaire, il faut noter que dans les pays à températures extrêmes on a tout avantage à confier les travaux pénibles du bord à des hommes recrutés dans le pays même, et possédant par conséquent une résistance physique considérable (Chauffeurs arabes employés pour les traversées de la mer Rouge).

Enfin il faut savoir que les longs séjours tropicaux, loin d'acclimater l'homme des pays tempérés, diminuent progressivement sa résistance physique. Un « vieux colonial » n'a pas, sous les tropiques, sauf pour quelques exceptions, l'avantage de l'acclimatement.

III

L'EMPLOI DU TEMPS

La vie à bord ne saurait se comparer à l'existence à terre. Sur un navire, surtout en navigation, il n'existe pas un seul instant de la journée où toute la collectivité humaine soit inoccupée. A toute heure du jour ou de la nuit, des hommes veillent, du haut de la passerelle, sur la direction suivie par le navire. Dans les profondeurs surchauffées, d'autres hommes alimentent les foyers des chaufferies, surveillent la course des infatigables machines. Aussi ne peut-on rencontrer dans la cité nautique cette réglementation rigoureuse de l'emploi du temps, qui, à terre, caractérise toutes les collectivités humaines (écoles, casernes, prisons, couvents, etc.). Chaque marin, pris séparément, mène une existence partagée autrement que celle du voisin, et qui ne se ressemble jamais deux jours de suite. Enfin, l'existence de l'homme de mer, si particulièrement pénible à tous égards, use beaucoup plus vite la moyenne des individus. Il en résulte que l'emploi du temps est une question capitale en hygiène navale. Sans donner ici des règles immuables, nous allons passer en revue les considérations hygiéniques concernant le travail, le repos et le sommeil de l'équipage.

I. Travail. — Au sujet du travail, il faut examiner

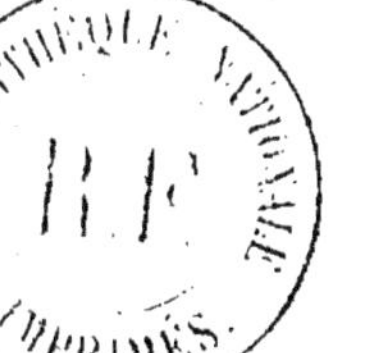

sa répartition, son horaire, sa durée, sa nature, les conditions atmosphériques dans lesquelles il est accompli, et enfin les particularités qui s'y rapportent. Les heures de travail doivent être, autant que possible, réparties également sur une période de temps donnée. En d'autres termes il faut éviter, par exemple, de soumettre le personnel à un travail prolongé. Par suite l'emploi de la journée devra être réglé de façon à répartir d'une façon convenable les phases de labeur et les phases de repos. Dans ce but, il est généralement admis qu'il faut réserver pour les heures, allant du réveil au repos de midi, l'accomplissement des travaux les plus fatigants. On conçoit en effet que c'est au réveil que les hommes sont le plus aptes à fournir le meilleur travail.

La durée totale du travail ne doit pas excéder 10 heures pour 24. D'autre part pour certaines spécialités (chauffeurs), il est préférable de ne pas dépasser un total de 8 heures de travail par jour. Ces évaluations correspondent, bien entendu, à des conditions moyennes de service. Car il faut admettre des cas où des nécessités impérieuses mettent le capitaine dans l'obligation de demander à son personnel un surcroît de besogne ; en ce cas, cela va de soi, il faut ensuite accorder à l'équipage un repos réparateur, un supplément d'alimentation approprié, et lui fournir, en un mot, les moyens de récupérer la somme d'énergie dépensée.

A bord, l'appréciation de l'importance du travail effectué ne peut être établie d'une façon absolue. Cette importance varie en effet avec la nature du travail considéré. Il est évident, par exemple, que la somme d'énergie dépensée par un chauffeur, dans un temps donné, est supérieure à celle dépensée dans le même temps par un timonier.

A ne considérer même qu'une même spécialité, la somme de travail par homme et par 24 heures varie en quantité et en qualité selon diverses conditions.

Enfin il faut encore tenir compte des conditions atmosphériques dans lesquelles le travail est effectué. L'homme qui travaille dans l'atmosphère chaude d'une chambre de machines est dans des conditions physiques plus défavorables que le marin occupé au lavage sur le pont supérieur du navire, dans l'air pur du large. Par contre le timonier exposé au souffle glacé du vent du nord, aux embruns, aux brutales secousses de la mer, bien qu'à peu près immobile sur la passerelle, subit cependant, au point de vue physique, une fatigue notable. De toutes ces considérations, il est permis de conclure qu'il ne faut pas chercher à comparer entre eux les travaux des différentes spécialités de l'équipage ; il faut se contenter des principes généraux que nous avons posés en commençant. Tout au plus, peut-on admettre que certaines particularités rendent plus pénible le travail de certaines spécialités. Ainsi on peut admettre que l'atmosphère spéciale où vit le personnel de la machine, atmosphère caractérisée par sa température généralement élevée, son manque de lumière naturelle, ses impuretés chimiques, on peut, disons-nous, admettre que l'atmosphère où vit le personnel de la machine (chauffeurs et mécaniciens) le met dans des conditions de travail particulièrement pénibles. Comme nous le verrons du reste plus loin, on doit comme conséquence donner à cette catégorie du personnel un sommeil et une alimentation en rapport avec le travail produit.

II. **Repos**. — Les périodes de repos sont soumises, avant tout, à la distribution du service. Toutefois, la fraction la plus importante coïncide généralement avec le repas de midi, créant ainsi une trêve de travail au milieu de la journée. Dans les pays chauds, c'est à l'occasion de ce repos qu'a lieu la sieste. Quoi qu'il en soit du « Cahier de service », il faut assurer aux équipages au moins 3 heures de repos par jour. Enfin au mouillage, il est nécessaire d'accorder une journée complète de repos que la tradition place généralement le dimanche.

III. **Sommeil.** — Dormir est toujours chose assez difficile à bord. Un navire n'est pas, même la nuit, une demeure tranquille et bien favorable au repos. A la mer, les conditions défavorables dues à la sonorité de la coque, aux bruits innombrables, etc., se compliquent encore du ronflement des machines, et des mouvements de la mer. Nous allons passer en revue les conditions hygiéniques relatives au sommeil : il intéresse l'hygiène au double point de vue de la quantité et de la qualité. Comme quantité, il faut fixer un minimum de 7 heures pour 24 heures. Bien entendu, les nuits franches, celles qui représentent pour le marin 7 heures de sommeil continu, sont plus ou moins espacées selon la répartition du service.

D'autre part la qualité du sommeil est variable, comme nous l'avons vu. Pour obtenir la meilleure qualité possible, il faut naturellement s'appliquer à atténuer les influences perturbantes. En premier lieu, il faut choisir comme poste de couchage un local où parvienne le minimum des bruits du navire. Ce local sera suffisamment ventilé, et convenablement aménagé. En un mot il sera dans les conditions d'habitabilité les meilleures : il faudra tenir la main à ce que la relève se fasse silencieusement et obliger les hommes qui veillent à respecter comme il convient le sommeil de leurs camarades.

Ces conditions, utiles pour tout l'équipage, sont indispensables pour les hommes de la machine dont le sommeil, morcelé par fraction, doit du moins avoir la meilleure qualité possible pour remédier à sa répartition antihygiénique.

Il faut tenir la main à ce que l'équipage ne soit pas inutilement surmené. C'est en le maintenant convenablement « en forme » qu'on peut être certain de pouvoir compter sur lui quand un surcroît de travail devient nécessaire.

En terminant, il faut insister sur la nécessité des distractions même à la mer. Elles sont aussi utiles à la santé que les réconfortants physiques. La musique, le chant, la danse, et même le théâtre, sont les divertissements préférés des équipages, et l'on a remarqué de tout temps leur heureuse influence sur la santé du personnel.

IV

LA PROPRETÉ CORPORELLE

L'entassement et la promiscuité sont la règle à bord des navires. Il en résulte que les soins de propreté corporelle devraient y être méticuleux. En pratique, il n'en est malheureusement rien, et c'est ce qui explique combien il reste à faire pour donner satisfaction à l'hygiène dans cet ordre d'idées. Bien que nul ne songe à contester sa légitimité, rappelons que la propreté corporelle est nécessaire surtout pour deux raisons :

1° D'abord pour la santé individuelle. L'homme propre est à l'abri des inconvénients de la malpropreté, que nous étudierons tout à l'heure. Chez lui, les fonctions de la peau se font bien, la denture est saine, l'ensemble du corps jouit, en un mot, des avantages inhérents à un bon entretien ;

2° La propreté est indispensable pour empêcher la propagation à bord des maladies contagieuses et parasitaires de la peau.

C'est par un rapide aperçu de ces maladies que nous allons commencer l'étude de cette importante question.

I. Dangers de la malpropreté. — La malpropreté

de la peau favorise la propagation de maladies que l'on peut diviser en trois catégories :

1° Des affections cutanées qui s'étendent par *ensemencement* de proche en proche, comme la furonculose (éruption de clous), ou qui se manifestent par des démangeaisons plus ou moins vives, provoquant un grattage intempestif, suivi le plus souvent de plaies envenimées par des ongles sales (prurigo simple, bourbouilles, etc.) ;

2° Les affections parasitaires de la peau provoquées par les insectes les plus divers (piqûres de puces, poux du corps et du pubis, ou morpions, gale, etc. ;

3° Des affections plus rares, mais autrement graves qui se transmettent très facilement avec les débris d'épiderme mêlés aux poussières (fièvres éruptives). Nous nous sommes contentés de citer les maladies principales, mais, pour être complet, il eût fallu donner une liste beaucoup plus longue. Toutefois, ce que nous venons d'en dire suffit amplement à montrer le danger de la saleté corporelle dans une collectivité navale.

II. **Propreté générale de la peau.** — Ce qui contribue le plus sérieusement à rendre difficile pour l'équipage un nettoyage complet et journalier de la peau, c'est la petite quantité d'eau douce dont on dispose à bord d'un navire. Or, l'eau de mer est peu propice aux bons nettoyages parce qu'elle dissout mal le savon, et, de plus, elle irrite la peau en s'évaporant. Toutefois, on parviendrait facilement à obtenir des hommes une propreté corporelle suffisante en se basant sur les principes suivants :

Tout d'abord le capitaine doit exiger de son équipage une propreté satisfaisante. La toilette du personnel se fera, de préférence, après le nettoyage du navire. Ensuite il faudra éviter la promiscuité : le lavage en commun, par groupes de 6 ou 8 hommes, dans une baille en bois, est un moyen de propagation des maladies les plus diverses : C'est un procédé sale. Pour bien faire, il faut mettre à la disposition du personnel des lavabos facilement nettoyables, en nombre suffisant pour que chaque matelot puisse avoir un lavabo à lui dans le temps dont il dispose pour procéder à sa toilette. Si le nombre des lavabos est insuffisant, on n'a qu'à diviser l'équipage en plusieurs séries en veillant à ce que chaque homme nettoie convenablement son lavabo après s'en être servi.

Un excellent moyen de nettoyage général c'est le bain douche tiède. Le dispositif est simple et très facile à réaliser (fig. 7). Il suffit d'installer une batterie formée

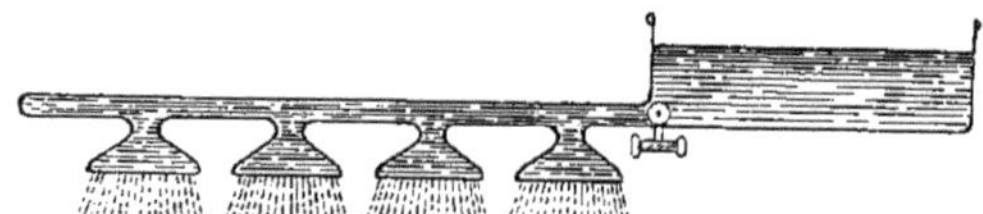

Fig. 7.

par une série de pommes d'arrosoir distribuant l'eau tiède qui provient par un tuyautage d'un réservoir. Avec ce système 10 litres d'eau douce par personne suffisent pour un nettoyage complet du corps. Ce procédé qui, somme toute, dépense très peu d'eau, peut cependant paraître encore onéreux à bord des petits navires. Mais dans le cas où il ne saurait devenir d'un emploi quotidien, on peut, du moins, l'utiliser de temps en temps, une fois par semaine, par exemple. Dans les mers chaudes, le même appareil, alimenté à l'eau de mer, permet de réaliser en tous temps un excellent appareil à douches qui obtient toujours très bon accueil de la part de l'équipage.

Le nettoyage du corps exige naturellement l'emploi de

savon. Le meilleur est encore le plus vulgaire, celui qui, sous le nom de savon de Marseille, se débite en pains dans le monde entier. Les savons de toilette renferment fréquemment des acides et des produits chimiques qui sont loin d'être hygiéniques.

Enfin, en terminant ce rapide aperçu de la propreté générale de la peau, nous devons insister sur la nécessité où se trouve le capitaine du navire de veiller à la propreté de son équipage. C'est une de ces responsabilités d'apparence vulgaire, qui, malgré tout, jouent un grand rôle dans l'existence même de la collectivité réunie à bord du navire.

Un navire propre, monté par un équipage propre, n'indique-t-il pas toujours la présence à bord d'un capitaine soucieux du bon état des hommes et du bateau placés sous sa responsabilité ?

III. Propreté des cheveux, des orifices naturels et des organes génitaux. 1° *Cheveux.* — Le cuir chevelu, les moustaches et la barbe demandent un entretien minutieux. Les cheveux sont continuellement souillés par les poussières du navire, les moustaches et la barbe retiennent, en outre, des débris alimentaires pendant les repas. D'où la nécessité de les tenir très propres. A ce propos, signalons une particularité de première importance : à bord, le coiffeur possède une clientèle, qui est, nous le savons, particulièrement exposée aux contagions de toutes sortes. Or, les maladies du cuir chevelu et de la barbe (teigne, pelade, etc.) sont contagieuses, et les ustensiles du coiffeur jouent un rôle bien facile à comprendre dans la propagation de ces maladies. Il en résulte qu'il faut veiller avec le plus grand soin à ce que ces outils soient tenus absolument propres, et stérilisés chaque fois avant de servir. Pour stériliser ces instruments, quelques précautions sont nécessaires. Les ciseaux, tondeuses, etc., se stérilisent par flambage rapide sur une lampe à alcool. Pour les rasoirs, que le flambage pourrait légèrement émousser, il est préférable d'employer l'immersion dans l'eau bouillante. Enfin le nettoyage des brosses est certainement le plus difficile à réaliser. Le procédé le plus efficace consiste à tremper pendant quelques minutes les brosses dans une solution concentrée de carbonate de soude (cristaux) aussi chaude que possible. Cette solution, en dissolvant les corps gras, est le meilleur désinfectant applicable à ces objets. Evidemment, les brosses soumises à ce traitement sont hors de service au bout d'un certain temps. Mais il n'est pas inutile de remplacer souvent des ustensiles aussi difficiles à désinfecter.

Quand un homme de l'équipage sera atteint d'une affection contagieuse du cuir chevelu, il faudra redoubler de précautions pour éviter qu'il ne communique sa maladie à ses camarades.

2° *Bouche et fosses nasales.* — L'importance de l'hygiène de la bouche et des dents est considérable pour les marins. Sans être, comme jadis, liée à l'évolution du scorbut, cette hygiène s'impose du fait que les dents constituent, somme toute, un organe indispensable pour la digestion des aliments. Les dents habituellement négligées se couvrent d'un enduit jaunâtre appelé *tartre dentaire*, dont la présence favorise l'évolution de la *carie*. Cette maladie, quand elle frappe une dent, a tôt fait de la pénétrer jusqu'à ses racines, remplaçant les tissus sains par une substance qui s'effrite et laisse, en s'en allant, la dent absolument creuse. Cette dent creuse se remplit, au courant des repas, de substances alimentaires qui y fermentent, et sous l'influence de ce foyer de carie profonde, les dents voisines se carient à leur tour, de même que, dans un vignoble, des ceps sont atteints de proche en proche par le phylloxera. Or l'homme qui a de mauvaises dents mastique mal, et l'homme qui mastique mal digère mal et se porte mal. Comme on l'a dit très justement, on ne peut pas avoir un bon estomac avec de mauvaises dents. Il s'ensuit que les soins de la bouche sont la garantie de la conservation d'un organe essentiel de l'existence. Le nettoyage des dents se pratique au moyen d'une brosse, imbibée d'eau tiède, avec laquelle on frotte les arcades dentaires: on emploie généralement, dans le but de parfaire le nettoyage, des « caux dentifrices » et des « pâtes » plus ou moins efficaces. Ici encore le vulgaire savon de Marseille est parfaitement suffisant. Naturellement les brosses à dents peuvent, comme les brosses à cheveux, véhiculer des maladies contagieuses ; aussi faut-il que chaque homme ait la sienne. On devra ici encore surveiller étroitement les hommes atteints d'affections contagieuses de la bouche, et éviter toutes les occasions de contamination par promiscuité.

Les narines peuvent être le siège de nombreuses affections transmissibles. Aussi leur nettoyage doit-il être fait régulièrement. L'emploi du mouchoir devrait être obligatoire à bord de tous les navires. Car il est absolument répugnant de voir encore des hommes, en notre siècle de progrès, se moucher à la façon des sauvages, au grand détriment de la propreté et de l'hygiène.

3° *Oreilles*. — A bord, l'accumulation de la poussière de charbon mélangée à la cire jaune qui se forme dans les oreilles, occasionne fréquemment des maladies d'oreilles souvent fort graves. Les mécaniciens et chauffeurs sont les plus souvent atteints, et chez eux la maladie se complique toujours du fait que, dès les premières démangeaisons, ils ont gratté leurs conduits auditifs avec des mains souillées de charbon et d'huile.

C'est pourquoi la propreté des oreilles est indispensable, et doit être pratiquée au moins une fois par jour. De plus les hommes appelés par leur service à être souillés par la poussière de charbon feront bien de placer, pendant leurs quarts, deux petits tampons de ouate dans leurs oreilles. Cette simple précaution est généralement suffisante pour prévenir les accidents ci-dessus décrits.

A propos de l'hygiène de l'oreille, disons ici qu'elles sont parfois atteintes d'inflammations dont l'origine est dans une irritation de l'arrière-gorge. Lorsque, par exemple, l'équipage a procédé à l'arrimage des marchandises dont la manipulation occasionne la production des poussières irritantes, il sera bon de conseiller au personnel l'emploi d'un simple gargarisme à l'eau tiède, pour décaper immédiatement la gorge et supprimer les causes d'irritation.

4° *Organes génitaux.* — Nous croyons inutile de dire que les organes génitaux doivent être nettoyés aussi fréquemment que la figure et que les mains... et pourtant cette nécessité est très souvent méconnue, au grand détriment de la salubrité. Des organes sales sont plus que tous autres exposés aux contaminations vénériennes. Aussi faut-il empêcher de semblables négligences qui sont inexcusables.

IV. Propreté du linge. Lessiveuses. — La propreté corporelle ne comprend pas seulement le nettoyage du corps; elle nécessite aussi, comme corollaire, la propreté du linge, c'est-à-dire de cette catégorie de vêtements, faits d'étoffes lavables, qui se portent directement sur la peau. Le lavage du linge souffre, lui aussi, à bord, de la parcimonie avec laquelle est distribuée l'eau douce. Et cependant, il faut au marin du linge propre, souvent renouvelé. En effet, la grande majorité de l'équipage, par suite de l'activité de ses occupations physiques, même au plein air, transpire abondamment, et par suite salit rapidement le linge de corps. Or, on sait que le linge sale est un véhicule constant de microbes et de souillures de toutes sortes. Le développement des « clous ou furoncles » « en semailles » est presque toujours dû au frottement d'un linge sale, chemise, tricot ou caleçon.

L'emploi des lessiveuses tend à se répandre de plus en plus à bord des navires. Il faut en encourager l'usage car elles représentent la façon la meilleure que le marin puisse trouver d'avoir toujours du linge parfaitement propre au point de vue hygiénique.

Enfin il faut veiller soigneusement à ce que les hommes portent toujours du linge de corps sous leurs habits. Beaucoup de marins ont en effet la détestable habitude de porter le pantalon de drap directement en contact avec la peau, sans l'interposition d'un caleçon de toile. Or, le vêtement de drap, souillé par la sueur et les poussières, détermine, par frottement sur la peau, des éruptions de clous et de boutons, des rougeurs, des démangeaisons, etc. Il importe enfin de surveiller le lavage des draps et des hamacs, et de proscrire absolument l'usage des couvertures sans interposition de draps, pour les mêmes raisons que ci-dessus.

V

LE VÊTEMENT

Il est curieux de constater que, à part de légères variantes, le vêtement du marin est le même dans tous les pays. Quelle que soit sa patrie, l'homme de mer donne toujours la préférence aux habits amples, ne gênant pas les mouvements, peu compliqués dans leur coupe et dans leur fixation. Enfin la couleur bleue est celle qui semble la plus appréciée.

Cette uniformité, est, somme toute, très naturelle, car il s'agit, en l'espèce, d'un vêtement destiné à des hommes dont l'existence est la même sous toutes les latitudes, et pour lesquels l'expérience pratique parle toujours plus haut que la mode.

Nous étudierons successivement dans ce chapitre : la lingerie : le vêtement proprement dit et ses accessoires, la coiffure, la chaussure.

1° **Lingerie.** — Cette catégorie comprend tous les vêtements lavables qui sont en contact direct avec la peau. Nous en avons parlé déjà dans le cours du chapitre précédent. Nous n'y ajouterons pas grand chose. Au point de vue des tissus, il faut rappeler que la flanelle, qui possède la propriété de garantir du froid et de l'humidité tout en permettant la libre circulation de l'air, est utilisée avantageusement, à la mer, sous forme de gilets, de chemises et surtout de ceintures. La ceinture de flanelle doit être large d'au moins 20 centimètres et longue de 2 mètres. On la porte surtout dans les parages très humides, et elle est un excellent moyen de défense contre le refroidissement du ventre, toujours gros de conséquences (diarrhées, dysenterie, etc.).

Mais quand on a pris l'habitude de porter de la flanelle, il ne faut pas oublier qu'il est très dangereux de cesser brusquement cet usage. La laine n'a aucune des qualités nécessaires à un vêtement de lingerie. Elle se lave imparfaitement, et son contact, souvent rude, irrite très facilement la peau.

La toile et le coton sont les tissus employés le plus communément. Dans les pays chauds, les gilets de dessous à mailles larges, dits « filets » et les crépons de Chine à trame poreuse, en facilitant l'évaporation de la sueur, concourent efficacement à abaisser la température du corps.

2° **Vêtement proprement dit.** — Il est constitué en général par un veston ou par une chemise de drap et un pantalon de même tissu. La chemise est, comme forme, préférable au veston, parce qu'elle donne plus de liberté aux mouvements. Toutefois, ce vêtement est très échancré par le haut, et laisse le cou complètement nu : il est préférable de réduire au minimum cette échancrure, cause fréquente de refroidissement. Au point de vue du choix des tissus, c'est le tissu de laine qui est le plus chaud, et la couleur habituellement adoptée est le bleu. A chaque spécialité revient, pour des raisons de service, un lot de vêtements particuliers. Ainsi le personnel de la machine se revêt pour travailler du complet en toile bleue. Ce vêtement est généralement porté au delà des limites permises, atteignant par suite un degré de saleté exagéré. Mais il est bien difficile de faire comprendre aux mécaniciens et chauffeurs la nécessité de changer fréquemment de « bleu ».

Les hommes qui vivent à l'extérieur sont exposés aux intempéries les plus variées. Pour obvier aux dangers du refroidissement qui en résulte, surtout du fait de la pluie et des embruns, on munit les hommes de vêtements imperméables à l'eau. Il faut avouer que, jusqu'à présent, on est loin d'avoir atteint la perfection dans la fabrication de ces vêtements.

Cependant malgré toutes leurs imperfections, ils rendent de grands services, et leur usage mérite d'être recommandé. Enfin il faut toujours posséder à bord un ou plusieurs *séchoirs*. Ce sont en général des compartiments disposés autour des cheminées. Ils permettent aux hommes de sécher rapidement leurs vêtements, après qu'ils ont été mouillés accidentellement, et leur utilité n'échappera certainement à personne.

Dans les pays chauds, les vêtements de drap sont remplacés par des habits de toile blanche, du moins pendant la journée. Il faut, en effet, se garder de porter de légers vêtements de toile pendant la nuit, sous les tropiques. Il règne dans ces parages une humidité nocturne considérable qui occasionne aux hommes des refroidissements sur le danger desquels nous avons déjà insisté. Aussi est-il bon de prescrire le port du pantalon de drap, à la mer, du coucher au lever du soleil. Si le pantalon de drap paraît trop lourd, le pantalon de flanelle bleue le remplacera agréablement. Du reste dans les parages où les variations de températures sont fréquentes et brusques, il ne faut pas s'astreindre à une tenue unique par 24 heures, mais il convient de modifier la tenue parallèlement à la courbe de la température.

Les foulards, cache-nez, gants fourrés, bien que n'étant pas d'un usage courant à bord des navires, sont indispensables dans les pays froids.

3° **La coiffure.** — Dans les pays tempérés, la coiffure classique c'est le béret ou la casquette plate. Dans les parages circumpolaires et sous les tropiques il est indispensable de porter des coiffures spéciales dont nous avons parlé précédemment (voir deuxième partie, chapitre II).

4° **La chaussure.** — Nous en avons déjà parlé, mais il est bon d'y revenir pour résumer cette importante question. Le marin du pont est généralement nu-pieds. L'homme de la machine se chausse de savates, le chauffeur se trouve bien du port de sabots ou de galoches, qui lui éviteront les brûlures par escarbilles et les nombreux petits accidents dus à la chute des briquettes sur les pieds.

La meilleure chaussure, pour le marin qui est exposé à l'humidité du dehors, est celle qui possède une semelle imperméable et qui est par contre suffisamment perméable à l'air par ses parties supérieures.

Les vêtements de tous genres doivent être régulièrement brossés et nettoyés. Chaque homme doit en posséder au moins une rechange complète. Il faut veiller au bon entretien et à la propreté des effets, et à ce sujet aussi, il faut craindre des possibilités nombreuses de contamination.

Toutes les fois qu'un homme sera atteint d'une maladie contagieuse, qu'il s'agisse de la peste ou d'une vulgaire gale, il faudra immédiatement réunir tous ses vêtements et ustensiles personnels en un paquet qui sera soumis à une désinfection complète. Cette garantie est due à la collectivité; et en négligeant de l'effectuer, le capitaine assumerait une responsabilité qui est proportionnelle à la gravité de l'affection en cause.

VI

L'ALIMENTATION

Considérations générales. — Ration alimentaire du marin. — Préparation des mets (cuisines, fours, percolateurs, etc.) Le pain et le biscuit. — Variations du régime alimentaire selon les climats. — Aliments nuisibles, toxiques et vénéneux. — Maladies d'origine alimentaire (scorbut et béribéri). — Les boissons (vins, cidres, bières, alcools, café, thé, boissons chaudes et glacées).

Tout homme embarqué à bord d'un navire a droit à la nourriture. Bien qu'il n'y ait pas de ration uniforme pour tous les navires du commerce, les aliments qui sont distribués aux équipages se rapprochent de ceux qui constituent la ration du marin de l'Etat (dépêche ministérielle du 21 mai 1902 qui spécifie que la ration des marins du commerce doit être équivalente à celle des marins de l'Etat).

Nous allons passer en revue les parties composantes de la ration, ainsi que les aliments accessoires ou de substitution qui se consomment à bord de certains navires.

I. **Aliments.** — Viandes. — La viande fraîche est aujourd'hui consommée couramment à bord des navires, rarement on embarque au départ des quartiers dépecés

RATION DES MARINS DE L'ÉTAT.

DENRÉES	RATION journalière	DÉJEUNER	DINER	SOUPER	OBSERVATIONS
Pain	0k750	0k200	0k275	0k275	»
Biscuit	»	0k150	»	»	Hebdomadaire.
Café	»	0k020	»	»	»
Sucre	»	0k020	»	»	»
Vin	»	»	0l25	0l25	Peuvent être alternés : Mouton au diner, bœuf au souper, ou conserves à l'un des repas. Viande fraîche à l'autre ou tout viande fraîche ou conserves suivant les délivrances.
Viande fraiche non désossée — Bœuf	»	»	0k200	0k200	
Viande fraiche non désossée — ou mouton	»	»	0k150	0k250	
Viande fraiche non désossée — ou veau	»	»	0k150	0k150	
Viande désossée conservée de bœuf	»	»	0k125	0k125	
Légumes verts (argent liquide)	0k04	»	»	»	
Graisse ou huile	0k005	Délivrés selon les besoins. Ne doivent pas dépasser 0 fr. 03 par jour.			
Poivre	0k010				
Sel	0k016				
Vinaigre	0k008				
Légumes secs, haricots	0k100	Alternent avec une indemnité de 0 fr. 03 ou 0k400 de pommes de terre.			

Une indemnité représentative de viande de 0 fr. 20 par homme et par repas est perçue deux fois par semaine en remplacement de la viande de ration.

qui sont conservés par un procédé artificiel (glacière). Le plus souvent, la viande est « prise sur pieds », et les animaux sont abattus à bord au fur et à mesure des besoins. Il est bon de dire que les bestiaux dont on consomme la viande peuvent être atteints de maladies transmissibles à l'homme, ou tout au moins d'affections qui rendent leur chair impropre à la consommation (tuberculose, charbon, peste bovine, trichinose, ladrerie, etc.) Enfin les phénomènes de putréfaction plus ou moins avancée donnent aux viandes une toxicité parfois fort dangereuse (viandes faisandées). Aussi l'on devra toujours :

1° Avant d'acheter de la viande sur pied, faire vérifier l'état sanitaire des animaux par une personne compétente.

2° Quand on devra consommer de la viande achetée

après abattage, proscrire formellement tout morceau suspect, et en cas de doute, même léger, soumettre la viande à une cuisson prolongée avec ébullition en marmite, procédé nécessaire pour la stérilisation des viandes malsaines.

Nous parlerons plus loin de la question des conserves.

Poissons. — Le poisson frais est fréquemment consommé à bord des navires, et cela habituellement sans inconvénients. Mais la chair des poissons se corrompt avec une grande rapidité et devient alors malsaine. On reconnaît cette décomposition à l'odeur, au ramollissement du poisson et à la phosphorescence qu'il présente dans l'obscurité. Toutefois, il existe dans certains parages des poissons qui, consommés à l'état frais, occasionnent de véritables phénomènes d'empoisonnement, que l'on a comparé à l'intoxication par les champignons vénéneux (Le Dantec).

Les variétés les plus connues sont :

1° Le mérou ouatabili, qui habite les mers des Antilles ;

2° Le sarde à dents de chien, même habitat ;

3° La scorpène rascasse (mer des Antilles) ; la scorpène à antennes (mer des Indes, Nouvelle-Calédonie) ;

4° La grande bécune (mer des Antilles, côtes du Brésil et du Mexique) ;

5° Le tassard (mer des Antilles) ;

6° Le cailleu-tassard ou hareng de la Martinique (Antilles et Chine) ;

7° La fausse carangue-couliron (mer des Antilles) ;

8° Le lethrinus mambo (Nouvelle-Calédonie) ;

9° Le gobie porte-crins (Pondichéry) ;

10° La baudroie épineuse (Chine, Japon, Nouvelle-Calédonie) ;

11° Le scare-catau-bleu de la Réunion ;

12° Le prolung ou ca-thiaï de Cochinchine ;

13° La melette vénéneuse (Océan Indien et Pacifique);

14° Le poisson crapaud du Cap ;

15° Le diodon hérissé ;

16° Le chétodon de Java qui deviendrait toxique après avoir rongé certains coraux vénéneux (Malaisie).

Le Dr Le Dantec, auquel nous empruntons ces renseignements, indique comme traitement celui qui est employé par lui dans l'empoisonnement expérimental par la fausse oronge (action immunisante du sulfate d'atropine). Ce traitement ne saurait être fait que par un médecin. Quand on est privé de soins médicaux, il faut faire au plus vite vomir le malade, puis lui administrer un purgatif, et prescrire la diète absolue jusqu'à cessation des phénomènes d'empoisonnement (vomissements, petitesse du pouls, diarrhée, refroidissement général). Se bien garder d'essayer d'arrêter les vomissements et la diarrhée, mais les faciliter au contraire de son mieux.

Pain et biscuit. — Le pain est la base de l'alimentation des hommes de mer de race française. Quand il est fabriqué avec de la farine de bonne qualité, et que sa préparation a été bien conduite, c'est un aliment de grande valeur nutritive se digérant bien et s'assimilant de même. Mais il est susceptible de subir à bord des altérations qui le rendent impropre à la consommation. Sans parler des falsifications de la farine, et de ses altérations nombreuses, qui donnent parfois lieu à de véritables maladies (egotisme, pellagre, etc.), le pain lui-même peut subir l'envahissement des moisissures, surtout du genre oidium, qui occasionnent de sérieuses indigestions.

Quant au biscuit, jadis couramment consommé à bord des navires, il ne représente plus aujourd'hui qu'une denrée de réserve, que l'on dépense peu à peu pour assurer le renouvellement du stock. Même quand il est bien préparé le biscuit est indigeste et lasse vite les estomacs les plus robustes.

Le pain de bonne qualité doit présenter les caractéristiques suivantes : croûte dorée, lisse et homogène, élasticité de la miche. A la coupe, la mie doit être légèrement bise, bien aérée, c'est-à-dire contenant dans son épaisseur de nombreuses cavités et cuite uniformément. Le goût doit être appétissant. Quand le pain est mou, mal aéré et fissuré, il est lourd, indigeste et désagréable à manger.

VÉGÉTAUX. — 1° *Légumes verts et fruits verts.* — Ils entrent pour une part notable dans l'alimentation et on doit en délivrer aux équipages aussi souvent qu'on le pourra. Mais, il faut en régler et en surveiller la consommation. Ils sont en effet très utiles par suite de leur action appelée communément rafraîchissante : il ne faudra pas oublier toutefois qu'ils sont fréquemment les véhicules de certaines maladies (choléra, fièvre typhoïde, tœnias, etc.) et qu'il ne faudra les manger crus qu'après les avoir méticuleusement lavés à l'eau bouillie ou distillée.

2° *Racines et tubercules.* — (Carottes, navets, etc.), très utiles aussi. Dans cette catégorie se range la pomme de terre qui, par sa longue conservation à l'état frais, constitue une denrée très appréciée à bord des navires. Les pommes de terre *germées* sont nuisibles à la santé.

3° *Légumes secs.* — Leur inaltérabilité prolongée les a fait depuis longtemps utiliser en grande quantité à bord des navires. Ils sont très nourrissants sous un petit volume, mais pour qu'ils soient facilement digestibles, il est indispensable de les soumettre à une cuisson prolongée.

LAIT, ŒUFS, SUBSTANCES GRASSES. — Il est rare que l'on

puisse consommer du lait et des œufs frais à bord des navires. Disons seulement que ces substances représentent des aliments particulièrement assimilables, et fort précieux surtout pour l'alimentation des malades et des convalescents. Les substances grasses (huile d'olive, etc., lard, saindoux) sont des aliments de complément surtout appréciés dans les mers froides, à cause de leur puissance calorigène.

II. **Conservation des aliments.** — La conservation des denrées alimentaires a une importance capitale en matière d'hygiène navale ; on en comprend facilement la raison ; elle tend à assurer le maintien de l'approvisionnement alimentaire dans les conditions grâce auxquelles il est propre à la consommation.

Viandes. — Pour les viandes on a essayé successivement la dessiccation (Tasajo, Pemmican), le fumage, la salaison, l'adjonction d'antiseptiques. Ces divers procédés sont insuffisants, ou bien, s'ils assurent l'inaltérabilité des denrées, sont toxiques par eux-mêmes (acide salicylique dans les conserves).

La stérilisation par la chaleur à + 110° donne les meilleures garanties. On reconnaît qu'une conserve ainsi préparée est avariée aux signes suivants : 1° Convexité des parois planes de la boîte (qui sont normalement concaves) ; 2° à l'ouverture, odeur désagréable de décomposition, analogue à celle de l'urine ou du poisson pourri ; 3° la couverture de gélatine est fondue. Il faut savoir cependant que, en l'absence de ces signes, une conserve peut néanmoins ne pas être parfaite.

Enfin, on utilise parfois le froid pour la conservation des viandes dans des chambres frigorifiques. Les viandes ainsi conservées doivent être consommées aussitôt après leur sortie de l'appareil, sinon, elles s'altèrent très facilement.

Poisson. — Le poisson se conserve soit en boîtes stérilisées, soit, dans des cas plus habituels, en saumure, salaison ou fumages.

Légumes. — Aujourd'hui très grandes sont les variétés de légumes de conserve. Pommes de terre desséchées, juliennes pressées, choucroute, et enfin tous les légumes, carottes, pois, haricots verts, conservés par immersion et enfermés dans des boîtes soudées. L'étamage de ces boîtes doit être fait à l'étain fin pour ne pas donner lieu à des accidents d'empoisonnement par le plomb.

Lait et œufs. — Le lait est conservé en boîtes stérilisées, sous forme d'extrait fluide plus ou moins concentré, additionné ou non de sucre. Quant aux œufs, leur conservation se fait généralement mais imparfaitement dans un lait de chaux.

Fromages, beurres, etc. — Conservés soit naturellement, soit en boîtes stérilisées.

Enfin nous citerons pour mémoire les conserves spéciales (fruits à l'eau-de-vie, confitures, extraits et jus de viande, condiments divers), qui sont d'un intérêt accessoire au point de vue alimentaire. Les altérations qui se produisent dans les conserves alimentaires les rendent naturellement impropres à la consommation. Ces substances produisent de véritables empoisonnements, parfois fort graves, et contre lesquels le meilleur remède est encore un purgatif énergique administré au plus vite.

III. **Préparation des aliments.** 1° *Aliments ordinaires*. — Les cuisines demandent une installation parfaite au double point de vue de la ventilation et de la facilité du nettoyage (voir première partie, chapitre VII).

Les cuisiniers doivent naturellement préparer les repas avec toute la propreté et le soin désirables ; mais, s'il est indispensable de beaucoup exiger d'eux, on doit en revanche leur donner des locaux dont l'habitabilité soit toujours suffisante.

2° *Pain*. — On peut faire les mêmes remarques pour les boulangeries. De plus on aura grand avantage à y utiliser les pétrisseuses mécaniques, dont le travail est plus parfait, et qui d'autre part représentent une économie notable de personnel, surtout dans les pays chauds.

On a déjà fait dans les marines étrangères des essais d'appareils culinaires électriques ou à vapeur. Il est à souhaiter que ces dispositifs atteignent au plus tôt à la perfection pratique qui permettra d'en généraliser l'usage.

IV. **Maladies d'origine alimentaire**. — Deux maladies d'origine alimentaire peuvent se rencontrer à bord des navires surtout quand les conditions d'existence et de nourriture y laissent particulièrement à désirer. Ces deux maladies sont le scorbut et le beri-beri.

Le scorbut, qui semble lié à une consommation exagérée ou prolongée de salaisons, est dû surtout à la privation des légumes et autres vivres frais coïncidant avec une existence pénible ; il se caractérise par un affaiblissement général, accompagné de décollement des gencives, qui deviennent saignantes. L'haleine est fétide, les dents branlent dans leurs alvéoles, des taches sombres, puis des ulcères se développent sur le corps. Il y a des crampes dans les mollets, des douleurs articulaires. Enfin, le malade, qui a des pertes de sang pour des causes insignifiantes, arrive au dernier degré du marasme et finalement succombe s'il n'est pas soigné à temps. La prophylaxie du scorbut est simple : éviter de surmener l'équipage, et faire en sorte que l'approvisionnement en légumes frais (légumes verts, fruits, etc.) soit toujours amplement suffisant. La dépêche ministérielle du 9 mars 1895 indique quelles sont les mesures à prendre pour assurer cette prophylaxie du scorbut à bord des navires de commerce.

Quant au béri-béri, nous ne faisons que le mentionner ici, nous réservant de lui consacrer plus loin une étude spéciale (voir quatrième partie, chapitre II).

V. **Boissons.** — Nous avons parlé assez longuement de l'eau potable, à bord des navires (voir première partie, chapitre VIII); les autres boissons sont : le vin, les liquides fermentés (cidres et bières), l'alcool, les infusions stimulantes et mixtures diverses, etc.

Vin. — Le vin est une boisson très répandue parmi les hommes de race latine. Les crus d'usage courant (vins dits de table) sont faiblement alcoolisés, et fréquemment mélangés entre eux en proportions variables, ce qui d'ailleurs ne change rien à leur valeur hygiénique ; il n'en est pas de même des nombreuses falsifications (vinage, plâtrage et déplâtrage, salicylage, etc.). Le vin peu alcoolisé (6° à 10°) est hygiénique quand il est absorbé en quantités raisonnables, surtout s'il est mélangé à l'eau. Pris pur, il occasionne, à la suite d'un usage prolongé, des aigreurs, de la dyspepsie et à la longue des symptômes d'alcoolisme chronique.

Cidre et poiré. — Le cidre est une excellente boisson, généralement peu riche en alcool, il est rafraîchissant, légèrement laxatif et bienfaisant pour l'appareil urinaire. Malheureusement il est de mauvaise conservation à bord des navires.

Bière. — La bière, quand elle est peu alcoolisée, est

une excellente boisson. Comme le vin et le cidre, elle est sujette à des falsifications nombreuses.

Boissons chaudes. — Plusieurs substances végétales donnent, par infusion dans l'eau chaude, des boissons réconfortantes, jouissant de propriétés toniques marquées. Les plus connues sont le thé et le café. Ces boissons, qui n'ont pas les dangers des liqueurs alcooliques (voir le chapitre suivant), facilitent la digestion, réchauffent l'organisme et augmentent l'énergie en accélérant légèrement les mouvements du cœur. Leur usage est recommandé, et il faut bien se pénétrer de cette vérité qu'une tasse de café ou de thé donne plus de « cœur à l'ouvrage », qu'un verre d'alcool, tout en ne nuisant nullement à la santé.

Alcools. — Nous verrons plus loin les dangers terribles de l'alcool. Cependant si l'usage de cette substance doit être rigoureusement limité, il est des cas où son emploi est réellement utile. Ce sont les cas que l'on peut appeler « médicaux », ceux où il faut, par exemple, réchauffer un homme qui vient d'être soumis à l'action prolongée d'un froid intense. Dans ce cas le mieux est de prescrire l'emploi du thé punché (une cuillerée à café de tafia pour une tasse de thé).

VI. **Ustensiles servant à l'alimentation.** — Il faut veiller à ce que la batterie de cuisine, la vaisselle et les couverts soient tenus rigoureusement propres. C'est là non seulement une question de convenance élémentaire, mais aussi un point important d'hygiène. En effet les casseroles, couverts et autres ustensiles métalliques peuvent causer des accidents toxiques par suite de leur oxydation (casseroles en cuivre), ou de la mauvaise qualité de leurs étamages (étain plombifère). Quelques poteries vernissées au plomb peuvent également être toxiques. Enfin la promiscuité des couverts et autres ustensiles peut favoriser la propagation de certaines maladies (syphilis, etc.). L'entretien des ustensiles de ménage a été précisé par les circulaires ministérielles des 17 février, 3 avril 1869 et 16 juillet 1898.

VII

LES GRANDS ENNEMIS DU MARIN
ALCOOLISME, TUBERCULOSE, MALADIES VÉNÉRIENNES

L'existence de l'homme de mer ne ressemble à aucune autre existence. Constamment éloigné du foyer familial, promené par les exigences de sa vie errante à travers tous les climats, soumis aux fatigues d'un service coupé de repos intermittents et irréguliers, exposé tour à tour aux rigueurs des froids polaires et à la brûlante atmosphère des tropiques, le marin est vieux avant l'âge, même lorsque son existence a toujours été basée sur la pratique des règles de la sobriété et de l'hygiène. D'ailleurs ce perpétuel nomade a généralement trop peu la crainte d'aucun danger pour songer jamais à se défendre contre les nombreux ennemis qui menacent son existence. Parmi ceux-ci, il en est surtout trois que nous devons signaler à l'attention des capitaines, car c'est à eux qu'il appartient d'aider de leurs conseils la collectivité trop ignorante bien souvent des dangers auxquels elle est exposée.

Alcoolisme. — L'alcool a longtemps été considéré comme un aliment indispensable au marin. Cette dangereuse erreur a été combattue sans succès pendant longtemps, tant est grande parfois la force de certains préjugés. Aujourd'hui enfin, la vérité s'est imposée. Le *boujaron* a été supprimé complètement dans la marine militaire, et dans la marine de commerce, l'embarquement des spiritueux a été réglementé comme nous le verrons plus loin. C'est qu'en effet on a reconnu que l'alcool, non seulement n'était pas nécessaire à l'alimentation du marin, mais encore constituait une denrée dangereuse à brève échéance, une cause de délabrement physique et moral qui ouvrait la porte à toutes sortes de maladies. Rappelons brièvement ce que c'est que l'alcool et quelle est son action.

Nous avons déjà parlé, dans le chapitre consacré à l'alimentation, des boissons alcooliques et de leur rôle en hygiène. Si le vin, le cidre, la bière, consommés modérément ne représentent pas un danger pour l'organisme, on ne saurait en dire autant des eaux-de-vie de distillation, et surtout des mixtures alcooliques artificielles, qui, sous le nom d'apéritifs et de liqueurs, sont consommées couramment et dans le monde entier. Les eaux-de-vie de distillation, prises régulièrement, même à petites doses, finissent par provoquer des symptômes d'alcoolisme. Elles contiennent en effet non seulement des alcools, mais encore des substances aromatiques (huiles essentielles) diverses. On a discuté et l'on discute encore pour savoir si l'alcool est ou non un poison. En ce qui concerne les alcools obtenus par la distillation des produits naturels (marc de raisin, cidre), on peut affirmer que ces produits, sans être des toxiques violents, ne sont pas des aliments, et, de plus, ne sont utiles qu'en apparence. Sous leur influence, l'homme semble brusquement capable de fournir plus de travail physique et cérébral, mais la fatigue qui suit est d'autant plus accablante. L'alcool de distillation, pris par hasard, en petite quantité, à l'occasion d'un travail pénible, n'est ni un poison, ni un aliment ; c'est un coup de fouet. Mais nous répétons que la consommation habituelle de ces alcools naturels, même pris en petites quantités, conduit fatalement à l'alcoolisme.

Si maintenant nous étudions les apéritifs et les liqueurs, la question est vite tranchée. Ces produits sont constitués par de l'alcool d'un degré toujours élevé, dans lequel on fait dissoudre des matières colorantes, des essences convulsivantes et des produits médicamenteux. Quand la marque est d'un prix élevé, l'alcool est de bonne qualité ; quand au contraire il s'agit de liqueurs ou d'apéritifs vendus à vil prix (comme cela se produit dans les buvettes qui avoisinent les quais des ports maritimes), l'alcool employé est d'origine inférieure (alcools tirés de la pomme de terre, du bois, des matières fécales !) Les matières colorantes sont souvent toxiques, et les substances *actives* sont de véritables poisons, avec lesquels on a pu provoquer expérimentalement, chez les animaux, des convulsions, des paralysies et des empoisonnements mortels. Citons comme exemple l'emploi bien connu de l'essence de reine des prés, qui forme le principe actif de certains vermouths et bitters. Cette essence est un poison redoutable.

Sous l'influence de ces poisons, se développe l'alcoolisme. C'est l'ensemble des symptômes qui traduisent le délabrement de l'organisme du buveur. L'appareil digestif est définitivement avarié, comme rongé par un acide ; le foie est congestionné, et l'alcoolique succombe presque immanquablement sous les tropiques, à la dysenterie et aux abcès du foie. Le cœur, les artères, et les veines perdent de leur élasticité. Le système nerveux s'altère profondément. Enfin à côté de ces tares hideuses de l'organisme se développe la lente ruine de l'intelligence, et le cerveau de l'alcoolique, surmené par les excitations artificielles de chaque jour, sombre peu à peu dans la stupeur, dans l'hébétude et dans la folie.

Enfin l'alcoolisme est une des causes favorisantes du crime. D'après Motet, on compte que sur 100 assassinats, 53 sont commis par des alcooliques; les délits de coups et blessures sont d'origine alcoolique 90 fois sur 100. Mais l'alcoolisme ne borne pas là ses ravages. Outre ses méfaits immédiats, il constitue un danger terrible parce qu'il diminue singulièrement la force de résistance de l'organisme contre les maladies, favorisant ainsi l'invasion de toutes les affections contagieuses ou non. Aussi a-t-on pu dire fort justement que l'alcoolisme était le grand pourvoyeur de la tuberculose.

II. **Tuberculose.** — La tuberculose est une maladie microbienne qui s'attaque indifféremment à tous les organes, mais dont les lésions sont surtout connues depuis longtemps au point de vue de l'appareil respiratoire sous le nom de phtisie pulmonaire. Le microbe de la tuberculose est le bacille de Koch. Cette maladie, l'une de celles auxquelles les collectivités humaines paient le plus lourd tribut, est indiscutablement transmissible, surtout dans les agglomérations. C'est pourquoi les gens de mer ont en elle un ennemi redoutable. A première vue, on pourrait supposer que les marins, vivant presque toujours dans l'atmosphère vivifiante du large, doivent être par cela même hors d'atteinte des microbes qui pullulent dans l'atmosphère impure des villes. Mais, sur le navire moderne, la vie du personnel est surtout intérieure. Dès lors, on conçoit que le bacille de Koch trouve un merveilleux champ d'action dans ce milieu ambiant intérieur du navire, où l'air est chaud, généralement humide, souillé de poussières et de déchets de la vie organique. Il semble que certaines races maritimes soient plus vulnérables que d'autres, et il faut voir là encore, pour une grande part, l'influence néfaste de l'alcoolisme.

Il ne saurait être question de donner ici une idée complète de la tuberculose au point de vue médical. Ce que nous venons d'en dire doit suffire pour montrer combien il faut aider la population du navire à se défendre contre un tel envahisseur.

La tuberculose embarque à bord du navire sans éveiller l'attention, bien des tuberculeux continuant de faire leur service tout en semant, avec leurs crachats, sinon par toutes leurs excrétions, les germes de la maladie.

Ces crachats, desséchés puis réduits en poussière, sont brassés dans l'air, et les bacilles de Koch sont de ce fait susceptibles de contaminer les hommes sains qui les avalent avec l'air inspiré. Aussi, la prophylaxie de la tuberculose repose-t-elle presque entièrement sur cette précaution : Eliminer de l'équipage tout sujet suspect de contenir des bacilles de Koch. On voit dès lors l'importance de l'examen sanitaire qui doit toujours précéder l'enrôlement des hommes. Cependant, il faut surveiller par la suite tous les matelots dont l'état de santé laisse à désirer, car un homme peut parfaitement être embarqué alors qu'il n'est encore qu' « en instance de tuberculose ». Mais la maladie marche vite à bord ; tout tuberculeux devra être débarqué, son poste de couchage désinfecté, et toutes les précautions prises pour éloigner tous dangers d'infection. Enfin à bord, il existe encore deux précautions à prendre pour empêcher la propagation de la maladie. En premier lieu, on prescrira l'emploi des crachoirs, avec défense absolue de cracher par terre. Les meilleurs crachoirs sont de forme ovoïde, avec un orifice supérieur, à cuvette inclinée, et un orifice inférieur à fermeture hermétique permettant le nettoyage complet de l'appareil. Ces ustensiles sont pendus sur les cloisons des coursives à 1 mètre de hauteur et dans un endroit bien éclairé. On place à côté de chacun d'eux une pancarte indiquant la nécessité de cracher uniquement dans ces appareils et rappelant les dangers de la propagation de la tuberculose. Enfin on garnit le crachoir d'une petite quantité de solution antiseptique destinée surtout à empêcher la dessiccation des crachats (voir première partie, chapitre X). Le mieux est de fabriquer ces appareils en verre épais ou en cuivre, et de les stériliser régulièrement par l'eau bouillante. Ce qui serait la perfection ce serait d'avoir dans tous les locaux d'habitation des crachoirs en tôle émaillée fixes et se déversant directement à la mer par un tuyautage.

A propos d'alcoolisme et de tuberculose voici quelques phrases que chacun doit connaître parfaitement et appliquer toujours.

Ne crachez jamais par terre.

Les crachats desséchés font de la poussière tuberculeuse.

Cracher à terre est plus qu'une malpropreté, c'est un danger public.

Crachez dans les crachoirs.

Les poussières sont les principales causes des maladies.

Lavez vos mains et le visage matin et soir.

Qui veut bien dormir se lave le soir.

Appropriez les fosses nasales où pénètrent les poussières dangereuses.

L'air pur et le soleil sont les meilleurs médecins.

Ne craignez pas l'air, mais les courants d'air.
Dès votre réveil, ouvrez les fenêtres.
L'air confiné est un grand danger.
L'air pur, c'est la santé.
Apprenez à bien respirer.
L'alcool est un poison.
Les enfants meurent surtout là où on boit de l'alcool.
Les boissons alcooliques engendrent la tuberculose.
Tous les apéritifs sont extrêmement dangereux.
On devient alcoolique sans jamais s'enivrer.
Les enfants d'alcooliques sont idiots ou épileptiques.
L'alcoolisme engendre le meurtre.
L'alcoolisme prépare le lit de la tuberculose.

III. **Maladies vénériennes.** — Les hommes de mer paient un lourd tribut aux maladies vénériennes. Leur prophylaxie, déjà bien difficile à réaliser pour les hommes habitant un pays où la prostitution est soumise à une réglementation officielle, devient impossible pour le navigateur. Il est soumis au hasard presque inévitable des escales, et tout se borne, en fait de chances d'immunité, à des soins de propreté et à des moyens de préservation sur la nature et l'usage desquels il est nécessaire que nous disions un mot.

Si le danger des maladies vénériennes est universellement reconnu, en revanche, on ignore généralement les précautions grâce auxquelles on peut s'en préserver autant que possible. Dans les escales, surtout dans les pays où la prostitution n'est soumise à aucune surveillance, il faudra toujours craindre la contamination, éviter autant que possible de s'y exposer, et si l'on accepte de courir de tels risques, ne le faire qu'avec toutes les précautions possibles.

Après le coït on fera un savonnage sérieux des organes génitaux, on fera dissoudre dans un litre d'eau un paquet de 0,50 centigrammes de permanganate de potasse, et on se fera une lotion très méticuleuse sur la verge, et à l'entrée du canal de l'urèthre.

Les savants Metchnikoff et Roux de l'Institut Pasteur ont fait le 8 mai à l'Académie de médecine une communication très importante au point de vue de la prophylaxie de la syphilis : sitôt après le coït avec une femme en possession d'accidents transmissibles de la syphilis, si on a soin de se frotter la verge pendant cinq minutes avec une pommade contenant :

Calomel . . .	10 gr.
Lanoline . . .	30 —

on ne contracterait pas la maladie.

Les hommes atteints de maladies vénériennes sont soignés avec sollicitude. Il faut réagir contre ce vieux et stupide préjugé qui a affublé ces affections du nom monstrueux de « maladies honteuses », comme si l'infortuné qui est atteint de chaudepisse ou de vérole n'était pas aussi digne de compassion qu'un tuberculeux ou un rhumatisant.

La promiscuité dans laquelle vit l'équipage d'un navire oblige à prendre des précautions pour empêcher à bord la diffusion par simple contact des infections vénériennes.

Les hommes atteints de chaudepisse devront se savonner fréquemment les mains, éviter de les passer sur leurs yeux ou sur ceux de leurs camarades pour ne pas occasionner des conjonctivites pouvant faire perdre la vue. Les linges qu'ils ont souillés de pus seront jetés à la mer ou sévèrement lessivés.

Les syphilitiques en période d'accidents transmissibles devront avoir des ustensiles rigoureusement personnels (brosses à dents, couverts, verres, etc.).

L'alcoolisme, la tuberculose et les maladies vénériennes sont les trois grands ennemis du marin. Il incombe à l'hygiène navale de protéger les hommes de mer contre leurs ennemis traditionnels.

VIII

SURVEILLANCE EXERCÉE PAR L'OFFICIER SUR LES CONDITIONS D'EXISTENCE DE L'ÉQUIPAGE

Le médecin du bâtiment est mieux que personne qualifié pour faire respecter à bord les principes de l'hygiène. Mais, sur les navires qui ne sont pas pourvus d'un docteur, c'est au capitaine ou à son délégué (généralement l'officier en second), qu'il appartient de veiller à ce que le navire et l'équipage restent dans les conditions hygiéniques voulues. L'officier auquel incombe cette tâche, loin de s'en désintéresser, doit en comprendre toute l'importance et s'efforcer de s'en acquitter pour le plus grand bien de la collectivité. Les questions d'hygiène pratique sont évidemment plus susceptibles que d'autres d'être dignes de toute la sollicitude possible.

L'officier doit donc non seulement maintenir son matériel et son personnel dans de bonnes conditions sanitaires, mais de plus il a le devoir d'empêcher ses hommes de commettre des imprudences, et de leur apprendre, à chaque occasion, les avantages d'une hygiène bien comprise. Sa surveillance, nous l'avons dit, s'exerce à la fois sur le matériel et sur le personnel.

I. **Surveillance du matériel.** — Propreté du navire,

aération et ventilation, hygiène et température des différents locaux, eau potable, vérification du fonctionnement des appareils qui assurent l'éloignement des nuisances (water-closets, drain, doubles-fonds, etc.). Conservation du fret, destruction des parasites du navire et désinfection. Cette surveillance doit être constante. Ici l'hygiène marche de pair avec le service lui-même.

II. **Surveillance du personnel.** — On a trop répété que les marins étaient de grands enfants. Eux-mêmes finissent par le croire. Il faut au contraire leur rappeler fréquemment qu'ils sont des hommes et que, comme tels, ils ne doivent pas commettre des imprudences le plus souvent fatales à leur santé. On veillera donc aux mesures de précautions qu'il faut prendre dans les climats extrêmes, au bon emploi du temps, à la pratique journalière des soins de propreté, à la composition et au bon entretien du vêtement.

On surveillera la préparation des aliments et on fera en sorte que les *menus* soient aussi variés que possible. Enfin, on tiendra la main à ce que les règles de la prophylaxie des maladies soient soigneusement observées.

Quand le navire transportera des passagers, il faudra se reporter aux indications données plus loin (voir : troisième partie) et ne pas oublier que les navires sont trop souvent les véhicules des épidémies. Le devoir de l'officier est donc d'empêcher par tous les moyens possibles, surtout dans les ports contaminés ou tout au moins suspects, la maladie contagieuse d'embarquer « par dessus bord ».

Quand on veut faire respecter les lois de l'hygiène, on se heurte très souvent à la mauvaise volonté d'esprits rétrogrades ou routiniers.

En pareille occurrence, l'officier doit se rappeler qu'il est, par sa culture intellectuelle et par son instruction professionnelle, tout désigné pour imposer au besoin les bienfaits de l'hygiène lorsque les gens ignorants sont enclins à s'en priver. C'est en favorisant la diffusion des connaissances hygiéniques et des pratiques qui en découlent que l'officier de l'avenir montrera réellement le perfectionnement de l'existence à bord des navires modernes, et les avantages inhérents à notre époque de progrès.

IX

PARTICULARITÉS D'EXISTENCE A BORD DES DIFFÉRENTS NAVIRES DE COMMERCE

Les conditions d'existence du personnel à bord des navires varient naturellement avec le type de bâtiment considéré.

Sur les paquebots, l'équipage est généralement relégué à l'avant et logé assez étroitement, mais par contre aucun perfectionnement susceptible d'augmenter l'habitabilité ne fait défaut dans ces grandes « villes flottantes ».

On y possède selon les latitudes un système complet de chauffage ou, au contraire, des dispositifs frigorifiques, une ventilation généreuse, etc. La médaille a malheureusement son revers, car ces longs courriers, munis de puissantes machines et construits surtout en vue du bien-être des passagers, sont, du moins sous les tropiques, peu agréables à habiter dans les postes d'équipage. Aussi y a-t-il lieu, sur ces navires, de veiller tout particulièrement aux conditions d'existence du personnel.

Le cargo-boat est plus agréable à habiter à certains points de vue, mais là encore il y a bon nombre de petits inconvénients. Les appareils à glace n'existent pas toujours, et par conséquent il est souvent impossible de garder à bord un approvisionnement de vivres frais suffisant pour des traversées lentes et longues. Les logements de l'équipage sont presque toujours installés assez sommairement. Enfin nous verrons plus loin que la présence de la cargaison peut avoir une influence plus ou moins nuisible sur la santé de l'équipage (voir troisième partie, chapitre III). Il s'ensuit que l'on doit toujours isoler convenablement les marchandises à émanations insalubres. Il faut aussi éviter de mettre les logements de l'équipage près des chaufferies et des chambres de machines.

Sur les cargo-boats l'encombrement est déjà moins considérable que sur les paquebots.

A bord des voiliers, cet encombrement atteint son minimum (1 homme pour 100 tonneaux, d'après Belli) : sur ces bâtiments, pas de machines motrices : par conséquent suppression d'une énorme source de chaleur, d'odeurs d'huiles nauséabondes, de trépidations, etc. Atténuation des mouvements de roulis et de tangage, etc. Mais par suite de cette même absence de machines, pas de lumière électrique, pas de chauffage à la vapeur, de ventilateurs, d'appareils à glace, etc. ; donc, température du dehors ou peu s'en faut, nécessitant le chauffage au charbon, lumière à l'huile ou au pétrole, pas de vivres frais ni de glace, etc. Cependant beaucoup de grands voiliers possèdent une machine auxiliaire destinée à la mise en marche des treuils et autres appareils et capable en certain cas de fournir aussi de la lumière, de la chaleur, etc. Enfin les nouvelles machines frigorifiques basées sur l'emploi de gaz liquides peuvent très bien y être installées.

Il s'agit là, bien entendu, de grands voiliers, sorte de cargo-boats ultra économiques, destinés aux immenses parcours des Océans (du Havre au Chili, par exemple).

De ces grands bâtiments, jusqu'à la petite barque de

pêche, il y a toute la gamme intermédiaire. Nous croyons devoir placer ici quelques considérations hygiéniques relatives aux navires armés pour la grande pêche, notamment ceux qui fréquentent les parages de Terre-Neuve et d'Islande. Nous n'avons pas à dire ici quelles sont les conditions professionnelles qui font de la pêche dans ces parages un métier d'autant plus pénible que le climat y est plus rigoureux. Nous voulons seulement rappeler que l'hygiène a été longtemps lettre morte à bord des bâtiments qui se livrent à cette pêche. Il a fallu la sollicitude toujours plus grande des personnalités officielles chargées d'améliorer le sort des « Terre-Neuvas » et des « Islandais » pour obtenir un résultat encourageant pour l'avenir.

On a d'abord pourvu ces petits bâtiments des médicaments et objets de pansements nécessaires pour permettre aux capitaines, guidés par une petite instruction, de donner des soins efficaces aux pêcheurs malades ou blessés. Une circulaire ministérielle du 1er décembre 1893 donne la nouvelle composition des coffres à médicaments des navires pratiquant la pêche à Terre-Neuve. Une dépêche ministérielle du 30 avril 1894 rend applicable aux bâtiments pêcheurs d'Islande la composition du coffre à médicaments des navires de Terre-Neuve. Déjà une dépêche ministérielle du 6 août 1891 mettait les « Islandais » en garde contre le danger qu'il y avait en Islande à boire l'eau des ruisseaux et des rivières, à manger les légumes verts non lavés à l'eau distillée, ces substances communiquant facilement, par absorption, l'affection appelée « kyste hydatique ».

Cette maladie hydatique d'Islande n'est pas la seule affection qui menace les pêcheurs. Dans un premier groupe, il faut ranger les accidents divers (fractures, entorses, etc., chutes dans l'eau, congélation partielle); ces accidents ne sont pas plus spéciaux aux pêcheurs que les bronchites, fluxions de poitrine, etc., dont ils sont parfois atteints.

Certaines maladies leur sont cependant plus habituelles. En première ligne, citons la fièvre typhoïde, due souvent à la mauvaise qualité de l'eau embarquée, à l'encombrement, au méphitisme.

Citons ensuite le scorbut (voir deuxième partie, chapitre VI et cinquième partie, chapitre IX).

A ce sujet, rappelons qu'une dépêche ministérielle du 9 mars 1895 enjoint aux armateurs et aux capitaines de navire, sous peine des sanctions légales en vigueur, d'embarquer, avant le départ, une provision suffisante de vivres frais (pommes de terre, citrons, etc.). On se souviendra qu'il suffit de prendre cette précaution pour éviter de voir éclater à bord un fléau qui doit disparaître à jamais des navires. Au reste la dépêche précitée, qui s'applique à tous les navires, montre suffisamment que l'autorité juge inexcusable la présence du scorbut sur un bâtiment de commerce. « J'ai l'honneur, en conséquence, dit en terminant le Ministre de la Marine, de vous prier de signaler à l'attention des armateurs et des capitaines l'obligation qui leur incombe d'embarquer, soit au départ de France des bâtiments, soit en cours de route, une provision suffisante d'aliments végétaux frais. Vous voudrez bien leur rappeler les graves responsabilités civiles et pénales qu'ils encourraient dans le cas où une maladie se déclarerait à leur bord par leur faute ou simplement par négligence. Je n'hésiterai pas d'ailleurs, en ce qui concerne les capitaines, et en dehors de toute action qui pourrait leur être intentée, à user à leur égard, chaque fois que leur responsabilité serait établie, du pouvoir disciplinaire qui m'est conféré par l'article 87 du décret-loi du 24 mars 1852, et en vertu duquel j'ai infligé une suspension d'un an de commandement au capitaine du navire susvisé. »

On voit donc combien la prophylaxie du scorbut revêt d'importance surtout dans le cas particulier des navires armés pour la grande pêche, rappelons brièvement en quoi consiste cette prophylaxie.

1° Donner aux vivres végétaux frais une importance prépondérante dans l'alimentation ;

2° Insister si possible sur la consommation de certains légumes et fruits qui conservent longtemps leur fraîcheur (pommes de terre, oranges, citrons, etc.) ;

3° Combattre la production de l'humidité par tous les moyens possibles ;

4° Donner à chaque homme les conditions de logement et de couchage requis par une hygiène appropriée ;

5° Eviter le surmenage et les autres causes d'affaiblissement (refroidissements et surtout alcoolisme).

Les Islandais sont parfois sujets à des éruptions rouges des avant-bras (fleurs d'Islande) qui nécessitent comme traitement surtout une protection plus efficace de ces régions contre les frottements de la ligne de pêche associés à l'action irritante de l'eau de mer. Quant aux panaris des pêcheurs, dus vraisemblablement aux microbes qui causent la décomposition de la chair de poisson, ils seront soignés comme des panaris ordinaires.

En somme l'existence des pêcheurs de Terre-Neuve et d'Islande est très dure. Mais il faut avouer que plusieurs facteurs, dont la suppression est aisée, concourent à la rendre inutilement plus pénible encore. En premier lieu, il faut citer l'alcoolisme. On sait suffisamment quel rôle souvent inavouable jouait jadis l'alcool dans les contrats des pêcheurs avec les armateurs. Aujourd'hui, la consommation des spiritueux à bord des navires de pêche est réglée par les dépêches ministérielles du 6 février 1896 et du 28 avril 1896. Cette consommation est encore trop forte, elle a besoin d'être diminuée, pour disparaître tout à fait.

Mais l'alcoolisme n'est pas la seule cause prédisposante aux maladies. La malpropreté a sa bonne part dans l'insalubrité des navires de pêche. Aussi une circulaire ministérielle du 5 décembre 1895 attribue-t-elle des *primes à la propreté*, destinées à entretenir l'émulation dans la bonne tenue des navires Terre-Neuviers et Islandais.

Enfin on sait que les pêcheurs de Terre-Neuve courent souvent de grands risques en se livrant à la pêche sur des *doris*, embarcations légères qui se perdent fréquemment par temps de brume. Un décret du 14 mai 1901 prescrit l'emploi des précautions nécessaires pour assurer toute sécurité aux pêcheurs qui montent ces doris, et toute négligence à cet égard expose les capitaines et les armateurs à des pénalités sévères (perte de la prime, etc.).

Nous terminerons cette question en rappelant les conseils d'hygiène pratiques donnés aux capitaines des navires de Terre-Neuve et d'Islande par l'instruction annexée à la dépêche ministérielle du 1er décembre 1893.

1° Propreté corporelle, nettoyages fréquents des logements à bord et à terre ainsi que des objets et ustensiles de couchage ;

2° Bonne alimentation, avec abondance de vivres frais ;

3° Faire bouillir l'eau de boisson ;

4° Veiller à ce que les hommes aient toujours des vêtements bien secs et soient munis de vêtements de laine et de cirés ;

5° Surveillance des hommes, surtout pour éviter les excès alcooliques et leurs conséquences (rixes, noyades) ;

6° Surveillance particulièrement rigoureuse à l'égard des mousses que leur jeune âge prédispose à tous les entraînements.

Les résultats hygiéniques remarquables obtenus par les Américains à bord de leurs navires, armés pour la grande pêche, font un devoir aux capitaines français de ne pas rester en arrière dans la voie du progrès.

Au reste, on conviendra que la bonne santé de l'équipage est la meilleure garantie d'un bon rendement. Tout homme malade est une non valeur à bord, et de ce fait, le résultat de la pêche se trouve proportionnellement diminué.

Une fois de plus, l'hygiène et le commerce se trouvent avoir des intérêts identiques, et c'est pourquoi, loin d'être considérée comme une science exigeante, l'hygiène navale doit être l'auxiliaire indispensable du commerce maritime.

Hôpitaux d'Islande. — Les navires armés pour la grande pêche, et qui fréquentent les parages d'Islande, trouveront, pour y déposer leurs malades graves, les hôpitaux ci-après :

Hopital de Reykiavick. — Peut recevoir 20 malades dans d'excellentes conditions de confort et de bonne tenue. C'est un hôpital français avec infirmiers et infirmières français.

Hopital de Jaskrudsfiord. — Comme le précédent, cet hôpital fait partie de la société des hôpitaux français. Il est situé sur la côte septentrionale de la baie, à 20 mètres du rivage, à l'extrémité orientale des habitations, au centre du mouillage des goélettes. Cet établissement contient 18 lits.

Hopital des Westmann. — Dans les deux premiers

mois de la saison de pêche, les bâtiments séjournent sur l'inhospitalière côte sud, dans les parages des îles Westmann. La construction d'un hôpital français aux Westmann s'imposait donc. Elle vient d'être faite, et il existe aujourd'hui une ambulance de 9 lits au centre du village de la Grande Westmann, et à une centaine de mètres du rivage.

TROISIÈME PARTIE

HYGIÈNE DES PASSAGERS ET DU FRET

HYGIÈNE GÉNÉRALE DES PASSAGERS EUROPÉENS ET INDIGÈNES (DIVERSES RACES) SURVEILLANCE DU CONFORTABLE, DE LA PROPRETÉ, DU COUCHAGE, DE L'ALIMENTATION, ETC.

L'ensemble des êtres humains réunis à bord d'un navire constitue une collectivité particulièrement dense, et parmi laquelle la promiscuité est, à des degrés variables, à peu près inévitable. Il n'existe pas en effet, de population urbaine formant une densité semblable, et l'on comprend sans peine combien une maladie épidémique, éclatant à bord d'un navire, trouve un milieu propice à sa propagation. Aussi, est-il indispensable de surveiller avec soin l'hygiène générale des passagers et de veiller à ce que leurs conditions matérielles d'existence présentent constamment les garanties de salubrité désirables.

I. **Passagers de race blanche.** — Nous ne dirons que fort peu de choses des passagers voyageant en cabines à une ou plusieurs couchettes. En général cette fraction de la population du navire est représentée par des gens dont l'instruction hygiénique est une garantie suffisante de propreté et de soins d'eux-mêmes. En outre ce n'est pas dans cette minorité que la promiscuité est réellement dangereuse. Il faut par contre surveiller de près l'état des locaux habités par un grand nombre de personnes, et par suite l'état de ces personnes elles-mêmes.

Dans ce but la première mesure à prendre est de veiller à ce que les locaux de logement de ces passagers collectifs soient toujours parfaitement propres. Il faut empêcher ces passagers de souiller les planchers avec des débris alimentaires, ou autres (épluchures de légumes, chiffons, etc.). Il faut s'assurer que les moyens mis à leur disposition pour la propreté corporelle sont toujours suffisants. Il faut enfin veiller à assurer toujours convenablement l'éloignement des nuisances.

En outre si le capitaine a le droit d'exiger de ses passagers une propreté rigoureuse, il doit, de son côté, leur éviter tout voisinage insalubre, comme par exemple, celui de marchandises dégageant des émanations volatiles nuisibles à la santé. Il est tenu, en outre, de veiller au bon fonctionnement de la ventilation, dont on connaît l'importance capitale à bord, surtout pour les locaux de logement, où l'entassement se produit.

En résumé, le capitaine du navire doit placer ses passagers dans les meilleures conditions hygiéniques possibles. tout en exigeant d'eux en retour, l'obligation de se conformer aux règles de la propreté générale et individuelle.

II. **Passagers indigènes.** — A l'égard des passagers indigènes, il convient de se conformer aux mêmes principes que précédemment en y ajoutant toutefois les particularités suivantes :

A l'embarquement, il faudra faire en sorte que chaque passager indigène subisse un rapide examen médical, pour empêcher l'introduction à bord d'individus atteints de maladies contagieuses. Quand le capitaine du navire ne pourra pas avoir recours à un médecin, il opérera lui-même ce petit examen, se contentant sous plus ample informé de refuser d'admettre tout homme alité ; enfin dans les ports fréquentés par les maladies pestilentielles (choléra, peste, fièvre jaune), il se rappellera que sa responsabilité court les plus grands risques, et, s'il ne peut recourir à un médecin il s'efforcera de rechercher lui-même les symptômes révélateurs de ces affections (voir quatrième partie, chapitre IV).

Généralement, surtout à bord des caboteurs des mers tropicales, on fait peu la part de l'hygiène dans le transport des indigènes. C'est toujours un tort, non seulement au point de vue humanitaire, mais même au point de vue commercial.

Plus la race considérée est barbare, c'est-à-dire insouciante de sa propre santé, plus on doit redoubler de précautions hygiéniques pour éviter la propagation des maladies, surtout épidémiques, à bord des navires.

III. — **Surveillance du confortable.** — Le capitaine est, en fin dernière, responsable des conditions matérielles dans lesquelles sont placés les passagers. Nous avons déjà dit qu'il doit surveiller lui-même les conditions de ce « confortable ». C'est là une partie de sa besogne quotidienne, car rien ne doit lui être étranger de ce qui se passe à bord de son navire.

Au point de vue du couchage, il faut surveiller la propreté des objets de literie, empêcher la propagation des parasites, exiger une aération complète des draps, matelas et couvertures régulièrement chaque matin.

Au point de vue de la propreté, il faut faire en sorte que les passagers aient à leur disposition la quantité d'eau et les récipients nécessaires à leurs ablutions, et éviter que la promiscuité ne puisse gêner personne, surtout les femmes et les enfants.

Tous les individus atteints de maladies de peau devront être particulièrement surveillés.

Au point de vue de l'alimentation, nous renvoyons nos lecteurs au chapitre VI de la 3e partie ; quel que soit l'ordinaire accordé aux passagers, les denrées alimentaires devront toujours présenter toutes les garanties de sécurité nécessaires.

L'éloignement des nuisances devra être suffisamment pratiquable, et l'on devra veiller à ce que les cabinets d'aisance fréquentés par les groupements importants (soldats, émigrants, coolies, etc.) soient nettoyés et désinfectés le plus souvent possible et ne dégagent jamais aucune odeur.

Toutes ces recommandations s'adressent surtout aux capitaines de navires qui n'ont pas de médecin à bord. Il en est une dernière qui doit être toujours présente à leur esprit ; c'est qu'il importe de surveiller la santé des groupements importants de ces agglomérations humaines où les maladies contagieuses trouvent un champ de propagation si favorable. Le capitaine devra s'inquiéter de la santé de ses passagers, les soigner au besoin et, en tout cas, prescrire l'isolement rigoureux des malades graves· surtout après les relâches en pays contaminé. En pareil cas on n'oubliera pas qu'il faut non seulement isoler le malade, mais encore désinfecter sans tarder tous ses objets d'usage personnel (vêtements, objets de toilette, livres, etc.). Lorsque se produira dans ces conditions un décès à bord d'un navire dépourvu de médecin, il faudra de même, non seulement se conformer aux prescriptions en vigueur pour l'immersion des cadavres en cours de route, mais encore faire subir à tous les objets une désinfection rigoureuse et complète.

A l'arrivée au port d'attache, le capitaine devra faire subir à son navire un nettoyage à fond, suivi, pour plus de prudence dans les cas douteux, d'une désinfection partielle ou totale, de façon à entreprendre le voyage suivant dans des conditions de salubrité rigoureusement conformes aux préceptes de l'hygiène.

II

LES MIGRATIONS

Les petites migrations côtières. — Les grandes migrations. — Pèlerinages. — Emigrants. — Coolies. — Leur rôle au point de vue de la diffusion des maladies épidémiques.

I. **Historique.** — Les migrations sont de tous les temps et de tous les pays. Dans l'antiquité elles s'accomplissaient surtout par voie de terre, mais pourtant les routes maritimes étaient parfois choisies par les peuples, que les diverses nécessités de la vie, ou les revers de la fortune exilaient de leurs foyers d'origine. Pour ne pas chercher d'exemple hors de notre pays, il nous suffira de citer la colonisation de Marseille par les Phocéens, et les implantations moins importantes des Phrygiens ou des Carthaginois jusque dans les golfes des côtes de l'Océan Atlantique et de la Manche. Plus tard, toujours en France, ce furent les colonisations maritimes des Arabes, des Normands et des Génois, etc.

La découverte de l'Amérique créa un vaste courant d'émigrations dont le principal motif fut l'appât des richesses fabuleuses du Nouveau-Monde. Ce mouvement ne s'est pas encore arrêté à l'heure actuelle. Enfin, l'accroissement progressif de notre domaine colonial a été lui aussi le point de départ d'émigrations plus ou moins durables.

Comme on le voit par ce très sommaire aperçu, la France a subi et subit encore les fluctuations de peuplement dues aux migrations. Nous nous contenterons ici de passer en revue les considérations d'hygiène résultant de l'étude de ces exodes maritimes, surtout en ce qui concerne leur rôle au point de vue de la diffusion des maladies épidémiques.

II. **Les petites migrations côtières.** — Elles intéressent le navigateur français d'une façon différente, selon qu'on les étudie en France ou à l'étranger.

En France, les migrations côtières n'ont qu'un rôle insignifiant au point de vue de l'hygiène.

On peut en effet admettre qu'un caboteur est susceptible de transporter une maladie épidémique d'un port français dans un autre ; mais le fonctionnement des services sanitaires maritimes rend pratiquement ce genre de contamination impossible.

D'autre part de nombreux navires français se livrent au cabotage dans des pays étrangers, notamment sur les côtes de nos colonies. Là, la question des migrations côtières devient plus intéressante. Si en effet la sécurité est satisfaisante quand il s'agit de bâtiments ne fréquentant que des ports soumis au contrôle sanitaire français, il n'en est plus de même quand le navire arrive dans une escale française, venant d'un port étranger susceptible d'être contaminé.

Les indigènes sont souvent les propagateurs des affections pestilentielles lorsque venant d'un port d'origine et emportant avec eux le germe infectieux, ils débarquent dans un port français et échappent aux autorités sanitaires.

Aussi faut-il redoubler de vigilance :

1° Au point d'embarquement en s'assurant que le port n'est pas officiellement contaminé et en vérifiant l'état sanitaire de tous les passagers indigènes avant de les admettre à bord;

2° En cours de route, de façon à isoler tout malade suspect;

3° A l'arrivée, pour empêcher les individus susceptibles de propager la maladie de débarquer en se soustrayant aux autorités sanitaires.

Ces migrations cotières ont d'autant plus d'importance que plusieurs de nos colonies sont en rapports constants de voisinage avec des foyers de maladies pestilentielles, peste, choléra et fièvre jaune, et que certains modes de navigation indigène (jonques chinoises et boutres indiens) favorisent trop souvent la diffusion des épidémies.

III. **Les grandes migrations**. — Les grandes migrations à point de départ français sont de trois ordres : 1° Les pèlerinages ; 2° les émigrations ; 3° les exodes d'importance moindre et d'origine variée (transports de troupes. Migrations saisonnières de travailleurs indigènes et de pêcheurs).

Pèlerinages. — Nous ne mentionnons que pour mémoire les migrations annuelles de touristes en Palestine ; même en y rattachant la totalité des touristes qui, des ports français gagnent chaque année les différentes escales du bassin méditerranéen, on n'obtient qu'une collectivité bien modeste, et de plus, composée presque exclusivement de gens assez soucieux de leur santé pour pratiquer une hygiène peu favorable à la propagation des épidémies.

En revanche, les pèlerinages annuels que les musulmans effectuent dans le Hedjaz intéressent beaucoup les hygiénistes maritimes, puisque nos colonies d'Algérie et de Tunisie, considérées somme toute comme des annexes de la Métropole, envoie chaque année par mer un nombre considérable de pèlerins aux lieux saints de la religion mahométane. Ces pèlerins se rendent par mer depuis les ports de l'Algérie et de la Tunisie jusqu'aux escales du Hedjaz dans la mer Rouge et gagnent ensuite par terre la Mecque et Médine où ils se rencontrent avec les pèlerins des différents points du monde musulman.

Le voyage de retour s'accomplit en sens inverse, dans les mêmes conditions que le voyage d'aller ; mais, les conditions hygiéniques ne sont plus les mêmes. Pendant la durée des fêtes religieuses, les Arabes venus d'Algérie et de Tunisie se sont trouvés en contact avec des coreligionnaires, venus pour une grande part de pays où certaines maladies contagieuses, notamment le choléra, sévissent à l'état continuel. Aussi sont-ils susceptibles de rapporter de ce rendez-vous religieux les germes d'affections épidémiques, qu'ils répandront ensuite, non seulement dans le port de débarquement, mais secondairement dans tout l'arrière-pays correspondant. On voit tout de suite l'importance de ces migrations religieuses dans la diffusion des épidémies. Aujourd'hui la France, par suite de l'importance de son domaine africain, se trouve être, comme on l'a dit très justement, une grande nation musulmane. Elle doit par conséquent donner à ses sujets musulmans les moyens de satisfaire à leur désir universellement répandu de visiter les lieux saints de l'Islam. Mais pour concilier en même temps les intérêts de la santé nationale, il faut prendre les mesures qui permettent d'empêcher les épidémies de prendre pied sur notre sol à la suite des pèlerins du Hedjaz : l'ensemble de ces mesures constitue, comme on sait, une des parties les plus importantes de la législation sanitaire maritime.

Au point de vue pratique nous ne pouvons ici que répéter les mêmes conseils que précédemment : surveillance rigoureuse de la propreté individuelle et générale ; éloignement rapide et complet des nuisances, isolement immédiat de tout malade suspect, nettoyage et au besoin désinfection du navire à l'arrivée. Du reste le danger pour la collectivité commence à l'arrivée au port de débarquement, et là les mesures nécessaires sont prises par les services sanitaires maritimes conformément aux règlements en vigueur.

Emigrants. — La France, nation relativement peu prolifique dans les temps actuels, ne fournit qu'un contingent modeste au mouvement général d'émigration européenne. Toutefois, nous devons étudier sommairement cette question, d'abord parce que le transport des émigrants constitue une sorte de navigation spéciale, ensuite parce que les services de navigation qui effectuent ce genre de transport sont parfois en relations avec des pays contaminés par des affections épidémiques.

Le danger du transport des maladies épidémiques par les navires émigrants est facile à concevoir. D'autre part on comprendra aussi sans peine qu'il est facile de s'en défendre au moyen des diverses mesures hygiéniques dont nous avons déjà si souvent parlé et de celles que nous aurons l'occasion de décrire par la suite.

Le transport des émigrants offre en lui-même un intérêt tout particulier au point de vue de l'hygiène. Cette catégorie de passagers est appelée, de par sa nature même, à voyager dans des conditions tout à fait spéciales.

L'émigrant est pauvre et ne peut se permettre généralement que des dépenses aussi réduites que possible pour son transport et pour son entretien.

Il s'ensuit que ce passager peu privilégié par ses modiques ressources est digne de toute la sollicitude possible, et que l'on doit faire en sorte de lui procurer du moins, malgré la modicité de ses dépenses, des conditions d'existence au moins salubres.

C'est pour garantir aux émigrants un milieu salubre et une situation matérielle suffisamment hygiénique que la loi du 18 juillet 1860 et les décrets des 9 et 15 mars 1861 ont prévu les conditions dans lesquelles devaient être assurés le cubage individuel, l'alimentation, le couchage, et les divers facteurs hygiéniques entrant en ligne de compte à bord d'un navire (éloignement des nuisances, atmosphère intérieure, ventilation, etc.). Voici quels sont les articles de loi et décrets ci-dessus se rapportant plus directement à la question :

Article 6 (9 mars 1861). — Tout navire qui reçoit à son bord quarante émigrants est réputé spécialement affecté à l'émigration.

Article 7. — Est réputé émigrant, sans autre justification tout passager qui n'est point nourri à la table du capitaine ou des officiers et qui paye pour le prix de son passage, nourriture comprise, moins de 40 francs par semaine pour les navires à voiles, et moins de 80 francs par semaine pour les navires à vapeur en prenant pour base du calcul la durée du voyage, telle qu'elle sera déterminée par les règlements.

Article 5 (15 mars 1861). — Il est alloué à chaque passager à bord d'un bâtiment affecté au transport des émigrants :

1° Un mètre 30 décimètres carrés si la hauteur du pont est de 2 m. 28 et plus ;

2° Un mètre 33 décimètres carrés si la hauteur du pont est de 1 m. 83 et plus ;

3° Un mètre 49 décimètres carrés si la hauteur du pont est de 1 m. 66 et plus.

Les enfants au-dessous d'un an ne sont pas comptés dans le calcul du nombre des passagers à bord, et 2 enfants âgés de plus de un an et de moins de 8 ans seront comptés pour un passager.

Article 6. — Les navires affectés au transport des émigrants devront avoir un entrepont, soit à demeure, soit provisoire, présentant au moins 1 m. 66 de hauteur. Lorsque les navires recevront un nombre de passagers suffisant pour occuper l'espace déterminé d'après les bases énoncées dans l'article précédent (1 mc. 30, 1 mc. 34 et 1 mc. par passager) l'entrepont sera laissé entièrement libre, sauf les parties ordinairement occupées par le logement du capitaine, des officiers et de l'équipage.

Lorsque le chiffre des passagers sera inférieur à la capacité réglementaire du navire, l'espace inoccupé pourra être affecté au placement des provisions (la viande et le poisson exceptés), des bagages et même d'une certaine quantité de marchandises, le tout réglé proportionnellement à la diminution du nombre des passagers qui auraient pu être embarqués.

Article 7. — Il est interdit de charger à bord d'un navire affecté au transport des émigrants toute marchandise qui serait reconnue dangereuse ou insalubre et entre autres : les chevaux, les bestiaux, la poudre à tirer, le vitriol, les allumettes chimiques, le guano, les peaux vertes, les produits chimiques inflammables et les fromages, excepté ceux durs et secs ne portant aucune odeur.

Article 9. — Les quantités, qualités et espèces de vivres

dont l'émigrant ou l'entrepreneur devra s'approvisionner seront vérifiées et fixées pour chaque destination par le commissaire de l'émigration.

Article 11. — Les couchettes devront avoir intérieurement 1 m. 83 de longueur et 50 centimètres de largeur. Il n'y aura en aucun cas plus de 2 rangées de couchettes. Le fond des couchettes inférieures devra être élevé au moins de 14 centimètres au-dessus des bordages du pont inférieur, et le fond des couchettes supérieures devra être à la moitié de la distance qui sépare le fond supérieur des couchettes inférieures, mais sans que la moitié de cette distance ne puisse jamais être moindre de 760 mm. Les objets de couchage seront chaque jour exposés à l'air sur le pont lorsque le temps le permettra. L'entrepont sera purifié avec du lait de chaux au moins une fois par semaine.

Article 12. — Le navire aura sur le pont et sur l'avant au moins deux lieux d'aisances à l'usage des passagers.

Il y aura en outre un cabinet d'aisances à l'usage exclusif des femmes. Dans le cas où le nombre des émigrants embarqués dépasserait le chiffre de 100, un cabinet d'aisances sera ajouté par chaque groupe en plus de 50 émigrants.

Article 13. — Le navire sera pourvu de caisses à eau, de manches à vent, et autres appareils propres à assurer la ventilation.

Exodes divers. — Nous ne citons que pour mémoire les transports de troupes, car ils ne s'accomplissent pas sur des navires dépourvus de médecin. Par contre, cette catégorie de navires peut être appelée fréquemment, surtout dans les parages tropicaux, à effectuer le transport en troupes des travailleurs indigènes engagés par contrat dans leur pays pour aller exécuter des travaux à l'étranger.

Beaucoup de contrées fournissent aujourd'hui, à époques plus ou moins régulières, des contingents ouvriers à diriger sur un point souvent fort éloigné.

Pour en citer un exemple fort connu nous rappellerons qu'aujourd'hui les coolies chinois s'expatrient journellement pour aller porter l'appoint de leur main-d'œuvre dans les diverses escales de l'Extrême-Orient, sur toute la côte orientale d'Amérique, aux îles de la Sonde, en Australie, en Nouvelle-Zélande et jusqu'au cap de Bonne-Espérance.

Dès lors il faudra redoubler de précautions avant l'embarquement de pareils passagers, et les soumettre pendant toute la traversée à une surveillance hygiénique rigoureuse, en se rappelant que les meilleures mesures à prendre consistent à assurer la ventilation énergique du navire, et à obliger dans la mesure du possible tout le personnel (équipage et passagers), à une propreté rigoureuse.

Nous verrons par la suite quelle est la prophylaxie des maladies dites pestilentielles. Ce ne sont pas les seules à craindre au milieu d'une population entassée et souvent malpropre.

Les coolies, plus encore que les émigrants, sont susceptibles de diffuser les maladies contagieuses, car leur propreté est plus rudimentaire, et leur entassement généralement plus considérable.

Il est à peine nécessaire de dire que les navires servant au transport des collectivités de ce genre doivent être nettoyés le plus souvent possible et soumis à des désinfections fréquentes et totales.

III

HYGIÈNE DU FRET — INFLUENCE DE L'AÉRATION, DE LA TEMPÉRATURE ET DE L'HUMIDITÉ EU ÉGARD A LA NATURE DES MARCHANDISES

Les conditions de conservation des marchandises constituant le chargement du navire ont une importance considérable, au double point de vue de l'hygiène et du commerce.

Commercialement, il est évident que l'on a tout intérêt à débarquer le chargement en bon état ; c'est là un point de vue auquel nous n'avons pas à nous placer ici, nous ne le mentionnons que pour mémoire.

Au point de vue hygiénique, on comprend, d'autre part, que la présence à bord de marchandises diverses doit avoir une certaine influence sur la santé du personnel.

La salubrité du fret dépend d'abord de sa nature et ensuite des conditions dans lesquelles son transport est effectué.

Ces conditions sont en effet susceptibles de modifier plus ou moins sa composition ; on conçoit aisément que, par exemple, l'humidité détériore rapidement les substances susceptibles de moisissure. Tous les facteurs de température, d'état hygrométrique, etc., jouent dans ce sens un rôle plus ou moins grand. En outre la nature même des marchandises entre en ligne de compte. C'est ce que nous allons étudier maintenant. On peut établir de la façon suivante, au point de vue hygiénique, une classification sommaire des diverses substances susceptibles de constituer un fret.

1° Matières brutes.	A. Inaltérables. B. Altérables. C. Contaminées.
2° Animaux . .	Animaux sur pieds. Animaux morts.

I. **Matières brutes**. — 1° *Matières inaltérables*. — Dans cette catégorie entrent la plupart des minéraux. Quelques-uns cependant ne peuvent pas être qualifiés d'inaltérables, parce qu'ils émettent, dans certaines conditions, des vapeurs ou des gaz plus ou moins insalubres. Le charbon dit minéral, par exemple, émet des gaz qui, par leur accumulation, peuvent produire des accidents toxiques. Abstraction faite de cette catégorie de métalloïdes ou des sels à émanations toxiques, les autres minéraux sont généralement inoffensifs. Les métaux travaillés (fer, cuivre, zinc, etc.) entrent dans cette catégorie. Le mercure et ses sels qui émettent des quantités variables de vapeurs hydrargyriques, sont nuisibles à la santé : on cite des exemples d'empoisonnements mercuriels survenus à bord des navires. Mais la plupart des minéraux influent sur la santé du personnel par suite des poussières qui s'en détachent. Aussi, à condition qu'ils soient arrimés dans des compartiments bien clos, ils n'influent sur la santé qu'à l'embarquement et au débarquement. Enfin dans ces deux circonstances, il suffit presque toujours d'une ventilation énergique et de quelques précautions élémentaires pour que tout danger soit écarté.

2° *Matières altérables.* — Dans cette catégorie il faut citer en première ligne les produits chimiques volatils émettant des vapeurs plus ou moins toxiques (benzine et ses dérivés, naphtaline, térébenthine, etc.). Les exemples ne manquent pas de phénomènes d'empoisonnement ayant pour cause première la présence à bord des produits de ce genre. On devra, pour y obvier, n'accepter ces substances que contenues dans des récipients absolument clos, et les faire arrimer dans des compartiments où règnent une température peu élevée et une aération convenable. Vient ensuite une autre catégorie de produits chimiques dangereux à bord. Ce sont les produits facilement inflammables, et surtout les composés qui s'enflamment spontanément. Il faut y rattacher aussi toute l'importante classe des explosifs.

Du reste, remarquons en passant que, au point de vue de leur constitution chimique, ces produits sont tous de proches parents, composés organiques à formule complexe, généralement instables, et tendant à former, sous l'influence de la chaleur, des mélanges détonants. Il est à peine besoin de dire que, contre ces dangereux voisins, la meilleure sauvegarde est une température aussi basse que possible. On sait que, à bord des navires de guerre, dans les soutes à munitions contenant des explosifs susceptibles d'instabilité, on a installé des dispositifs avertisseurs basés sur l'enregistrement constant de la température. Il est bon de s'inspirer de cette façon de faire lorsqu'on transporte l'une quelconque de ces substances. La température accusée par un thermomètre placé à demeure dans le compartiment, l'odeur plus ou moins pénétrante dégagée par les marchandises (odeur d'éther de certains explosifs), indiqueront qu'il faut sans retard aérer et refroidir le local, sous peine de s'exposer aux pires désastres. Naturellement, ici plus que jamais, il faut pouvoir disposer d'appareils extincteurs d'incendie sur le fonctionnement et sur l'efficacité desquels il soit toujours permis de compter. Les récipients contenant ces substances dangereuses doivent offrir toutes les garanties de sécurité requises, qu'il s'agisse d'un produit stable à la pression atmosphérique, ou d'une substance voyageant sous pression (cylindres métalliques contenant des gaz liquéfiés).

Il existe enfin une catégorie de matières altérables de nature moins dangereuse, mais dont l'influence sur l'hygiène du navire peut être parfois considérable. Ce sont les substances d'origine animale ou végétale susceptibles de subir la décomposition putride.

Parmi ces substances d'origine animale citons : les peaux fraîches, les cuirs, laines brutes, os, cornes, sabots, graisses, saindoux, etc.

Dans les substances d'origine végétale on peut signaler les légumes verts, plantes textiles fraîches, ballots de papier, fruits en vrac, etc.

On ne peut pas dire que les phénomènes de décomposition qui se produisent dans ces cas sont toujours toxiques, mais les exhalaisons qui en résultent diminuent la salubrité de l'atmosphère intérieure du navire si les cales ne sont pas bien étanches. Aussi faut-il non seulement s'assurer toujours de l'étanchéité de ces cales et de leur parfaite fermeture, mais encore leur prodiguer une aération suffisante, avec au besoin l'appoint de la ventilation artificielle. Celle-ci joue alors un rôle doublement bienfaisant au point de vue de l'hygiène et au point de vue du commerce.

Les règles qui doivent présider à l'arrimage des marchandises ont été fixées par la loi du 20 décembre 1892 et par le décret du 15 décembre 1893.

3° **Marchandises contaminées.** — Cette catégorie est certainement la plus dangereuse. On sait en effet aujourd'hui que beaucoup de maladies épidémiques (pour ne pas dire toutes) se transmettent par contamination, par contact, ce contact étant plus ou moins intime, selon les affections et selon les cas considérés.

D'autre part, certaines industries, notamment la fabrication du papier, du carton, etc., ont donné une extension considérable au transit de matériaux résiduels dont les plus connus sont les chiffons et les vieux papiers. Or ces substances sont particulièrement sujettes à caution. Supposons par exemple que dans un port où règne la peste (ou qui est en relation avec un arrière pays pesteux), un navire vienne prendre un chargement de chiffons, etc. Il y aura bien des chances pour que ces détritus contiennent non seulement des bacilles pesteux, mais encore leurs propagateurs ordinaires, les puces et les rats. Voilà donc l'épidémie à bord, prête à débarquer en France après avoir décimé l'équipage pendant la traversée. Certes, les règlements sanitaires maritimes ont organisé une défense suffisamment efficace contre ces invasions possibles ; mais il faut savoir que de telles marchandises doivent *en principe* être toujours suspectes.

En conséquence il sera bon de ne les accepter à bord qu'après désinfection totale. Au cas où par suite de circonstances particulières (aucun danger n'étant apparent, ou la désinfection étant impraticable), on aura embarqué ces substances telles quelles, on devra les arrimer dans un local absolument clos, bien ventilé, surveillé attentivement. La désinfection serait faite alors soit en cours de route, soit à l'escale suivante, soit à l'arrivée (décret du 4 mai 1906 sur la dératisation des navires). Il faut en tout cas bien se pénétrer du danger auquel on s'expose en acceptant un chargement de matières de ce genre, non soumises préalablement à une désinfection rigoureuse. Au reste ces substances sont non seulement dangereuses par contact direct, mais par l'intermédiaire des courants d'air (poussières contaminées) et des animaux propagateurs (puces et rats pour la peste, moustiques pour la fièvre jaune, mouches pour le charbon, etc.). Bien entendu, il peut paraître à première vue illogique de prescrire d'une part la fermeture absolue des soutes contenant les produits nuisibles, et d'autre part de recommander de ventiler énergiquement ces mêmes soutes. Toutefois il faut songer que les manches des ventilateurs rejettent au dehors fort peu de particules nuisibles, et que de plus elles les expulsent bien au-dessus du pont supérieur et dans une zone d'air traversée par un courant atmosphérique dont la vitesse est directement proportionnelle à la vitesse du navire. Aussi peut-on conclure de ce qui précède en disant que, d'une façon générale, pour réduire à son minimum l'influence possible du fret sur l'hygiène du navire, il faut maintenir ce fret dans les meilleures conditions possibles de salubrité :

1° En empêchant l'état hygrométrique des cales d'atteindre un degré capable de favoriser les phénomènes de décomposition ;

2° En tenant ces dites cales bien closes pour empêcher les émanations nuisibles de se répandre à l'intérieur du navire ;

3° En assurant à ces cales, au moyen de manches à vent, et de ventilateurs, un renouvellement d'air optimum ;

4° En maintenant la température dans les limites voulues pour empêcher la production de vapeurs toxiques, ou de mélanges détonants, ou d'exhalaisons inflammables, ou de produits de décomposition putrides, selon les substances considérées.

II. **Animaux.** — Le transport des animaux sur pied nécessite quelques précautions hygiéniques.

D'abord, avant l'embarquement, il sera bon, si la chose est possible, de s'assurer que les bestiaux destinés à être transportés sont exempts de toute affection épizootique. On sait en effet que les bestiaux sont susceptibles de contracter diverses maladies contagieuses, et l'on comprend dès lors qu'il suffit d'un animal malade à bord pour décimer tout le chargement.

Il est bien entendu que tout animal mort de maladie devra être immédiatement jeté par dessus bord ; sa litière sera également immergée ou brûlée, et la place qu'il occupait rigoureusement désinfectée (lessive bouillante, puis badigeonnage antiseptique). Les animaux voisins seront l'objet de soins de propreté rigoureux, et soumis à une surveillance particulière. A ne considérer qu'un lot de bétail en bonne santé, il est inutile de faire remarquer que sa présence à bord peut influer sur la santé du personnel, surtout par suite des odeurs dégagées par les animaux eux-mêmes et par leur litière. Propreté rigoureuse, litière fréquemment renouvelée, aération surabondante, alimentation suffisante et soins constants, telles sont les grandes lignes qui indiquent la marche à suivre pour assurer des conditions de salubrité suffisante aux bestiaux à bord des navires.

Il faut aussi dire un mot de l'hygiène des animaux eux-mêmes, bien que cette question sorte un peu de notre sujet. Il est bon de confier l'entretien des bestiaux à des hommes expérimentés, qui non seulement en prennent soin, mais savent encore bien souvent, par des procédés de simple routine, maintenir *en forme* les animaux que la navigation incommode souvent plus qu'il ne semble à première vue. Sans parler des accidents purement mécaniques dus aux coups de mer (bœufs écartelés par les coups de roulis), rappelons que les bestiaux ont fréquemment le mal de mer, et que, chez certains d'entre eux, il peut en résulter un état de marasme profond et de grands troubles organiques (constipation et ballonnement du ventre, etc.). Par beau temps, si les animaux sont parqués en petit nombre sur le pont supérieur et si les dimensions de celui-ci le permettent, les bestiaux se trouvent bien d'une petite promenade, destinée précisément à activer leur digestion, normalement lente. Mais cette hygiène spéciale est suffisamment connue des hommes qui sont généralement affectés à ce service.

On peut aussi avoir à transporter des animaux morts (viandes en quartiers, gibier, poissons, etc.). En ce cas on emploie naturellement les chambres frigorifiques. Ce genre de transport est en général la spécialité des navires aménagés dans ce but, et dont le personnel est rompu à la pratique des mesures à prendre pour assurer la bonne conservation des marchandises ainsi transportées. L'expédition en chambre frigorifique prend une extension de plus en plus considérable. On transporte ainsi aujourd'hui non seulement les viandes abattues, mais le poisson, le lait, le beurre, etc.

On voit, par tout ce qui précède, quels soins sont indispensables pour assurer à la cargaison des conditions de conservation répondant aux exigences de l'hygiène.

L'hygiène exige en effet qu'il en soit ainsi, et l'on

aurait mauvaise grâce à trouver ses prétentions exagérées, car, somme toute, la santé du personnel dépend en grande partie de l'état de conservation du matériel. La chose est vraie surtout sur les navires à grands parcours et à marche économique (voiliers et cargot-boats), car à bord de ces bâtiments, le personnel demeure au voisinage plus ou moins immédiat de la cargaison pendant un temps souvent fort long.

Là comme toujours, la pratique de l'hygiène bienfaisante marche de pair avec le bon entretien du navire, et l'on peut affirmer que dans l'état actuel des choses, *un navire « bien tenu » doit être un navire hygiénique.*

Après aération préalable, quand le bâtiment a opéré son déchargement tous les compartiments à marchandises doivent être soigneusement visités, nettoyés et désinfectés, s'il y a lieu. Si le chargement se compose de substances manifestement dangereuses à manier, il va de soi que l'on devra prendre en temps voulu toutes les précautions nécessaires pour mettre le personnel à l'abri des accidents ou des empoisonnements possibles.

IV

DÉSINFECTION DE LA CARGAISON ET DU NAVIRE

SON IMPORTANCE CAPITALE EN HYGIÈNE NAVALE, AU DOUBLE POINT DE VUE DE LA SALUBRITÉ ET DU COMMERCE

La désinfection du navire est une opération qui consiste à détruire aussi complètement que possible tous les germes des maladies contagieuses existant à l'intérieur du navire. Cette mesure est obligatoire toutes les fois que des cas de maladies épidémiques ont été constatés à bord ; mais elle est nécessaire pour tous les bâtiments venant de pays contaminés ou tout au moins suspects.

On comprend sans peine son utilité au point de vue de l'hygiène. Elle permet d'empêcher le transport par mer des maladies contagieuses, soit que ce transport s'arrête au point d'arrivée, soit que les marchandises composant le fret, expédiées après débarquement dans l'intérieur des terres, propagent jusqu'aux plus lointains pays les maladies épidémiques. Malheureusement, cette éventualité est une menace perpétuelle pour les ports de commerce, et il faut toute la vigilance des services sanitaires maritimes pour défendre efficacement les nations contre ces terribles envahisseurs.

Mais la désinfection a aussi une importance capitale au point de vue purement commercial : d'abord elle abrège et supprime, selon les cas, les retards résultant des mises en quarantaine, si préjudiciables à la bonne livraison de la majorité des marchandises. Ensuite et surtout, la désinfection protège la conservation du fret, en détruisant radicalement les microbes, les ferments, les moisissures, etc , et en tuant les rats, les insectes et les parasites qui pullulent dans les compartiments et les cales des navires.

La désinfection peut être partielle ou générale.

I. — **Désinfection partielle.** — On peut être appelé à pratiquer une désinfection rigoureuse n'intéressant que le personnel, les objets mobiliers affectés à son usage et enfin certaines parties spéciales du bâtiment, particulièrement exposées à l'infection (chambres de malades, latrines, sentines, etc.).

Pour les hommes, le meilleur mode de désinfection est le grand bain chaud additionné d'une quantité suffisante de savon de Marseille et de carbonate de soude (cristaux).

Ce bain sera accompagné d'un brossage énergique, ayant pour but de détacher complètement de la peau les parcelles d'épiderme qui dans certaines maladies (scarlatine, etc.), rendent les convalescents particulièrement contagieux, car ces pellicules semées à profusion dans l'atmosphère par les mouvements du malade, répandent dans toutes les directions les germes de la maladie.

On rendra ce bain plus efficace en le faisant suivre de lotions antiseptiques, et d'un nettoyage consciencieux des cavités naturelles (oreilles, nez, bouche, etc.) (voir deuxième partie, chapitre IV).

La désinfection des objets usuels varie selon la nature de l'objet considéré. Pour le linge, c'est le lessivage qui offre le plus de garanties. L'eau de Javel, en très faible quantité, permet d'augmenter l'efficacité de la désinfection, sans abîmer les tissus. Les objets de toilette seront traités comme nous l'avons indiqué (deuxième partie, chapitre IV).

Pour les ustensiles de cuisine et de vaisselle, l'eau bouillante et le carbonate de soude sont les meilleurs désinfectants ; quant aux petits objets variés qui sont susceptibles d'infection, comme les éventails, bibelots, etc., le mieux est encore de les brûler, ou de les jeter tout simplement à la mer.

Enfin, il reste une grande catégorie d'objets qui ne sont pas justiciables des procédés indiqués plus haut, et qui par ailleurs exigent, le cas échéant, une désinfection rigoureuse. Cette catégorie comprend les vêtements, les objets de literie et les tentures, les tapis, etc. Il est évident que ces différents objets ne sauraient être ni lessivés, ni flambés, sans subir de graves dommages. Il faut donc chercher un autre mode de désinfection. On a d'abord essayé de détruire les germes contagieux localisés dans ces objets au moyen de la chaleur sèche ; mais l'expérience a rapidement montré que la chaleur humide avait une action beaucoup plus énergique et beaucoup plus rapide. Aussi les appareils stérilisateurs employés dans ce but, à bord des navires et dans les ports de commerce appartiennent-ils tous au type de l'étuve à vapeur.

Le modèle le plus répandu en France est l'étuve Geneste et Herscher, qui utilise la vapeur sous pression. Cette étuve est constituée essentiellement par un cylindre dont les deux extrémités se ferment au moyen de portes hermétiques. La vapeur arrive dans l'appareil sous une pression de 2 kilogrammes que l'on abaisse au 1/10 pour une température de + 115°. On purge l'appareil d'air au début de l'opération, et on le purge de vapeur d'eau lorsque la désinfection est terminée (15 minutes à + 115°).

Les objets à désinfecter sont suspendus à l'intérieur de l'étuve dans une armature métallique mobile qui se déplace sur un chemin de fer.

Ces étuves permettent une désinfection parfaite, et leur emploi est, à bord des navires, d'une utilité, qui se conçoit sans peine.

Occupons-nous maintenant de la désinfection spéciale de certaines parties du navire.

Pour les cabinets d'aisance et pour leurs tuyautages, on a conseillé à tour de rôle l'emploi des désinfectants les plus variés (huiles lourdes de houille, acide phénique et ses dérivés, hypochlorite de chaux, électrolyse de l'eau de mer, etc.). Pratiquement la majorité des hygiénistes maritimes accorde la préférence au sulfate de cuivre. Ce sel, d'un prix de revient modique, est un très bon désinfectant à raison de 7 kilogrammes par mètre cube de liquide. On le trouve partout et son emploi est des plus faciles.

Toutefois après désinfection par le sulfate de cuivre, on se trouvera bien d'un badigeonnage des cuvettes des appareils aux huiles lourdes de houille. Ces corps constituent un excellent isolant, qui diminue considérablement l'existence des phénomènes de putréfaction des matières stagnantes.

Pour la sentine, les doubles-fonds, etc., la désinfection peut s'effectuer par divers procédés (désinfectants antiseptiques, badigeonnages au lait de chaux, stérilisation à la vapeur).

Les deux procédés les plus recommandables sont la désinfection au sulfate de cuivre comme ci-dessus, ou au bichlorure de mercure (sublimé corrosif) en solution à 1 pour 1000.

Cependant le bichlorure de mercure présente plusieurs inconvénients : il attaque les métaux et en coagulant certaines substances organiques (albuminoïdes) entrave sa propre action. Il s'ensuit qu'ici encore le sulfate de cuivre, d'ailleurs beaucoup moins cher et moins dangereux, reste le désinfectant le plus pratique.

Pour les caisses à eau, la stérilisation s'obtient soit par la vapeur sous pression, soit par le flambage. Le procédé à la vapeur est plus pratique (quand toutefois il est réalisable) et plus conforme aux principes de l'hygiène, il est en outre plus simple.

II. **Désinfection totale.** — La désinfection totale du navire ne peut être sérieusement pratiquée qu'au moyen d'agents stérilisateurs agissant à la fois sur les parois et sur l'atmosphère intérieure des locaux à désinfecter.

Malheureusement, il peut être souvent nécessaire de pratiquer une désinfection totale immédiate dans des circonstances où on ne dispose d'aucun appareil générateur d'un produit stérilisant répondant aux conditions indiquées plus haut. Dans ce cas on est bien obligé de se contenter de moyens de fortune, qui permettent d'essayer de détruire les germes contagieux flottant dans l'atmosphère intérieure du navire et ceux qui adhèrent aux parois du compartimentage. Cette sorte de désinfection de fortune s'effectue au moyen de vaporisations de solutions antiseptiques ayant pour but de saturer l'atmosphère de substances bactéricides et au moyen de badigeonnages des cloisons avec des solutions antiseptiques analogues.

Désinfection de fortune. — On commence par effectuer un nettoyage aussi complet que possible des compartiments à désinfecter. Les parois sont ensuite passées à la solution bouillante de lessive alcaline (soude ou potasse). Puis on badigeonne les parois au moyen d'une solution antiseptique quelconque (acide phénique à 5 0/0, sublimé à 1/3000, lait de chaux, sulfate de cuivre, etc.), Les mêmes solutions antiseptiques (sauf le lait de chaux) peuvent être en outre vaporisées dans l'atmosphère intérieure des compartiments au moyen d'un vaporisateur quelconque. Enfin le compartiment est fermé pendant 24 heures au moins.

Ce procédé est incomplet et illusoire. Il est incomplet car il ne détruit pas tous les agents de contagion, et n'atteint même jamais complètement tous les points à désinfecter. Il est illusoire, car on a trop de tendances à se fier à son efficacité qui, comme on le conçoit, est plus que relative. Toutefois, il peut être utile faute de mieux.

Désinfection vraie. — La désinfection vraie est basée sur l'emploi de vapeurs ou de gaz asphyxiants avec lesquels on sature l'atmosphère des locaux à stériliser. Dans ces conditions, on tue non seulement tous les microbes, ferments et moisissures, mais encore les animaux parasites qui les diffusent à bord des navires, tels que rats, souris, cancrelats, puces, moustiques, etc. (voir quatrième partie, chapitre II).

La vapeur toxique ou le gaz asphyxiant est produit par un appareil et en sort au moyen de manches mobiles à l'aide desquelles on l'envoie dans les compartiments à désinfecter. Ces compartiments, soigneusement fermés, sont saturés du produit, puis laissés un certain temps sous son influence et enfin aérés, quand la désinfection paraît devoir être suffisante.

Les substances asphyxiantes employées sont assez nombreuses. Dès la plus haute antiquité, on avait songé à utiliser les vapeurs du soufre en ignition. De nos jours on a successivement essayé l'air chaud, la vapeur d'eau, l'oxyde de carbone, le gaz acide carbonique, les vapeurs de chlore naissant, l'aldéhyde formique et les dérivés du formol, et enfin l'anhydride sulfureux.

Actuellement plusieurs de ces procédés sont en vogue. Le problème de la désinfection dans la marine de commerce se pose de la façon suivante :

Posséder un stérilisateur permettant de désinfecter un navire le plus économiquement et le plus rapidement possible, même en cours de route, et sans que la cargaison en subisse de ce fait la moindre altération.

La lutte dans la concurrence des stérilisateurs est circonscrite aujourd'hui, en France du moins, entre des appareils utilisant soit les dérivés formolés, soit le gaz acide carbonique, soit l'anhydride sulfureux. Sans vouloir établir de comparaisons d'ensemble, nous nous contenterons de parler ici des procédés dits par *sulfuration*, les plus couramment employés dans notre marine de commerce.

Procédé Clayton. — L'appareil Clayton est constitué par un four métallique (C) dans lequel on brûle du soufre en canons. Les vapeurs ainsi produites s'engagent dans un tuyautage et après avoir traversé un réfrigérateur à circulation d'eau (B), sont refoulées par un ventilateur mécanique (E) dans le compartiment à désinfecter (A). L'air primitivement contenu dans ce compartiment, chassé par l'arrivée des vapeurs, gagne le four où il est utilisé pour la combustion du soufre. Quand on a obtenu ainsi une saturation suffisante de l'atmosphère du comparti-

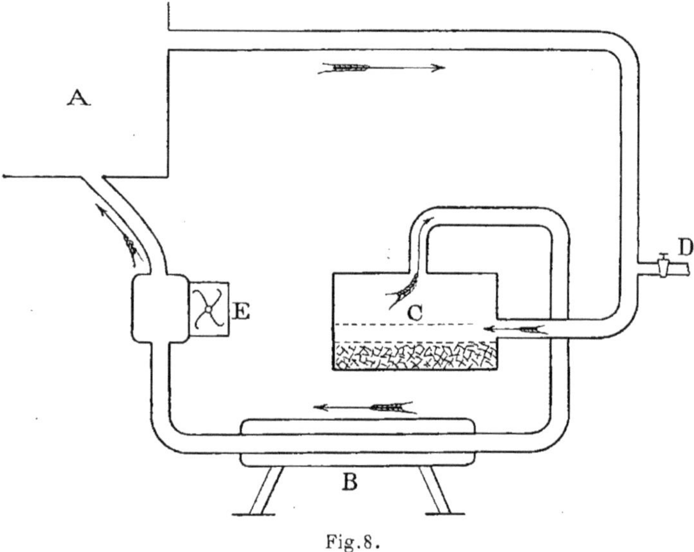

Fig. 8.

ment, on stoppe le ventilateur, et on alimente la combustion en prenant l'air extérieur par le robinet (D). Par ce procédé, on obtient un mélange d'air, d'anhydride sulfureux et d'anhydride sulfurique, dans la proportion de 8 à 15 de produits sulfurés volatils pour 1000 parties d'air.

Procédé Marot (Désinfection totale par l'anhydride sulfureux liquide détendu et ozonisé).

L'appareil Marot est basé sur l'emploi de l'anhydride sulfureux liquide.

Ce produit, débité en fûts métalliques, est détendu de façon à lui rendre l'état gazeux ; le gaz ainsi fourni passe à travers un tube producteur d'étincelles électriques, puis est refoulé par un ventilateur dans le local à désinfecter. D'autre part, l'air du local est aspiré, en telle sorte que la saturation de son atmosphère intérieure est obtenue beaucoup plus rapidement.

En outre, l'emploi d'un corps chimique aussi bien défini est plus sûr que l'utilisation des vapeurs émises par la combustion du soufre en canons, vapeurs qui sont, chimiquement parlant, représentées par un mélange, en proportions variables, de produits d'oxydations du soufre de natures très diverses.

Le « gaz Marot » présente en outre une série d'avantages des plus appréciables :

1° Il ne détériore pas les substances altérables par les procédés ordinaires (vivres, etc.) ;

2° Il ne modifie pas les teintes des tissus, et n'oxyde pas les métaux ;

3° Il tue sûrement tous les animaux susceptibles de propager les affections épidémiques (rats, souris, cancrelats, moustiques, mouches, puces, etc.), et les principaux microbes pathogènes (microbes de la peste, du choléra, de la diphtérie, de la fièvre typhoïde, etc.) ;

4° Il détruit également les insectes qui détériorent les diverses marchandises (charançons, vers, thermites, papillons, mites, teignes des pelleteries, sylvains du froment, etc.), ainsi que les ferments et les moisissures ;

5° Enfin il constitue un extincteur d'incendie de premier

ordre. Or on sait, que lorsqu'on combat un incendie par les moyens ordinaires, les dégâts sont encore augmentés par l'action de l'eau ou de la vapeur sur les marchandises. Le gaz Marot, lui, n'abîme en aucune façon les substances exposées à son action. On conçoit donc combien ce gaz est d'un emploi avantageux à bord des navires.

L'appareil Marot qui, comme nous venons de le voir, est à la fois apte à la désinfection comme à l'extinction des incendies, peut en outre lancer sous pression, non seulement de l'anhydride sulfureux liquide, mais encore l'aldéhyde formique, l'acide carbonique, etc.

Les appareils « Marot » à gros débit peuvent lancer à la minute jusqu'à 25 mètres cubes d'un gaz qui peut contenir de 25 à 30 0/0 d'acide sulfureux : ils sont susceptibles d'être mis en marche instantanément et sans danger par un moteur à pétrole, ce qui éloigne le danger du voisinage d'un foyer à haute température, comme cela existe dans le cas de la combustion du soufre.

Enfin le prix de l'appareil comme le prix d'une désinfection sont très inférieurs à ceux demandés pour n'importe quel procédé.

Aujourd'hui l'acide sulfureux étant très bon marché, on peut se rendre compte, après les nombreuses désinfections qui ont été faites avec ce procédé, que les prix de revient seraient de moitié moins élevés que ceux demandés par les autres procédés.

Le gaz sulfureux à l'état liquide qu'on trouve dans le commerce offre l'avantage de produire un gaz toujours identique à lui-même. C'est un sous-produit d'industrie qui est aujourd'hui d'un prix si modique que le gaz ainsi obtenu coûte moins cher que le soufre nécessaire pour avoir, par combustion, une quantité équivalente d'anhydride sulfureux à l'état gazeux.

L'action désinfectante du gaz « Marot » a été vérifiée officiellement à maintes reprises, tant au point de vue expérimental (stérilisation de cultures microbiennes) qu'au point de vue maritime pratique (désinfection de cargaisons à bord des navires, dans des docks, etc.). L'appareil Marot s'emploie soit à terre, soit à bord, soit par l'intermédiaire de chalands ou de vapeurs que l'on accoste le long du navire à désinfecter. A bord, comme nous l'avons déjà dit, il est doublement précieux, puisqu'il constitue un excellent extincteur d'incendie et un appareil permettant d'opérer la désinfection en cours de route, et de pouvoir ainsi à l'arrivée être dispensé des préjudices causés par la quarantaine (retards dans le déchargement, etc.).

Enfin le procédé Marot a été approuvé par le comité consultatif d'hygiène publique de France (19 juin 1905).

La désinfection des navires avant déchargement a une telle importance au point de vue de la police sanitaire maritime que sa pratique est réglée, précisée, et exigée par un ensemble de circulaires et de décrets.

Une circulaire du Ministre de l'Intérieur en date du 20 juillet 1903, après avoir rappelé la nécessité de la désinfection pour les navires provenant de pays contaminé par la peste ou la fièvre jaune, exprime le désir de voir ces bâtiments en possession d'un appareil permettant d'effectuer en cours de route la désinfection totale du matériel. Par ce moyen, les navires obtiennent les plus grandes facilités, pour leur visite, leur admission en libre pratique, leur déchargement. Les taxes en pareil cas doivent être réduites au minimum prévu par le règlement. Enfin le navire pourra être admis dans le port jusque-là fermé aux provenances contaminées. Lorsque les navires ne possèdent pas eux-mêmes d'appareils à désinfection approuvé par le comité consultatif d'hygiène publique de

France, ils doivent pouvoir trouver, dans le port d'arrivée, des appareils de ce genre qui sont mis à leur disposition par les Chambres de commerce, les constructeurs ou leurs représentants.

Une circulaire du Ministre de la marine en date du 1er octobre 1903 résume les mesures à prendre pour assurer l'état hygiénique et en effectuer la surveillance.

Enfin un décret émanant du ministre de l'Intérieur, en date du 21 décembre 1903, rend obligatoire la destruction des rats. Un nouveau décret du 4 mai 1906 indique les cas où les navires doivent subir la dératisation.

A bord de tous les navires provenant de pays contaminés ou suspects de peste, soit en cours de traversée, soit à l'arrivée, avant le déchargement; le même décret fixe les pénalités encourues pour infraction à cette mesure prophylactique.

Cette législation, dont les articles devront toujours être bien présents à l'esprit des capitaines de navire, joue un rôle considérable au point de vue de la défense de la métropole contre les invasions épidémiques.

Toutes les grandes nations policées ont également édicté des législations, d'esprit toujours identique, tendant à les protéger contre les importations microbiennes par la voie maritime. C'est l'occasion de répéter une fois de plus que les intérêts de l'hygiène sont intimement liés à ceux du commerce.

Le navire qui possédera un bon appareil à désinfection ne renfermera jamais dans ses flancs les germes des fléaux épidémiques. Sa cargaison sera toujours conservée indemne. Les rats et autres parasites n'y subsisteront pas, et ses traversées s'accompliront toujours sans l'éventualité si fâcheuse des quarantaines, et la menace terrible des maladies pestilentielles.

QUATRIEME PARTIE

ÉLÉMENTS DE CLIMATOLOGIE ET DE GÉOGRAPHIE MÉDICALES

I

ÉTUDE SOMMAIRE DE LA CLIMATOLOGIE DANS SES RAPPORTS AVEC L'HYGIÈNE, APPRÉCIATION PRATIQUE DE LA SALUBRITÉ DES ESCALES

Une des nombreuses conditions qui rendent si particulier le genre de vie du navigateur est la variété des climats rencontrés au cours des traversées un peu longues. C'est pourquoi, la connaissance, même sommaire, de la climatologie doit constituer le fonds des notions d'hygiène indispensables à l'homme de mer.

D'une façon générale, « le climat est l'ensemble des conditions physiques propres à chaque localité, envisagées dans leurs rapports avec les êtres organisés vivants », comme l'ont dit Proust et Bouchardat.

Laissant de côté les nombreuses théories climatiques, je me contenterai de rappeler sommairement ici la classification des climats, adoptée par les marins, qui est basée sur l'influence des vents généraux, et la répartition des pluies intertropicales, dues à l'influence du soleil sur le « pot au noir » ; dans cette classification on distingue trois zones climatiques :

1° *Les climats froids*, où règnent les vents polaires, compris entre le 60° de latitude nord et le pôle nord d'une part ; et entre le 60° de latitude sud et le pôle sud d'autre part.

2° *Les climats tempérés* compris entre le 30° et le 60° de latitude dans chaque hémisphère. Ces climats sont caractérisés par la prédominance :

a) Dans l'hémisphère nord des vents de S.-O.

b) Dans l'hémisphère sud des vents de N.-O.

3° *La zone des climats chauds*, qui s'étend sans interruption du 30° de latitude nord au 30° de latitude sud et qui se subdivise elle-même en trois zones :

a) Les climats sus-tropicaux ou sans pluie ;

b) Les climats tropicaux ayant une saison des pluies ;

c) Les climats équatoriaux ayant deux saisons des pluies.

On trouvera le détail du mécanisme des climats dans les traités de météorologie.

Les éléments constitutifs du climat qui jouent un rôle au point de vue hygiénique sont : la pression atmosphérique, la température, l'état hygrométrique de l'air et les phénomènes météorologiques divers. Nous allons décrire rapidement leur influence sur la salubrité.

Pression atmosphérique. — Tous les marins connaissent l'influence de la pression atmosphérique sur l'état de la mer. Son rôle au point de vue de l'hygiène est surtout d'amener la production de phénomènes météorologiques susceptibles de modifier l'état du milieu ambiant. Sur mer, ses variations n'occasionnent jamais de perturbations dans le fonctionnement normal des organes, à cause de leur faible étendue.

Température. — Le rôle de la température en hygiène est connu de tout le monde. Quelques remarques sont cependant nécessaires. Tout d'abord, il y a lieu de remarquer que les mers exercent une influence régulatrice sur la température, en diminuant l'étendue de ses oscillations saisonnières. Les courants marins, et surtout le Gulf-stream, ont en outre une notable influence sur la température atmosphérique. Enfin la température de l'air s'élève en allant des pôles vers l'équateur. Mais l'équateur thermique ne correspond pas à l'équateur géographique. L'homme résiste à l'influence de la chaleur atmosphérique au moyen d'agents régulateurs (respiration, sueurs, etc.) qui lui permettent de maintenir sa température interne entre 36°5 et 37°5. Dans ces conditions, il parvient à supporter des chaleurs considérables à condition toutefois que l'atmosphère soit peu humide.

Etat hygrométrique de l'air. — *a) Vents.* — Les vents procédant en quelque sorte au balayage de l'espace, leur action se trouve être contradictoire selon les points de leur passage que l'on considère. S'il est vrai qu'ils épurent les pays contaminés en emportant avec eux les agents contagieux, il est exact aussi qu'ils sont les véhicules les plus rapides des maladies épidémiques. A bord d'un navire, le vent ne représente pas, en pleine mer, de nocivité bien sérieuse, car il a abandonné tous ses germes, ou presque tous, à la surface des eaux, par suite de l'action de la pesanteur, et du phénomène connu sous le nom de brassage.

Au mouillage, le navire est évidemment exposé, quand

le vent souffle de terre, à la contamination par les poussières. Aussi devra-t-on veiller avec soin, dans les escales contaminées, à empêcher autant que possible le vent de véhiculer des poussières à l'intérieur du navire.

b) *Pluies*. — La pluie n'a qu'un rôle lié à son influence refroidissante.

c) *Brouillards*. — Le brouillard a eu de tout temps la réputation d'être très insalubre. Il semble que cette accusation soit fondée, mais on n'explique pas très bien pour quels motifs le brouillard possède cette influence néfaste. Certains auteurs supposent, cependant, qu'elle est due à la présence, au sein des brumes, d'innombrables petits corpuscules organiques ou inorganiques susceptibles de transporter avec eux des germes infectieux. En terminant ce court exposé, il convient de mentionner un agent atmosphérique qui pourrait avoir son importance en hygiène maritime : *c'est l'état électrique de l'atmosphère* dont le rôle hygiénique est encore bien loin d'être tout à fait élucidé. Comme il est facile de le prévoir, les climats jouent un grand rôle dans la salubrité des escales.

Les parages fréquentés dans la zone des climats froids sont considérés comme généralement salubres. Les affections endémiques et épidémiques y sont très rares. Par contre on est exposé dans ces contrées aux accidents divers dus au froid intense qui y règne, et dont l'étude fera plus tard l'objet d'un chapitre spécial.

Les climats tempérés ont une salubrité presque toujours satisfaisante, mais soumise à des variations par suite d'influences générales (épidémies) ou locales (endémies).

Quant aux climats chauds, ils sont en grande majorité insalubres. La chaleur, outre son influence anémiante, favorise l'éclosion de presque toutes les maladies infectieuses. A ce point de vue, les pays à chaleur humide sont plus insalubres que les pays à chaleur sèche. La chaleur humide constitue en effet, dans certains parages, une sorte d'immense serre chaude, où les maladies microbiennes fleurissent avec une exubérance toute tropicale. Enfin la plupart des grandes maladies infectieuses (choléra, peste, fièvre jaune) ont leurs foyers d'origine dans les pays situés dans la zone chaude. C'est dire, dès à présent, que le séjour des navires dans les pays chauds exige un surcroît de précautions hygiéniques dont la responsabilité incombe avant tout aux capitaines.

Les variations que présente la situation sanitaire d'un pays à l'autre expliquent aussi combien il est indispensable, lorsqu'on arrive dans une escale, d'en vérifier immédiatement la salubrité par tous les moyens possibles. Dans ce but, il est nécessaire, sinon toujours suffisant, de prendre en considération les données suivantes :

1° *Déclaration du service sanitaire local.* — Ces déclarations suffisent toujours à faire connaître l'état sanitaire du port. Mais il existe bien des relâches dans lesquelles ne se trouve aucun service sanitaire sérieux.

2° *Renseignements des agents consulaires et des nationaux.* — S'il existe dans la relâche considérée un agent consulaire du gouvernement français, il fournira au capitaine du navire tous les renseignements nécessaires sur l'état sanitaire du pays. A défaut d'agent consulaire français, les nationaux ou les autres Européens résidant dans le pays (s'il s'agit d'une relâche exotique) pourront toujours donner au capitaine du navire des renseignements dont la valeur aura son importance et dont il y aura lieu de tenir grand compte.

3° *Réputation de l'escale.* — Surtout en ce qui concerne les maladies endémiques, il existe dans le monde maritime des réputations sanitaires pour chaque escale. A ce sujet, il ne faut pas oublier que ces renommées, parfois anciennes, sont susceptibles d'avoir été modifiées du tout au tout, le temps aidant, dans un sens comme dans l'autre.

4° *L'eau potable.* — Toutes les fois que le capitaine du navire n'aura pas des garanties absolues relatives à la pureté de l'eau dite potable, il devra, s'il en possède les moyens, faire distiller l'eau destinée à la consommation. Si ces moyens (appareils distillatoires) ne sont pas en son pouvoir, il devra toutefois améliorer de son mieux la qualité de l'eau de boisson, par les procédés décrits en étudiant la question de l'eau potable à bord.

5° *Les vivres frais.* — La qualité des vivres frais est un facteur qui a également son importance (voir alimentation).

6° Il existe enfin toute une série de *données secondaires* et particulières à certains cas (rôle des moustiques dans la dissémination du paludisme et de la fièvre jaune, rôle des rats dans la dissémination de la peste) que nous étudierons successivement dans les chapitres suivants.

7° *Avant de prendre une cargaison quelconque*, il faut toujours s'assurer qu'elle n'est pas susceptible de propager une épidémie, ou seulement d'exposer aux ennuis d'une luarantaine prolongée.

II

GÉOGRAPHIE MÉDICALE DES GRANDES ROUTES MARITIMES. — MALADIES ENDÉMIQUES ET LEUR DOMAINE. — FOYERS DES GRANDES AFFECTIONS ÉPIDÉMIQUES. — MODES D'INTRODUCTION DES MALADIES CONTAGIEUSES.

I. **Les grandes routes maritimes.** — Les ports de commerce français sont constamment en rapport avec tous les ports de commerce du monde. Les communications existant de ce fait sont tantôt régulières (lignes postales et subventionnées), tantôt irrégulières (cargos, voiliers, etc.). Toutefois, on peut poser en principe que les navires de commerce fréquentent tous, plus ou moins, les itinéraires de grandes communications, ces sortes de « grandes routes maritimes » qui joignent entre eux les grands entrepôts du monde. Or si ces voies sont destinées en principe au trafic des marchandises et au transport des passagers, elles constituent malheureusement aussi un ensemble de moyens contribuant puissamment à la diffusion des maladies contagieuses. Ces affections ont en effet une tendance constante à suivre, dans leur propagation, les routes habituelles du commerce, aussi bien sur terre que sur mer ; elles accomplissent ces voyages d'une façon irrégulière et plus ou moins rapide, mais l'expérience a depuis longtemps permis de démontrer ce mode de contamination. Il suffit en effet que les germes de la maladie montent à bord du navire soit avec un passager, soit avec des marchandises, pour que l'affection contagieuse soit en mesure d'infecter le bord, et, par suite, de se répandre dans les ports où le navire fera escale.

L'histoire montre combien est grand ce danger, et combien l'ignorance des principes d'hygiène a, de ce fait, causé jadis de désastres. C'est ainsi que le choléra, pour ne citer que lui, a pu emprunter la voie maritime, de 1817 à 1823, pour quitter ses foyers d'origine de l'Inde, et se répandre dans les ports des mers de Chine et de l'Océan Indien.

Aujourd'hui les règlements de la législation sanitaire maritime internationale ont heureusement créé une solide barrière de défense contre l'invasion de nos ports de commerce par les maladies pestilentielles. Il n'en reste pas moins que le rôle propagateur des grandes routes maritimes ne doit jamais être perdu de vue, car la maladie ennemie est toujours prête à l'invasion et qu'une surveillance constante et une rigoureuse prudence sont absolument indispensables.

Au point de vue de l'hygiène, on peut diviser les grandes routes maritimes françaises en deux grands groupes. Le premier comprend les itinéraires allant vers les Antilles, les deux Amériques et la côte Occidentale d'Afrique.

Le second est constitué par l'ensemble des parcours qui, après avoir traversé en diagonale la Méditerranée, et franchi le Canal de Suez, gagnent en éventail la Côte Orientale d'Afrique, Madagascar et les îles de l'Océan Indien, l'Océanie et l'Extrême-Orient Asiatique.

A ne considérer que les maladies pestilentielles, on peut dire que le premier groupe de voies est hanté par la fièvre jaune, et le second habituellement fréquenté par le choléra et, accessoirement, par la peste.

On voit dès à présent toute l'importance du danger de diffusion de ces maladies par les grandes routes maritimes.

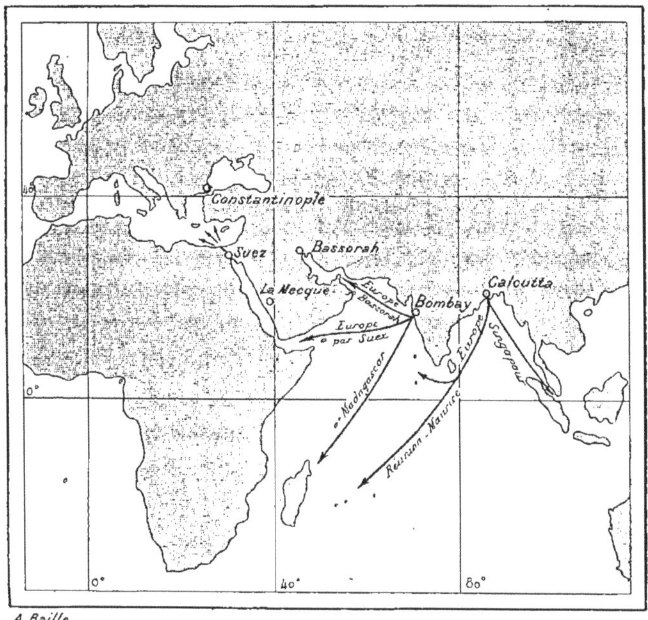

Fig. 9. — Routes d'invasion des épidémies de peste et de choléra.

II. **Maladies endémiques et leur domaine.** — On dit généralement qu'une maladie est endémique quand cette maladie sévit dans un pays déterminé et n'a pas de tendance à se propager au dehors par contagion d'homme à homme. Certaines maladies endémiques peuvent cependant se propager au dehors de leur pays d'origine par d'autres moyens (animaux, insectes, eau potable, etc.). Nous ne parlerons pas ici, bien entendu, des maladies, qui, comme la fièvre typhoïde, sévissent à peu près uniformément sous toutes les latitudes. Les maladies endémiques intéressantes pour la prophylaxie maritime sont toutes d'origine tropicale. Ce sont, pour ne citer que les plus importantes : le paludisme, la dysenterie et ses complications, et la diarrhée chronique des pays chauds.

Le paludisme règne à l'état constant sur toute la portion du globe terrestre comprise entre le 60° de latitude nord et le 30° de latitude sud. On peut admettre qu'il sévit avec une intensité d'autant plus grande que l'on se rapproche de l'équateur. Cependant ce précepte souffre de nombreuses exceptions.

Le domaine de la dysenterie est sensiblement le même que celui du paludisme ; comme lui, elle semble sévir avec d'autant plus d'intensité qu'on se rapproche de l'équateur. Sous les tropiques la dysenterie revêt un caractère de gravité considérable, et s'accompagne souvent de complications dont la plus redoutable est l'abcès du foie.

Quant à la diarrhée chronique des pays chauds (qu'il ne faut pas confondre avec les diarrhées accidentelles vulgaires), elle règne sur les côtes asiatiques depuis le golfe de Bengale jusqu'à Formose, et s'étend au sud dans les parages des îles de la Sonde.

De ce rapide exposé, il ressort surtout que, à part les zones maritimes allant du pôle nord au 60° de latitude nord d'une part, et du pôle sud au 30° de latitude sud d'autre part, les routes maritimes traversent toutes des régions contaminées par des maladies de gravité d'autant plus considérable que l'on se rapproche davantage de l'équateur. On voit que les zones absolument saines sont bien minimes.

III. Foyers des grandes affections épidémiques. — Le choléra, comme toutes les affections épidémiques, du reste, possède une série de foyers d'origine, sortes de retranchements d'où il sort pour se répandre à l'extérieur par différentes voies terrestres et maritimes. Ici bien entendu nous ne parlons que des foyers avec lesquels les navires sont plus ou moins directement en rapport.

Dans l'Inde Anglaise, le choléra possède à Bombay et à Calcutta deux véritables « ports d'attache » (Le Dantec). Il règne aussi à l'état endémique dans les différents ports de l'Indo-Chine française. Enfin le choléra, en suivant les routes terrestres et notamment les itinéraires des caravanes musulmanes qui, des lieux saints, Médine et la Mecque, gagnent les ports d'embarquement de la côte Arabique, arrive ainsi à prendre passage à bord des navires, et, comme nous l'avons déjà vu précédemment, constitue de ce fait un danger pour les escales de Tunisie et d'Algérie (voir la carte).

La fièvre jaune sévit depuis les temps anciens dans les parages du golfe du Mexique et des Antilles. De là, elle a pratiqué des sortes de colonisations accessoires sur la côte orientale de l'Amérique du Sud jusque vers le 30° de latitude sud, et vis-à-vis sur une faible portion de la côte occidentale d'Afrique. La peste, après avoir ravagé d'une terrible façon l'Europe au moyen âge, semble s'être à peu près cantonnée aujourd'hui en Asie ; elle existe secondairement dans divers points (Tripolitaine, Turkestan, Asseyr, Ouganda), exclusivement terrestres. En Asie elle contamine régulièrement les escales de la Chine méridionale (Quang-tcheou-Wan, Pak-Hoï, Hong-Kong, Canton), et souvent aussi elle infecte les ports de l'Inde, menaçant la grande route asiatique jusqu'à Aden, et les escales de l'Océan Indien jusqu'à Madagascar.

IV. Modes d'introduction des maladies contagieuses à bord des navires. — Nous avons déjà dit, au début de ce chapitre, que les affections contagieuses empruntaient volontiers la route maritime pour se répandre en dehors de leurs foyers d'origine ; nous avons rappelé que par suite, il y avait lieu de prendre toutes les précautions hygiéniques nécessaires pour empêcher ces maladies d'embarquer à bord du navire pendant les relâches. Rappelons sommairement quels sont les moyens dont on dispose à cet égard.

En pays déclaré salubre par les autorités sanitaires compétentes, on se bornera évidemment à surveiller l'état de santé des passagers et la nature des marchandises à l'embarquement. En pays contaminé, passagers et marchandises sont susceptibles d'introduire à bord la maladie contagieuse et dès lors, il faut avoir recours non seulement à l'autorité sanitaire, mais encore aux mesures de précautions pratiques indispensables (isolement des cas suspects, désinfection partielle ou totale, etc).

On a vu que la maladie contagieuse peut s'introduire à bord soit avec le personnel, soit avec le matériel. Etudions maintenant la question de plus près.

Les êtres humains peuvent être les véhicules des maladies contagieuses soit directement lorsqu'ils sont eux-mêmes atteints de la maladie, soit indirectement par les parasites dont ils sont porteurs, et dont nous étudierons le rôle plus loin. Les indigènes, dans les pays tropicaux, surtout par suite de leur insouciance et de leur malpropreté, sont particulièrement dangereux à cet égard. Aussi doivent-ils être l'objet d'une surveillance particulièrement rigoureuse. Les animaux transportés (bestiaux, chevaux, etc.) pour le commerce peuvent jusqu'à un certain point être porteurs de maladies transmissibles à

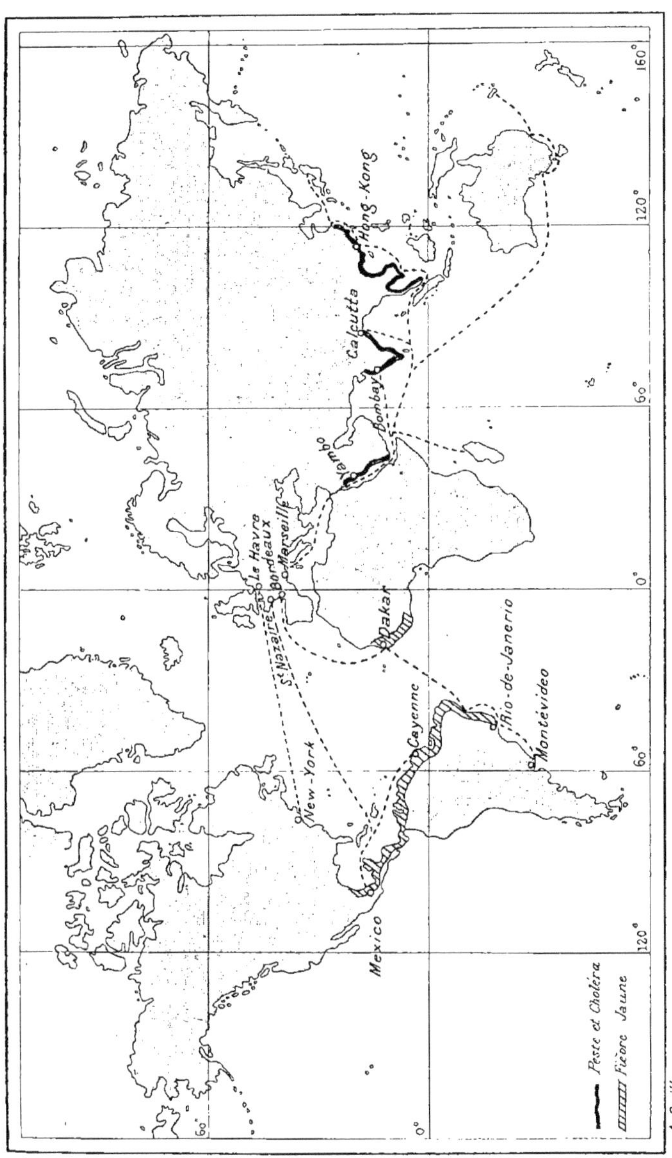

Fig. 10. — Régions d'origine de la peste, du choléra et de la fièvre jaune.

l'homme, surtout du fait de la consommation. En outre, au point de vue même de la conservation du fret, les capitaines de navires qui embarquent des animaux de ce genre feront bien de s'assurer, grâce à la collaboration d'une personnalité compétente, que ces animaux ne sont atteints d'aucune affection transmissible des uns aux autres.

Les matières brutes constituant le fret ne sont que dans de rares conditions susceptibles de renfermer des germes contagieux. Toutefois, le cas est possible, et il faut le prévoir toujours en pays contaminé. L'on devra particulièrement se méfier des matières organiques putrescibles (peaux fraîches, cornes et sabots, laines brutes) et encore plus des objets de rebut de la vie humaine (chiffons, vieux papiers, vieux linges, etc.). Le linge sale constitue aussi une marchandise à surveiller surtout dans les pays à fièvre jaune.

Les substances alimentaires destinées au personnel peuvent amener l'éclosion de certaines maladies contagieuses. La plus redoutable est le choléra, qui, dans les pays où il est endémique, infecte fréquemment l'eau potable ordinaire prise à terre, et les crudités (salades, légumes verts, fruits ayant touché terre, etc.).

Enfin il est encore dans les flancs du navire un groupe de propagateurs des plus dangereux. Ce sont les parasites de tous genres, petits animaux et insectes. Les rats, les souris, les moustiques, les cancrelats, les blattes, les puces, les punaises, etc.

Les rongeurs (rats et souris) semblent être surtout les propagateurs de la peste. Aussi constituent-ils un danger terrible dans les escales pestiférées ; en conséquence, dès que la peste peut être seulement soupçonnée, il faut pratiquer sans délai la dératisation complète du navire. Ces animaux semblent surtout agir par les puces dont ils sont porteurs. La puce du rat pesteux abandonne le rat pour sauter sur l'homme, et, par sa piqûre, contamine son hôte nouveau.

Les moustiques sont, par leurs piqûres, les propagateurs de la fièvre paludéenne, et vraisemblablement aussi de la fièvre jaune. Leur destruction à bord est assez difficile. Toutefois peut-on les empêcher à peu près complètement d'embarquer en employant un ensemble de mesures de précaution, quand on fait escale dans les pays à paludisme ou à fièvre jaune. D'abord il faut si possible ne pas mouiller trop près de terre. Il faut ensuite prescrire l'emploi des moustiquaires, et veiller à ce que la sentine soit hors d'état d'offrir un milieu favorable de pullulation aux larves des moustiques. On peut en outre les éloigner des locaux de logement au moyen de certaines fumigations aromatiques (soufre, eucalyptus, camphre, etc.).

Dans les pays où ces insectes pullulent même le jour et où il faut craindre le paludisme ou la fièvre jaune, on fera bien de munir le personnel de masques en gaze fine et de gants qui mettent complètement à l'abri de l'infection.

Le rôle des cancrelats, des blattes, des mouches et autres parasites des denrées alimentaires n'est pas aussi nettement établi. Toutefois ces animaux sont susceptibles de véhiculer expérimentalement plusieurs maladies contagieuses, aussi fera-t-on bien d'assurer leur destruction dans les pays contaminés.

On voit par ce rapide exposé que les parasites du navire sont en même temps ses pires ennemis ; aussi faut-il redoubler d'efforts pour en poursuivre la destruction. Il convient de voir en eux non seulement des déprédateurs vivant aux dépens du matériel et de la cargaison, mais encore et surtout des hôtes habituels de nombreuses espèces microbiennes, dont les plus redoutables sont parfaitement transmissibles à l'homme. Et il ne suffit pas de combattre consciencieusement ces parasites, il faut aussi leur interdire autant que possible l'accès du bord pendant les escales.

Pour les rats il faut veiller qu'ils ne soient pas amenés à bord par les embarcations indigènes, et si l'on est à quai, placer sur les amarres des cônes creux métalliques ou de vannerie, à base tournée vers la terre ; ces appareils sont bien connus des navigateurs. Quant aux divers insectes on ne saurait les empêcher de monter à bord. Contre eux, la meilleure arme est la désinfection totale pratiquée souvent.

III

PROPHYLAXIE DES MALADIES ENDÉMIQUES ET ENDÉMO-ÉPIDÉMIQUES (AFFECTIONS SOLAIRES, FIÈVRE TYPHOIDE, PALUDISME, DYSENTERIE ET AFFECTIONS DU FOIE, DIARRHÉE CHRONIQUE, DENGUE ET BÉRI-BÉRI)

On appelle prophylaxie l'ensemble des moyens de défense dont nous disposons contre les maladies. Naturellement la tactique à employer varie d'une maladie à l'autre, en telle sorte qu'il y a une prophylaxie générale, constituée par les préceptes généraux de l'hygiène, et des prophylaxies spéciales contre chaque affection prise en particulier.

Nous ne saurions exposer ici en détail les données théoriques de la prophylaxie. Un tel sujet, vaste et complexe, n'a d'ailleurs rien à faire dans un manuel pratique. Aussi nous contenterons-nous de réunir, pour chaque maladie, les données essentielles de prophylaxie maritime pratique qui s'y rapportent.

Affections solaires. — Dans les pays intertropicaux, le soleil agit sur l'organisme à la manière d'un poison. La prophylaxie des affections d'origine solaire repose d'abord sur des moyens d'ordre général (doubles tentes arrosées de temps en temps, rideaux de carène du côté du soleil, ventilation optima du navire, vitesse maxima pour augmenter l'aération, etc.), ensuite sur des précautions individuelles (vêtements légers et flottants, port du casque et de lunettes fumées pour les yeux délicats, prudence constante à l'égard du soleil, etc.). Nous insistons spécialement sur l'usage des lunettes fumées. Il faut choisir des lunettes (et non des pince-nez) à verres plans, colorés en noir ou mieux en brun foncé, munies de conserves en fine toile métallique embrassant exactement le pourtour des orbites. Ces lunettes sont doublement précieuses pour le navigateur, appelé par ses occupations à fixer longuement et à fréquentes reprises la surface reverbérante de la mer. Elles évitent aux yeux les dangers de cette reverbération (coup de lumière, héméralopie, anémie de la rétine), et les protègent accessoirement contre les escarbilles ; en outre (et c'est là un fait remarquable et digne d'attention) elles diminuent dans de notables proportions la sensation de chaleur. Il semble que, tout en affaiblissant l'intensité de l'impression lumineuse reçue, les lunettes fumées affaiblissent parallèlement la sensation calorique.

Fièvre typhoïde. — La fièvre typhoïde est un danger constant pour le navire sous toutes les latitudes. Nous ne sommes plus, fort heureusement, au temps où les sentines de certains bâtiments constituaient des sortes de *viviers à bacilles typhiques*. Mais cette redoutable maladie, qui est l'accompagnement presque inévitable des agglomérations humaines, est véhiculée de préférence par les eaux et par les matières qui sont plus ou moins directement en rapport avec celles-ci, quelle que soit du reste leur nature. Il s'ensuit qu'à bord d'un navire, on doit se préoccuper de la fièvre typhoïde, et que l'on fera bien, pour s'en préserver, de veiller aux conditions de salubrité de l'eau potable, des denrées alimentaires végétales et de l'éloignement des nuisances. Pour l'eau potable, le mieux est encore de n'employer que de l'eau distillée, conservée dans des réservoirs rigoureusement propres, et distribuée par une canalisation exempte de toute souillure.

Pour les denrées alimentaires d'origine végétale, il faudra proscrire l'usage *des crudités* (salades, légumes verts, fruits ayant séjourné sur le sol), ou tout au moins, même dans les pays sains, veiller à ce que ces crudités ne soient consommées qu'après un nettoyage aussi complet que possible.

Les matières fécales sont aussi des véhicules de la fièvre typhoïde ; dans les pays typhiques, on peut même affirmer que le microbe propagateur de la maladie se rencontre souvent dans les selles de gens bien portants, d'où la nécessité de faire pratiquer des nettoyages fréquents des appareils conduisant les nuisances hors du bord, et de s'assurer constamment que ces appareils sont bien étanches et ne présentent nulle part d'infiltration susceptible de souiller les caisses à eau ou leur tuyautage.

Paludisme. — Nous avons déjà parlé sommairement de la transmission du paludisme. La question est loin d'être définitivement élucidée, mais on peut admettre dès à présent comme certaine la transmission par les moustiques. Comme prophylaxie générale, rappelons que, dans les pays palustres, on fera bien de mouiller assez loin du rivage. Les moustiquaires et les fumigations aromatiques défendront le bord contre les moustiques. Un appareil à recommander est celui qui est constitué par un tamis de gaze ou de toile métallique très fine fermant complètement la section des ouvertures extérieures (hublots, sabords, etc.). C'est d'après ce principe qu'est construit le châssis-ventilateur-moustiquaire du docteur Gatti, médecin de la marine italienne. Outre ces mesures générales, on emploie avec profit, dans les parages impaludés, le procédé de la médication préventive de la quinine (Barthélemy, Dahomey). Il y a déjà longtemps que l'on connaît l'effet curatif de ce médicament dans la fièvre paludéenne : on effectue donc une sorte de « quinisation » qui arme l'organisme contre l'infection palustre. Dans ce but on fait prendre aux hommes de l'équipage, soit des doses quotidiennes de 20 à 25 centigrammes de sulfate ou mieux de chlorhydrate de quinine, soit des doses massives de 1 gramme espacées de deux en deux ou de trois en trois jours. A défaut de quinine, l'extrait de quinquina est un préventif passablement efficace. Enfin pour augmenter la résistance organique, on fera bien d'éviter l'exposition prolongée au soleil, le surmenage, de quelque nature qu'il soit, le refroidissement, les écarts de régime, etc. Bien entendu l'eau de boisson devra être distillée, car, dans les pays impaludés, c'est à la surface des nappes d'eau que vivent les larves de moustiques, agents propagateurs de la maladie.

Dysenterie et affections du foie. — La dysenterie étant toujours d'origine hydrique, sa prophylaxie est basée sur l'usage exclusif de l'eau distillée pour la boisson. Accessoirement on se trouvera bien du port de la ceinture de flanelle, et de toutes les précautions destinées à éviter le refroidissement de l'intestin.

Une surveillance constante du régime alimentaire, la proscription des mets dits « échauffants », la conservation de la liberté du ventre, l'abstention aussi complète que possible des breuvages alcooliques permettront d'éviter les causes les plus habituelles des troubles du foie et de leurs complications.

Il faut se rappeler que les excès alcooliques sont presque toujours la cause déterminante principale des dysenteries, des congestions et des abcès du foie.

Diarrhée chronique des pays chauds. — La prophylaxie est la même que pour la dysenterie.

Dengue. — La prophylaxie de la dengue consiste essentiellement dans l'isolement des malades et dans la désinfection. Cette maladie, qui est comme la grippe des pays chauds, est pour ainsi dire inévitable quand elle sévit avec violence. On a incriminé une variété de moustiques qui contribuerait à sa dissémination.

Béri-béri. — Le béri-béri ou kakké est une maladie d'origine vraisemblablement alimentaire, qui règne dans les escales d'Extrême-Orient, et sur certains points des côtes du Brésil, de la côte occidentale d'Afrique et des îles de l'Océan. Bien que l'on n'ait pas encore élucidé complètement l'origine de la maladie, on admet généralement que, comme le scorbut (voir deuxième partie, chapitre VI). elle est due surtout à une alimentation défectueuse.

Quoiqu'elle puisse fort bien frapper des Européens, cette affection choisit de préférence ses victimes parmi les gens de couleur, surtout ceux de race jaune. Aussi a-t-elle une grande importance dans les mers de Chine, où beaucoup de navires, même les longs courriers, ont dans leur équipage un contingent relativement élevé d'Asiatiques.

Voici les conseils que donne, pour la prophylaxie à bord de cette maladie, le professeur Le Dantec, de Bordeaux. « ...Le sort des passagers indigènes dépend des mesures préventives qui sont prises par le capitaine du navire au point de vue de l'alimentation (béri-béri), de l'eau potable (dysenterie), etc. Les médecins d'émigrants doivent s'attendre à voir éclater le béri-béri, si l'alimentation des émigrants indigènes se compose exclusivement de riz et de poisson salé. La meilleure façon de prévenir l'apparition du béri-béri est d'ajouter à la ration : 1° de la graisse de porc ; 2° de faire alterner la délivrance du poisson salé avec du lard salé ; 3° enfin d'administrer, une ou deux fois par semaine, de la viande fraîche de porc ou de bœuf, si cela est possible. Inutile d'ajouter qu'il faut ample provision d'oignons, de pulpe de tamarin, de poivre, de sel, d'ail, etc. »

Quoique le rôle des blattes dans la propagation du béri-béri soit assez hypothétique, il sera bon de désinfecter le navire qui aura été contaminé par cette maladie.

IV

PROPHYLAXIE SPÉCIALE

I. **Maladies pestilentielles.** — En matière de législation sanitaire maritime, on désigne sous le nom traditionnel de maladies pestilentielles trois affections épidémiques généralement mortelles, que les anciens, faute de les pouvoir distinguer entre elles, désignaient par le terme général de pestes.

Ces trois maladies dites pestilentielles sont : la peste, le choléra, et la fièvre jaune. Nous allons en indiquer la prophylaxie. Evidemment, il ne serait pas inutile d'en retracer sommairement la description clinique ; nous n'en ferons rien, cependant, pas plus que nous n'avons décrit les affections endémiques ou endémo-épidémiques, pas plus que nous ne décrirons plus loin les maladies contagieuses. Cette étude sort manifestement du cadre de ce livre, dans lequel doivent seulement trouver place des conseils pratiques, permettant de résoudre par exemple le problème suivant :

« Votre navire mouillant dans un port contaminé par le choléra, quelles mesures devez-vous prendre pour empêcher cette maladie d'envahir le bâtiment placé, avec son personnel, sous votre responsabilité? »

Peste. — La prophylaxie de la peste, au point de vue

de l'invasion territoriale, est définie par les règlements de la législation sanitaire maritime. Nous renvoyons donc au tome II de cet ouvrage pour l'étude de cette importante question.

A bord du navire il faut être prêt à se défendre contre l'invasion pesteuse. Nous avons déjà vu que la maladie s'embarque avec les hommes, les animaux et certaines marchandises. Les pestiférés sont faciles à distinguer, et dans un port contaminé, le capitaine fera bien de défendre l'accès de son bâtiment à tout indigène suspect. Les marchandises provenant de pays contaminés devront toujours être désinfectées à l'arrivée. Pendant le parcours, elles sont arrimées dans les cales et somme toute relativement peu dangereuses durant la traversée. Mais les plus redoutables agents de propagation de la peste, à bord, ce sont les rats, et particulièrement les puces qui vivent sur ces animaux. Nous avons déjà parlé de cette question. Les puces vivant sur un rat pesteux abandonnent l'animal aussitôt après sa mort, et cherchent alors un nouvel hôte; elles vont de la sorte s'établir sur la peau des hommes, et, par leurs piqûres, déterminent une véritable inoculation pesteuse. On voit, par ce rapide exposé, combien la présence presque inévitable de rats à bord d'un navire, constitue un danger dans un port pestiféré. Les moyens dont on dispose pour débarrasser le bâtiment de ces hôtes néfastes sont assez nombreux, et d'efficacité variable. La première mesure qui s'impose consiste à leur interdire autant que possible les possibilités d'embarquement. A cet effet, l'emploi des chats n'offre guère d'efficacité, car ces animaux, toujours bien nourris à bord des bateaux, n'ont plus qu'une animosité très atténuée à l'encontre de leurs ennemis héréditaires. L'invasion se fait généralement quand le navire est relié à la terre par des amarres. Dans ce cas, les rats montent à bord au moyen de ce chemin improvisé. Pour les en empêcher, on place sur chaque amarre un petit appareil constitué par un entonnoir, à concavité tournée vers la terre. Pour que ce procédé soit réellement efficace, il faut que le rayon de la base de l'entonnoir soit sensiblement plus long que le corps d'un rat de forte taille. Enfin, on peut, par un surcroît de précautions, placer tout au fond de l'entonnoir un petit tampon d'étoupe imbibée d'une substance volatile d'odeur désagréable aux rats (formol, hypochlorite de chaux, etc.).

La destruction des rats existant à bord peut s'obtenir de plusieurs manières. On peut d'abord employer les appâts empoisonnés, mais ce procédé doit être abandonné. En effet, d'une part la préparation de ces appâts n'est pas sans danger, et les rats ne s'y laissent du reste pas toujours prendre ; d'autre part, lorsqu'ils ont par mégarde absorbé lesdits appâts, ils s'en vont mourir dans les recoins les plus inaccessibles, où leurs cadavres putréfiés répandent rapidement une odeur infecte. La stérilisation des compartiments par la vapeur est un bon procédé, mais applicable seulement aux locaux de petites dimensions. La méthode de choix consiste dans l'emploi

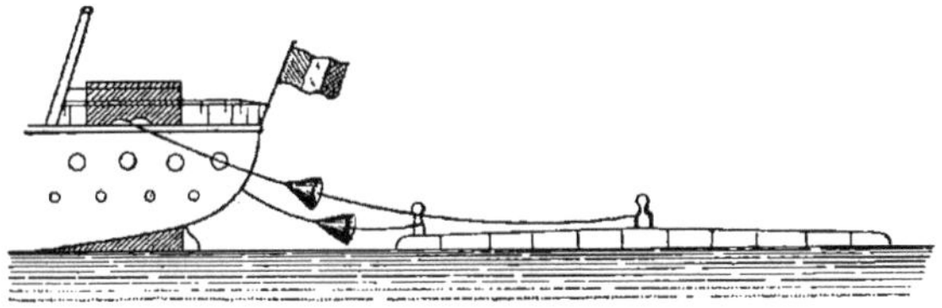

Fig. 11.

des vapeurs asphyxiantes, qui tuent les rats sur place, sans leur laisser le temps de gagner un gîte difficilement accessible. On a le choix entre les divers procédés que nous avons signalés à propos de la désinfection du navire ; il faut se rappeler toutefois que la destruction des rats à bord des navires provenant des pays pestiférés ou simplement suspects de peste a été rendue obligatoire par décret du 21 septembre 1903. Ce même décret prescrit l'emploi exclusif d'appareils dont l'efficacité a été reconnue par le Comité consultatif d'hygiène publique de France. (Voir également le décret du 4 mai 1906 sur la dératisation des navires.)

La prophylaxie du personnel a aussi une grande importance. La propreté devra être rigoureuse. On devra défendre aux hommes de marcher pieds nus sur le pont, pendant tout le temps du séjour au mouillage en pays suspect. Ici encore nous répéterons les recommandations générales déjà si souvent indiquées au cours de ce manuel. Isolement de tout cas suspect, désinfection absolue des ustensiles usuels, linge, etc. ; crémation des déchets, etc. En cas de décès, immersion et désinfection complète. Enfin on a expérimenté l'emploi de sérum et de vaccins antipesteux, qui donnent une immunité plus ou moins complète et plus ou moins longue. Ce procédé est appelé à être, dans un avenir prochain, le meilleur moyen de prophylaxie immédiate à bord des navires.

Choléra. — Pour le choléra, comme pour la peste et la fièvre jaune, un ensemble de règlements sanitaires assure la protection territoriale. A bord, la prophylaxie du choléra comprend, naturellement, des mesures contre l'invasion, et en outre des mesures à prendre après éclosion de l'épidémie à bord.

Le choléra est généralement importé à bord avec l'eau, les légumes crus, coquillages, fruits, etc. Il faudra donc en pays contaminé proscrire absolument la consommation des crudités et des coquillages, autoriser seulement l'eau distillée ou l'eau bouillie comme boisson et pour les préparations culinaires, et enfin veiller à ce que l'eau embarquée pour les autres usages (chaudières) ne puisse être consommée directement. Le linge sale peut aussi véhiculer le choléra, d'où défense d'embarquer du linge sale à bord, et ordre de faire blanchir tout le linge à bord, pour lui éviter les chances de contamination dans les blanchisseries à terre.

Mais c'est surtout par l'homme que se fait la propagation de la maladie. Les sujets souillés de germes cholériques en transportent à bord sur leurs habits, sur leurs mains, etc. Un mode fréquent de contamination, comme le fait très justement remarquer le docteur Belli, de la marine italienne, c'est la souillure des robinets des charniers par les mains des passagers. Tel individu, dont les mains sont souillées de germes cholériques, en essuyant avec ses doigts un robinet de charnier, amorce en quelque sorte la maladie pour celui qui va venir s'y désaltérer. On voit par là la nécessité de tenir les charniers rigoureusement propres, et de substituer aux systèmes à embouchures le système à la « régalade » qui supprime cette cause de grave danger.

Enfin comme le principal véhicule de la maladie est constitué par les matières fécales, il est indispensable de veiller au bon fonctionnement et à l'étanchéité des water-closets, et de faire procéder le plus souvent possible à leur désinfection complète.

Pour que la prophylaxie soit parfaitement efficace, il convient, en résumé, de se conformer à l'ensemble des prescriptions suivantes, quand le navire séjourne dans un port contaminé ou suspect.

1° Emploi exclusif de l'eau distillée ou bouillie et des mets parfaitement cuits pour l'alimentation ;

2° Lessivage à bord de tout le linge sale ;

3° Propreté individuelle et générale rigoureuse ;

4° Distribution de l'eau potable par des charniers d'un système offrant toutes les garanties de sécurité ;

5° Nettoyage, après examen quotidien, des différents water-closets, et désinfection le plus souvent possible ;

6° Enfin dans le cas où la maladie sévit franchement à terre, il sera indispensable de consigner tout l'équipage à bord pendant toute la durée du séjour, et en outre on fera bien, après l'embarquement des passagers, de rester mouiller pendant quatre ou cinq jours, de façon à ne partir qu'après être à peu près sûr de n'avoir aucun cholérique à bord.

Dans ce dernier cas, on utilisera ce séjour en rade pour désinfecter le plus complètement possible la cargaison et le linge des passagers. A l'arrivée à destination, une désinfection totale débarrassera le navire de toute contagiosité.

Fièvre jaune. — Le mode de propagation de la fièvre jaune n'est pas encore complètement connu. On sait seulement que le microbe qui cause cette maladie se développe dans les milieux chauds et humides, ce qui explique l'intensité avec laquelle la fièvre jaune progresse à bord des navires. En outre, sans qu'il faille négliger les causes de contamination par l'homme, la cargaison et les aliments, on peut affirmer que la voie d'envahissement est surtout aérienne, et que, par cette voie, la fièvre jaune envahit le navire, grâce à la complicité des moustiques. Il semble même qu'une variété spéciale de moustiques, le *stegomya fasciata*, ait la faculté exclusive de propager la maladie.

Ici encore la prophylaxie comprend des mesures préventives et des mesures combatives.

Comme mesures préventives, il faut d'abord mouiller, si possible, loin de la côte, au vent de terre, et loin de tout navire suspect. On empêchera l'invasion des moustiques :

1° Au moyen de moustiquaires, masques, gants et fumigations (voir prophylaxie du paludisme) ;

2° En désinfectant les sentines, les doubles-fonds, etc. ;

3° Si possible en consignant l'équipage et les passagers.

Si la maladie éclate à bord, il faudra :

1° Isoler tous les cas suspects, en protégeant soigneusement les malades contre les piqûres des moustiques qui iraient ensuite porter l'infection à travers tout le navire ;

2° Désinfecter au plus tôt les cales, et si possible tous les compartiments qui attirent les moustiques par leur température élevée ou leur humidité ;

3° Quitter au plus tôt le pays, après y avoir laissé les malades contagieux et après désinfection ;

4° Si possible gagner au plus vite des parages froids dans lesquels les moustiques perdent leur vitalité ou meurent ;

5° Enfin, dans tous les cas, faire subir au navire une désinfection totale à l'arrivée, avant de commencer le déchargement de la cargaison.

Les essais de sérothérapie ne donnent pas pour l'instant des résultats satisfaisants. Enfin il faut savoir qu'une première atteinte confère une immunité variable, qui disparaît après un séjour prolongé hors des pays contaminés.

L'acclimatement augmentant la résistance à la maladie, il en résulte que les hommes acclimatés devront être employés de préférence aux travaux pénibles dans les pays à fièvre jaune.

II. **Autres maladies contagieuses.** — Nous ne citerons dans ce chapitre que les affections contagieuses les plus graves et les plus répandues, jugeant inutile de répéter, au sujet des maladies exceptionnellement observées à bord des navires, des préceptes d'hygiène générale que l'on a déjà trouvés reproduits à maintes reprises dans ces considérations sur les prophylaxies. Qu'il soit bien entendu, par conséquent, que, en principe, la prophylaxie d'une maladie contagieuse, quelle qu'elle soit, repose sur les données de l'hygiène navale pratique : propreté, éloignement des nuisances, stérilisation des aliments et des objets usuels, désinfection du navire, isolement des cas suspects.

TUBERCULOSE. — Nous avons déjà indiqué (deuxième partie, chapitre VII) les mesures à prendre pour organiser la lutte contre la tuberculose à bord. Cependant, il convient d'ajouter quelques mots à ce qui a été dit précédemment. Dans le chapitre sur les « Ennemis du marin », nous ne nous occupions que de la prophylaxie parmi l'équipage. On conçoit que, de plus, les passagers et la cargaison puissent contribuer à infecter le navire. Pour la cargaison, la chose est assez peu certaine ; les bestiaux tuberculeux, les plus sujets à caution dans le cas particulier, semblent devoir être mis hors de cause, tant qu'il ne sera pas absolument démontré que la tuberculose bovine est transmissible directement à l'homme. Quant à la viande tuberculeuse, comme elle n'est consommée qu'après stérilisation par la chaleur employée pour la cuire, elle ne saurait non plus être incriminée. Par contre, les passagers sont un réel danger, et il est bien difficile, même à un médecin, de pouvoir interdire l'accès du navire aux tuberculeux contagieux : aussi le mieux est-il de faire de la prophylaxie préventive, en adoptant, pour les logements des passagers, les mesures hygiéniques nécessaires (nettoyage avec un faubert humide, aération et ventilation suffisantes, large distribution de la lumière solaire dans les appartements, crachoirs nombreux, d'un usage commode et d'un nettoyage facile. Toutes les fois qu'il aura été avéré qu'une cabine a été habitée par un sujet tuberculeux, on procédera à la désinfection totale de ce local.

Diphtérie. — La diphtérie n'envahit qu'exceptionnellement la collectivité du navire. Elle peut s'y manifester en revanche par des cas isolés provenant d'une contamination due à des sujets embarquant alors qu'ils sont en convalescence. (C'est qu'en effet le bacille de la diphtérie persiste dans les fosses nasales et l'arrière-gorge bien longtemps après la guérison.) Ici encore, il faudra avoir recours à tous les préceptes d'hygiène générale. Si un cas de diphtérie se produit en cours de route, on isolera le malade, et on désinfectera tous ses objets personnels.

Grippe. — La grippe se répand avec une grande rapidité à bord des navires. Elle atteint de préférence les sujets mis en état de moindre résistance par le froid ou par une affection légère des voies respiratoires (rhume de cerveau ou rhume de poitrine).

Justiciable des mesures générales, comme toutes les maladies infectieuses, la grippe demande, en outre, une défense rigoureuse contre le refroidissement. Un bateau naviguant dans les pays froids avec un chauffage insuffisant est à peu près immanquablement voué à la grippe.

Oreillons. — Ici encore il faut avoir recours aux mesures générales en insistant sur la nécessité d'employer des crachoirs et d'éviter l'usage en commun des gobelets et des couverts, la maladie atteignant notamment les glandes salivaires.

Fièvres éruptives. — La variole, la scarlatine, la rougeole et la varicelle, pour ne citer que les principales, peuvent se développer à bord des navires. Quand un cas suspect est constaté, il faut pratiquer, selon la règle, l'isolement du malade et la désinfection de ses effets.

Enfin nous rappelons aux capitaines au long cours que, en ce qui concerne la variole, elle ne devrait jamais exister à bord parmi l'équipage, si la vaccine était rigoureusement appliquée : il existe dans tous les ports des services gratuits de vaccination.

CINQUIÈME PARTIE

CONNAISSANCES MÉDICALES ÉLÉMENTAIRES

A L'USAGE DES CAPITAINES COMMANDANT LES NAVIRES A BORD DESQUELS IL N'EST PAS EMBARQUÉ DE MÉDECIN

Le capitaine du navire à bord duquel il n'est pas embarqué de médecin supporte de ce fait une responsabilité nouvelle et non pas la moins lourde.

C'est à lui, en effet, qu'incombe la charge de soigner ses hommes, c'est-à-dire de leur procurer toujours des conditions d'existence hygiéniques, et lorsque la maladie vient à les frapper, de combattre le plus efficacement possible cette maladie, grâce aux moyens qui sont mis à sa disposition par le soin de ses armateurs.

Quelques conseils d'ordre général ne seront assurément pas inutiles au début de cette partie du petit manuel que nous offrons comme guide aux capitaines de la marine marchande.

Et tout d'abord, il faut ne jamais trop préjuger de ses connaissances médicales. Rien n'est plus dangereux, en effet, pour une personne étrangère à la profession de médecin, que la lecture d'ouvrages techniques à peu près incompréhensibles. Tout aussi dangereux, sinon plus, sont ces traités de médecine à l'usage des gens du monde, où, malheureusement, à côté de très bonnes choses, se glissent trop souvent des notions empreintes d'un caractère de haute fantaisie.

Il faut donc faire table rase de tous ces souvenirs mal digérés, et se contenter de faire de la pratique médicale avec son bon sens en s'aidant en outre de quelques petites indications exclusivement pratiques que l'on trouvera dans les chapitres qui vont suivre.

La même prudence est à recommander pour l'administration des médicaments. On verra plus loin combien c'est là une question délicate. Elle demande la plus grande attention. En premier lieu il ne faut donner un médicament que lorsqu'il est *absolument indiqué.* Ensuite il faut en donner une dose convenable, jamais supérieure aux quantités indiquées plus loin. Enfin il ne faut pas administrer un médicament au lieu d'un autre, et surtout, il faut se tenir toujours en garde contre les fatales méprises consistant à faire prendre par mégarde à un malade une quantité, si petite soit-elle, d'un produit toxique. Pour parer à de semblables éventualités il faut :

1° Tenir toujours la pharmacie du navire dans un ordre parfait, ne rien laisser à la traîne et ne laisser sous aucun prétexte les médicaments à la disposition du personnel.

2° Avoir soin de placer une étiquette bien apparente, en papier rouge, portant la mention *poison,* sur tout flacon, pot, paquet médicinal, etc., dont le contenu est toxique.

C'est donc avec cette extrême prudence que l'on entreprendra de soigner les malades.

On se gardera d'essayer sur eux les remèdes dits de

« bonnes femmes », procédés empiriques parfois utiles ou inoffensifs, mais souvent dangereux.

Et surtout on se souviendra qu'il faut laisser à la nature le soin d'apporter son habituelle contribution à la guérison des maladies. Entraver l'action réparatrice de la nature est le pire résultat d'une médication compliquée et fantaisiste.

Prudence, minutie, propreté et surtout bon sens, voilà les qualités grâce auxquelles on pourra tirer un parti satisfaisant des quelques conseils pratiques qui font l'objet des chapitres suivants.

Les navires de commerce sont pourvus d'une infirmerie à laquelle est annexée une pharmacie et un matériel instrumental qui varie d'importance selon le navire considéré.

On trouvera à bord l'énoncé in-extenso de la circulaire ministérielle du 3 juillet 1896, qui a fixé les médicaments et objets de pansements dont les navires de commerce doivent être pourvus.

En outre une circulaire ministérielle du 4 mars 1899 dit que tout navire de commerce armé au long cours, à bord duquel un médecin sera embarqué, devra être pourvu de 10 doses de sérum antidiphtéritique, ainsi que d'une seringue à injections spéciales.

Enfin l'ordonnance du 4 août 1819 indique les conditions dans lesquelles doit être faite la visite des coffres avant le départ.

Bien entendu les conseils élémentaires pratiques qui vont suivre sont avant tout destinés aux capitaines des navires à bord desquels il n'est pas embarqué de médecin.

Nous leur recommandons de ne jamais négliger, dès qu'ils arriveront dans une escale avec des hommes malades à bord, de faire appeler, si possible, un médecin, qui examinera les malades, vérifiera le traitement institué, et donnera des conseils pour la marche à suivre après le départ.

II

LE COFFRE A MÉDICAMENTS DES NAVIRES DÉPOURVUS DE MÉDECINS CONSEILS PRATIQUES A L'USAGE DES CAPITAINES MÉDICAMENTS POUR L'USAGE INTERNE ET MÉDICAMENTS POUR L'USAGE EXTERNE PRÉPARATION DES REMÈDES COURANTS TOXICITÉ DES MÉDICAMENTS

Ce manuel étant avant tout destiné aux officiers de la marine du commerce, et plus particulièrement aux capitaines des navires dépourvus de médecins, il a paru nécessaire de réunir dans un chapitre spécial la description du coffre à médicaments des navires, ainsi que les conseils pratiques destinés à en faciliter l'usage et à en permettre la meilleure utilisation possible.

I. **Coffre à médicaments des navires à bord desquels il n'est pas embarqué de médecin.** — Voici quelle est la composition de ce coffre; « les quantités, dit la dépêche ministérielle du 3 juillet 1896, y ont été prévues pour un équipage de 30 à 60 hommes et pour une campagne de 6 mois à 1 an. »

NOMENCLATURE	QUANTITÉS	OBSERVATIONS
1° — Médicaments pour l'usage interne.		
Alcoolat de cochléaria . .	500 gr.	
Alcoolé de quinquina . .	1 litre	
Antipyrine	50 gr.	En paquets de 50 centigr.
Chlorate de potasse . . .	200 gr.	— 4 grammes
Chlorhydrate de quinine .	200 gr.	— 50 centigr.
Ether sulfurique	100 gr.	
Extrait de réglisse . . .	1.000 gr.	
Huile de ricin.	500 gr.	
Ipéca en poudre	100 gr.	— —
Laudanum de Sydenham .	100 gr.	Mettre sur le flacon une étiquette rouge portant le mot « *poison* »
Opiat (Copahu et Cubèbe) .	500 gr.	
Salicylate de soude . . .	100 gr.	En paquets de 2 grammes
Sous-nitrate de bismuth. .	300 gr.	— 4 —
Sulfate de soude	1.000 gr.	— 40 —
2° — Médicaments pour l'usage externe.		
Acide borique.	300 gr.	En paquets de 30 grammes
Acide phénique en solution dans glycérine à poids égaux	1.000 gr.	500 grammes acide phénique font 89 centilitres ; 500 gr. glycérine. Sert à préparer la solution suivante. Mettre sur la bouteille une étiquette rouge portant le mot « *poison* »
Acide phénique en solution à 5 p. 0/0	2 litres	Pour s'en servir directement en l'étendant de moitié d'eau bouillie.
Alcool camphré	1 litre	
Chlorure de chaux sec . .	10.000 gr.	Désinfectant.
Diachylon	2 rouleaux	
Farine de graine de lin déshuilée	2.000 gr.	
Iodoforme	100 gr.	
Onguent mercuriel simple .	200 gr	
Pommade d'Helmeric . .	500 gr.	
Sinapismes (Moutarde en feuilles).	2 boîtes	
Sparadrap vésicant . . .	1 rouleau	
Teinture d'iode	200 gr.	
Vaseline boriquée au dixième.	500 gr.	

NOMENCLATURE	QUANTITÉS	OBSERVATIONS
3° — Objets de pansements.		
Bandages de corps . . .	4	
Doigtiers en peau de mouton	5	
Suspensoirs	3	
Triangles variés (Echarpes et bandages dont 2 écharpes de Mayor)	10	
Bandes de gaze purifiée phéniquée de 5 mètres sur. . . 0.05	10 bandes	
0.07	20 —	
0.10	20 —	
Bandes roulées en toile assorties de 6 à 10 mètres.	5.000 gr.	
Bandes en caoutchouc de 6 mètres	1 bande	
Compresses de gaze phéniquée purifiée en paquets de 10. grandes	10 paquets	
moyennes	10 —	
petites	10 —	
Coton absorbant dit hydrophile phéniqué . . .	3 —	En paquets de 500 grammes.
	10 —	— 50 —
	20 —	— 25 —
Etoupe purifiée phéniquée en paquets de 250 gr. .	8	
Gaze purifiée phéniquée .	5 mètres	En paquets de 1 mètre.
	15 mètres	— 5 —
Linge à pansements (Grand linge)	20.000 gr.	
Toile caoutchoutée mince .	10 mètres	
4° — Appareils, instruments et ustensiles.		
Attelles avec drap fanon formant appareil . . .	1 appareil	Pour la cuisse.
	1 —	Pour la jambe.
	1 —	Pour le bras.
	1 —	Pour l'avant-bras.
Bandage herniaire avec sous-cuisses	2	Droit.
	2	Gauche.
Capsules à fond plat en tôle émaillée de 1 litre . .	1	
Ciseaux forts de lingerie .	1	
Compte-Gouttes	1	
Courtines (fioles à potion de 125 grammes). . .	5	
Epingles anglaises de sûreté	2 boîtes	
Eprouvette graduée de 30 grammes	1	

NOMENCLATURE	QUANTITÉS	OBSERVATIONS
Irrigateur garni (système Eguison)	1	
Pince à dissection . . .	1	
Plateau réniforme en tôle émaillée moyen . . .	1	
Seringues à injection en verre.	4	
Sondes en caoutchouc vulcanisé (dites de Nelaton nº 13)	2	
Spatule en buis	1	
Urinal en verre fort . . .	1	

Telle est la composition du coffre grâce auquel les capitaines de navire pourront prodiguer leurs soins aux malades qu'ils auront à bord. Nous allons en passer en revue le contenu, en indiquant rapidement, pour chaque médicament, sa nature, son origine, ses applications médicales et son mode d'emploi.

II. **Médicaments pour l'usage interne.** — Alcoolat de cochléaria. — Macération dans l'alcool des diverses parties de la plante connue sous le nom de cochléaria ou herbe aux cuillers. Il s'emploie surtout en gargarismes (1 cuillerée à café dans un verre d'eau) contre les maladies des gencives et le scorbut, soit en potions, à raison d'une cuillerée à bouche d'alcoolat pour un grand verre d'eau sucrée (à boire dans la journée).

Alcoolé de quinquina. — Extrait alcoolique de quinquina, écorces végétales de diverses variétés. C'est un tonique, un stimulant, un fébrifuge assez actif, quand il est frais contre la fièvre paludéenne. On l'administre surtout aux malades entrant en convalescence, aux impaludés et aux anémiés, aux gens qui ont éprouvé une grande fatigue physique, etc. à la dose de 40 gouttes d'alcoolé dans de l'eau ou du vin sucrés, ou sous forme de vin de quinquina (60 grammes d'alcoolé pour un litre de vin), pris à raison d'un verre à Bordeaux par jour, après les repas. Enfin l'alcoolé de quinquina peut être avantageusement associé, à parties égales (une cuillerée à café de chaque), à l'alcoolat de cochléaria, le tout dilué dans un verre d'eau, comme gargarisme antiscorbutique.

Antipyrine. — Poudre cristalline, inodore, de saveur amère, employée pour combattre les douleurs vives des jointures, les rages de dents, migraines, etc. — C'est un calmant qu'il faut manier avec une certaine prudence. Commencer par avaler un paquet (50 centigrammes) ; si la douleur ne diminue pas au bout d'un bon quart d'heure, prendre un second paquet ; il sera bon de ne pas absorber plus de trois paquets au maximum dans les 24 heures. Quand l'absorption de l'antipyrine donne des douleurs de reins ou fait apparaître de petites taches rouges sur la peau, il faut s'abstenir absolument d'en prendre.

Pour absorber ce médicament, dont la saveur est très désagréable, le mieux est de le renfermer dans une feuille de papier à cigarettes que l'on roule en boule sans serrer, et qu'on avale avec un verre d'eau.

Chlorate de potasse. — Substance chimique blanche, de saveur presque nulle, ayant une action légèrement antiseptique et astringente. S'emploie en gargarismes à la dose d'un paquet (4 grammes) dans un grand verre d'eau tiède, dans tous les maux de gorge, de gencives, etc. Il ne faut pas craindre d'en avaler un peu, car cette substance n'est pas sensiblement toxique et par contre dans les maux de gorge, le gosier étant enflammé profondément, cette ingestion ne peut faire que du bien.

Chlorhydrate de quinine. — Sel blanc, de saveur amère, employé pour combattre la fièvre. On le donnera dans les cas de fièvre paludéenne à la dose de 1 à 3 paquets par jour (0,50 centigrammes à 1 gr. 50) selon l'élévation de la température (voir chapitre III), de la même façon que l'antipyrine. Toutefois il sera préférable d'en faire suivre l'absorption d'une tasse de thé très chaud, qui accélère la diffusion du médicament.

Ether sulfurique. — Liquide incolore, très mobile et très volatil, d'odeur très forte, de saveur légèrement cuisante, puis très fraîche et un peu sucrée. — Il faut avoir soin de tenir ce médicament dans un flacon bien bouché et à l'abri de la lumière. Enfin ne jamais déboucher un flacon d'éther dans le voisinage d'une flamme si faible soit-elle, car les vapeurs d'éther sont éminemment inflammables.

L'éther peut s'employer :

1° Comme excitant (verser quelques gouttes sur un mouchoir que l'on place devant la bouche et les narines du malade en l'engageant à respirer fortement), dans les cas de syncope, évanouissements, nausées, vertiges, faiblessses, etc., mais il ne faut pas prolonger longtemps cette médication, qui, à la longue, devient au contraire endormante ;

2° Comme calmant dans les crampes d'estomac, coliques, douleurs d'entrailles, à la dose de 20 gouttes dans un verre d'eau sucrée. Quand les coliques s'accompagnent de diarrhée on peut administrer une potion contenant :

Ether	20 gouttes
Laudanum.	10 —
Eau sucrée.	1 verre à boire

A prendre en 3 ou 4 fois à un quart d'heure d'intervalle.

EXTRAIT DE RÉGLISSE. — Extrait végétal débité en bâtonnets que l'on donne à sucer aux malades qui toussent beaucoup ou qui sont enroués. On peut, en faisant dissoudre cet extrait dans de l'eau bouillie, faire une boisson rafraîchissante, recommandée pour les hommes atteints de chaudepisse, au début de la maladie, quand les douleurs, en urinant, sont très vives.

HUILE DE RICIN. — Huile extraite des semences du ricin. Purgatif doux qui convient surtout dans les cas de constipation ne s'accompagnant ni d'embarras gastrique ni de migraine, ni de fièvre. Recommandé pour les malades alités quand ils restent plus de 2 jours sans aller à la selle.

IPÉCA EN POUDRE. — C'est une racine médicinale pulvérisée, de couleur jaunâtre, d'odeur fade, dont l'ingestion provoque des vomissements quand la dose atteint environ 50 cgr. A la dose de 1 gr. 50 (3 paquets), l'ipéca est un vomitif infaillible. On l'administre dans un peu d'eau, et dès que les nausées se font sentir, on fait absorber au malade plusieurs verres d'eau tiède provoquant ainsi, à la faveur des vomissements, un véritable lavage et nettoyage de l'estomac. Nous verrons, dans les chapitres suivants, les principales indications de ce médicament.

LAUDANUM DE SYDENHAM. — Dissolution d'opium dans l'alcool. C'est un calmant efficace, surtout contre les coliques et la diarrhée. On le donne alors à la dose de 10 à 20 gouttes, associé ou non à l'éther (voir plus haut) ou au sous-nitrate de bismuth (voir plus loin). Pour les enfants, la dose est de une goutte par année d'âge (pour un enfant de 13 ans donner 13 gouttes de laudanum). — Extérieurement, c'est un calmant relatif : un petit tampon, imbibé de laudanum, placé dans une dent creuse douloureuse, calme assez bien une névralgie dentaire. Dans le cas de douleurs d'oreille, 4 à 5 gouttes dans le conduit auditif, après lavage à l'eau boriquée tiède, atténuent également la souffrance. — En cas de coliques très violentes, on donnera un lavement d'un demi-verre d'eau tiède contenant 15 gouttes de laudanum.

Opiat (Mélange de deux produits végétaux, l'oléorésine de copahu, et le poivre de cubèbe). — Ce médicament s'administre dans les cas de chaude-pisse, quand la période douloureuse du début est terminée. On donne l'opiat sous forme de boulette de la grosseur d'une noix par 24 heures (diviser au moins en deux portions). En cas de maux de reins ou de diarrhée, cesser momentanément de donner ce remède.

Sous-nitrate de bismuth. — Poudre blanche, sans odeur, ni saveur. Se donne en cas de diarrhée à la dose d'un demi-paquet (2 grammes) à 1 paquet (4 grammes), soit par fractions, roulées dans du papier à cigarettes, soit en potion, dans un verre d'eau sucrée additionné de 20 gouttes de laudanum (à prendre dans les 24 heures). Agiter toujours la potion avant de boire, car ce sel est insoluble dans l'eau, et se dépose rapidement au fond du verre.

Salicylate de soude. — Poudre blanche, inodore, à saveur à la fois douceâtre et très légèrement salée.

C'est le remède par excellence des douleurs rhumatismales qui attaquent surtout les jointures. On donne 1 à 2 paquets (2 à 4 grammes, *et jamais plus*) dans un verre d'eau sucrée par 24 heures. Cesser dès que l'effet est produit.

Sulfate de soude. — Sel incolore, inodore, à saveur d'eau de mer. Purgatif énergique à la dose d'un paquet (40 grammes). On fait dissoudre la dose dans un verre d'eau *tiède* ; on laisse refroidir, et on administre la purge, que l'on fait suivre de plusieurs tasses de thé léger. A la dose de 1/2 paquet (20 grammes), on obtient un effet moindre (laxatif), mais suffisant dans les cas de constipation légère ne s'accompagnant pas de fièvre. Ce purgatif se prend à jeun.

III. **Médicaments pour l'usage externe.** — ACIDE BORIQUE. — S'emploie en solution (un paquet de 30 grammes dans un litre d'eau distillée bouillie). C'est un antiseptique non toxique employé surtout pour les soins des muqueuses (Yeux, gorge, fosses nasales, etc.).

ACIDE PHÉNIQUE. — Antiseptique puissant, d'odeur forte, de saveur caustique, dont l'absorption est particulièrement dangereuse : elle amène un empoisonnement compliqué de brûlures internes et de lésions graves des reins pouvant occasionner la mort. Aussi faut-il avoir soin de munir d'étiquettes rouges portant en grosses lettres la mention « poison », tous les flacons contenant des solutions plus ou moins fortes d'acide phénique.

A l'extérieur l'acide phénique concentré appliqué sur la peau ou sur les muqueuses produit de véritables brûlures s'accompagnant souvent d'accidents d'empoisonnement général.

Il faut veiller soigneusement à ne pas commettre de méprises, et à ne pas employer, par exemple, une solution phéniquée à la place d'une solution d'acide borique.

On trouve, dans les coffres à médicaments : 1° Une solution concentrée, *à poids égaux*, d'acide phénique et de glycérine. Cette solution ne doit *jamais* être employée pure. En versant 3 éprouvettes graduées (9 centilitres) de cette solution dans un litre d'eau bouillie, on obtient une solution phéniquée qui correspond à peu près au titre de 5/100.

2° Une solution toute prête à 5/100. — Cette solution s'emploie mélangée à l'eau chaude à parties égales. Cette solution à 5/100 s'emploie dans la pratique de l'antisepsie (Voir chapitre XI).

ALCOOL CAMPHRÉ. — Dissolution de camphre dans l'alcool. S'emploie pur en frictions et massages dans les cas de douleurs des muscles, tours de reins, fatigue, courbature, foulures, entorses, etc.

Etendu d'eau, il sert à imbiber les compresses que l'on applique sur les entorses et les contusions.

CHLORURE DE CHAUX. — Produit blanc, d'odeur chlorée. C'est un désinfectant qui a surtout la propriété de masquer les mauvaises odeurs en leur substituant son odeur particulièrement forte. Aussi est-il surtout indiqué pour désinfecter les water-closets collectifs.

DIACHYLON. — Emplâtre solidifié sur un tissu. Ce vieil emplâtre peut rendre de grands services dans les cas suivants : Pour rapprocher les lèvres d'une plaie, pour faire cicatriser les ulcères, les plaies occasionnées par des furoncles ou des panaris, etc. Nous indiquerons, à propos de ces divers accidents, la façon d'utiliser le diachylon.

FARINE DE GRAINE DE LIN DÉSHUILÉE. — Sert à faire des cataplasmes émollients. Mais il vaut mieux, dans tous les cas, préférer un cataplasme de coton ou d'étoupe d'eau bouillie chaude simple ou phéniquée et recouverte d'un morceau de toile caoutchoutée débordant légèrement le cataplasme. Le tout est maintenu en place par un bandage.

IODOFORME. — Poudre jaune d'odeur très désagréable. On l'emploie pour le traitement des plaies et surtout des chancres, quand il n'y a ni gonflement, ni inflammation violente. Il faut en user très modérément et en suspendre l'emploi s'il produit sur la peau du malade une éruption de petites taches rouges.

Onguent mercuriel. — Cet onguent s'emploie : 1° En frictions très légères et en pansements sur toutes les glandes ou grosseurs des aines, des aisselles, etc., et sur le testicule atteint de gonflement chez les gens qui ont la chaudepisse. 2° En frictions énergiques précédées d'un savonnage au savon noir, chez les gens atteints de morpions. Cesser s'il se produit de l'irritation de la peau ou de l'inflammation dans la bouche.

Pommade d'Helmérich. — Pommade à base de soufre et de carbonate de potasse. S'emploie en frictions contre la gale et en général toutes les affections, démangeaisons consécutives à la malpropreté. On devra les faire précéder de grands bains et ne pas en faire, si possible, plus de 3 ou 4 séances de frictions.

Sinapismes. — Mixtures à base de moutarde, que l'on emploie sous forme de feuilles ; on trempe cette feuille dans de l'eau tiède et on l'applique à l'endroit voulu discrètement sur la peau. Laisser au maximum un quart d'heure. Indiqué toutes les fois qu'il y a lieu de faire de la révulsion (Voir chapitre XIX).

Sparadrap vésicant. — On fait chauffer le vésicatoire, puis on l'applique avec soin. Après 12 heures on l'enlève et on panse la petite brûlure ainsi produite avec de la vaseline boriquée. S'emploie pour combattre le point de côté persistant.

Teinture d'iode. — Dissolution d'iode dans l'alcool. S'emploie surtout en badigeonnages sur la poitrine dans les rhumes et bronchites. On l'utilise encore en badigeonnages sur les jointures gonflées et douloureuses, surtout les genoux.

VASELINE BORIQUÉE. — Isolant et adoucissant de la peau et des muqueuses. S'emploie pour panser les brûlures légères, les engelures, les crevasses, etc. Il faut la prendre toujours dans le pot où elle est contenue, à l'aide de la spatule, que l'on aura soin de tenir très propre, et d'ébouillanter fréquemment.

IV. **Objets de pansements. — Instruments, appareils, etc.** — On trouvera la description et l'indication du mode d'emploi de tous ces objets aux chapitres XII et suivants de cette partie du manuel.

V. **Considérations générales sur l'emploi des médicaments.** — Il faut bien se garder d'employer les médicaments, même les plus inoffensifs, sans nécessité bien prouvée. Le capitaine de navire devra se défier des dangers que présente parfois l'administration de certaines substances pharmaceutiques à des sujets, ayant, sans cause appréciable, une intolérance particulière.

La préparation des remèdes demande beaucoup de soins, une grande minutie et une rigoureuse propreté. Toutes les substances toxiques porteront une marque distinctive. Les flacons ou boîtes les contenant seront munis d'une grande étiquette rouge avec la mention « Poison » écrite bien lisiblement. Il faudra veiller à la conservation de ces substances en les tenant autant que possible dans un local frais et exempt d'humidité; enfin, ces produits seront placés dans une armoire ou un coffre dont la fermeture sera munie d'une clef que le capitaine devra garder dans un endroit spécial. Ces précautions ont surtout pour but d'empêcher la possibilité d'empoisonnement par l'absorption de produits toxiques, à la suite d'une erreur ou d'un instant d'inattention, comme cela arrive trop fréquemment dans la vie courante.

III

LA FIÈVRE

DESCRIPTION ET EMPLOI DU THERMOMÈTRE A MAXIMA
NOTATION DES TEMPÉRATURES
INDICATIONS FOURNIES PAR LA FIÈVRE
SOINS GÉNÉRAUX A DONNER AUX FIÉVREUX
SIGNES DE LA MORT

La fièvre est un état morbide caractérisé par l'élévation de la température moyenne du corps.

Ce phénomène, qui s'accompagne généralement de symptômes physiques (frisson, chaleur de la peau, rougeur de la face, urines foncées, etc.), est utile à connaître et à apprécier dans tous les cas de maladie.

Pour apprécier la température du corps humain, on emploie le plus souvent un thermomètre à maxima, à colonne de mercure présentant un index à sa partie supérieure. La graduation du thermomètre est généralement comprise entre 32° et 43° centigrades, la température moyenne de l'homme étant de 37°. Chaque graduation du tableau correspond à 1/10 de degré centigrade. Pour prendre la température, on commence par essuyer soigneusement le creux de l'aisselle (droit ou gauche, peu importe) et on y place ensuite l'extrémité inférieure du thermomètre correspondant au réservoir, en allant aussi profondément que possible ; l'avant-bras correspondant est ensuite ramené et maintenu sur la poitrine, de façon que l'appareil soit bien en contact avec la peau. On laisse le thermomètre ainsi en place pendant 10 minutes au moins, puis on l'enlève et l'on fait la lecture de la graduation atteinte par l'index. Il suffit, après la mensuration, d'une secousse brusque imprimée à l'appareil pour que la colonne mercurielle descende, et que le thermomètre soit prêt à fonctionner de nouveau. Il est utile de prendre la température des malades au moins deux fois par jour : vers 8 heures du matin et vers 6 heures du soir, souvent aussi on note la température vers midi. On inscrit soigneusement ces températures sur un carnet, journellement ; elles constituent de très utiles renseignements pour la marche de la maladie; si, à l'arrivée dans une escale, un malade atteint de fièvre est envoyé à l'hôpital à terre, la série des températures relevée jour par jour sera communiquée au médecin traitant.

Nous avons dit que la température moyenne normale est de 37°. Jusqu'à 37°,5 l'augmentation n'est guère caractéristique. Mais au voisinage de 38°, il y a fièvre. Cette élévation de température s'accompagne d'un certain nombre de symptômes qui ne font pour ainsi dire jamais défaut. On note des frissons, de l'accélération du pouls (plus de 80 pulsations à la minute), une sensation de soif accentuée, les urines sont foncées et peu abondantes, la peau est chaude, la respiration accélérée, l'appétit diminué ou nul.

Quand un malade a la fièvre, il faut avant tout le faire coucher. S'il éprouve des frissons accompagnés de sensation de froid, on l'enveloppe dans plusieurs couvertures, et l'on placera sous ses pieds une ou plusieurs bouillottes d'eau chaude. On examinera la langue : elle est généralement blanche, sèche, fendillée, s'accompagnant de fétidité de l'haleine : on dit que le malade a « mauvaise bouche ». Le premier traitement consiste à administrer un purgatif (un paquet de 40 gr. de sulfate de soude). On fera prendre ensuite plusieurs tasses de thé léger peu sucré. La plupart du temps, quand il s'agit d'un simple embarras gastrique avec fièvre, ce traitement suffit à faire tomber la température dans l'espace de 24 heures.

Lorsque, malgré la purge, la fièvre persiste, il faut craindre qu'il ne s'agisse d'une maladie de longue durée, et dès lors, tout en observant la plus grande prudence, soigner le malade jusqu'à ce que la température revienne au niveau normal.

Si donc la température ne tombe pas, on se trouvera en présence d'un des cas suivants :

1° Le malade est atteint de fièvre paludéenne ;

2° Le malade est atteint d'une affection aiguë intéressant un organe ;

3° Le malade est atteint d'une fièvre éruptive ou d'une infection généralisée ;

4° Le malade présente une suppuration profonde.

Nous indiquerons, au cours des chapitres suivants, les moyens élémentaires d'agir dans ces différents cas. Disons, dès à présent, qu'il faut savoir surtout laisser faire la nature. Aussi devra-t-on, *dans tous les cas*, quand on aura constaté, chez un malade, de la fièvre se présentant sans cause absolument manifeste, se conformer rigoureusement aux indications suivantes :

1° Laisser le malade au repos au lit et à la diète lactée (lait bouilli, eau distillée ou bien bouillie, infusions ayant longuement bouilli) ;

2° Prendre la température 2 fois par jour et la noter pour pouvoir plus tard en communiquer le relevé à un médecin, s'il y a lieu ;

3° Assurer la liberté de l'intestin (s'il y a de la constipation, administrer un demi-paquet de sulfate de soude, soit 20 gr.) et en cas d'insuccès donner un lavement ainsi composé :

Eau de mer (prise au large). .	1 verre à boire.
Eau distillée ou bouillie . . .	3 verres.
Huile d'olive	1 cuillerée à soupe.

4° Changer fréquemment la chemise et les draps du malade, et le tenir lui-même dans un état de propreté méticuleuse.

Délire. — Le délire est très fréquent au cours de fièvres à températures élevées. Des réactions violentes sont souvent la conséquence de ce délire. Le malade veut se sauver, se jeter par la fenêtre, frapper les personnes qui l'entourent.

On voit par là tout l'intérêt, toute la nécessité qu'il y a à surveiller attentivement un malade qui a de la fièvre et qui est menacé de délire.

Ce malade, privé de surveillance, peut se lever, passer par le sabord, ou monter sur le pont du navire et se jeter à la mer.

Signes de la mort. — Avant d'immerger un corps, il importe de s'assurer qu'il est bien mort.

Ce qu'il y a de plus frappant lorsqu'on est en présence d'un cadavre, c'est l'immobilité, la couleur, l'expression, l'attitude, l'odeur, et si on touche le corps un froid caractéristique.

Un cadavre a les yeux et la bouche ouverts ; l'abaissement de la mâchoire inférieure peut être considéré comme un bon signe de la mort.

Cinq ou six heures après la mort, apparaissent sur le

corps des lividités cadavériques, sortes de taches sanguines foncées, qui atteignent leur maximum après 12 à 15 heures.

Tant que le cœur est en mouvement, le corps est en vie. La première recherche que l'on doit faire auprès d'un homme supposé mort, c'est de voir si le pouls bat encore et si on perçoit les battements du cœur.

La température du corps humain diminue rapidement après la mort.

Tout homme dont la température est inférieure à 30° peut être considéré comme mort.

La rigidité cadavérique est un excellent signe de la mort. Quelques heures après le décès le corps humain devient complètement raide, il est impossible de fléchir les articulations.

Tels sont, en cas de doute, les principaux signes que l'on doit rechercher avant de procéder à une immersion.

IV

TROUBLES DE L'APPAREIL DE LA DIGESTION

INDIGESTION — VOMISSEMENTS — DIARRHÉE CONSTIPATION

I. **Indigestion.** — SIGNES. — Langue blanche chargée, mauvais goût dans la bouche, renvois fréquents, le plus souvent à odeur d'œufs pourris, nausées, lourdeur d'estomac; quelquefois maux de ventre et diarrhée, douleurs de tête et lourdeur générale.

TRAITEMENT. — Un paquet de 40 gr. de sulfate de soude, suivi de 1 à 2 litres de thé très léger peu sucré. Ensuite alimentation légère pendant un jour ou deux. Empêcher la constipation consécutive.

II. **Vomissements.** — CAUSES. — 1° Mal de mer (voir chapitre VIII);

2° Empoisonnements (voir chapitre XI) ;

3° Embarras gastrique ;

4° Causes diverses (chapitre IX pour le vomissement noir).

TRAITEMENT. — Quand les matières vomies sont simplement des matières alimentaires ou des glaires, administrer 2 à 3 paquets d'ipéca (en tout 1 gr. ou 1 gr. 50) accompagnés d'eau tiède donnée par 1/2 verre jusqu'à

1 litre (si le malade donne des signes d'évanouissement, ne plus donner d'eau tiède). Les vomissements deviennent plus faciles, puis s'arrêtent d'eux-mêmes. On laisse le malade au repos et à la diète pendant 24 heures, en ne lui donnant que des tisanes légères.

Sauf lorsque le mal de mer est la cause évidente des vomissements, il ne faut sous aucun prétexte essayer de les arrêter, mais il importe au contraire de les favoriser toutes les fois qu'un empoisonnement quelconque est à craindre.

III. **Diarrhée.** — Les selles sont liquides mais ne contiennent ni glaires, ni sang. Elles s'accompagnent ou non de coliques. Dans tous les cas il faut commencer par purger le malade (3/4 de paquet de sulfate de soude 30 gr.) avec thé léger ensuite et diète pendant 24 heures. Après le purgatif on donne une potion comprenant :

Laudanum.	XV gouttes.
Sous-nitrate de bismuth . .	1/2 paquet (2 gr.).
Eau sucrée	1/2 verre à boire.

à prendre en trois fois après avoir bien agité le mélange.

Mais presque toujours, lorsque la diarrhée est due à un incident passager (froid, indigestion) elle disparaît d'elle-même 24 heures après l'administration du purgatif : en pareil cas, il est préférable de ne pas donner la potion indiquée ci-dessus.

IV. **Constipation.** — Quand les selles sont espacées à plus de 24 heures, et que leur expulsion est laborieuse, on dit qu'il y a constipation. Le traitement consiste dans l'administration d'un purgatif, ou d'un lavement, ou des deux moyens associés. Mais on combat surtout la constipation par l'hygiène préventive, et comme cette indisposition est fréquente chez les marins, nous croyons utile de résumer ici en quelques mots l'hygiène du constipé :

1° Il faut aller tous les jours à la poulaine, à la même heure, de préférence le matin au réveil ;

2° Quand on n'a pas obtenu de résultat, prendre un lavement huilé qui facilite l'expulsion des matières ;

3° Eviter autant que possible les régimes alimentaires appelés communément *échauffants* (abus de conserves de viande, charcuterie, etc.) ;

4° Se livrer à un exercice modéré, mais suffisant. A bord d'un bateau, même petit, on trouve généralement le moyen de faire chaque jour un peu de marche à pied, en allant et venant sur la passerelle, par exemple pendant 1/2 heure chaque jour.

La constipation, peu grave par elle-même, peut occasionner des troubles sérieux de la santé (migraines, hémorroïdes, occlusion intestinale, etc.) ; aussi faut-il la combattre soigneusement.

V

TROUBLES DE L'APPAREIL RESPIRATOIRE

I. **Maux de gorge** (angines et amygdalites).

Signes. — Le malade accuse une douleur dans la gorge gagnant vers les oreilles, et s'accompagnant d'une grande difficulté pour avaler. En général, il y a de la fièvre.

Quand on fait ouvrir la bouche au malade, et qu'on abaisse sa langue avec une cuiller, on aperçoit le fond de la gorge tuméfié rouge, souillé de glaires, et présentant souvent des points blancs sur les amygdales, et parfois des taches blanches sur toute la surface du gosier.

Traitement. — Tout d'abord donner 2 à 3 paquets d'ipéca (1 gr. à 1 gr. 50), puis un litre d'eau tiède. Après cessation des vomissements, gargarisme fait avec un paquet de chlorate de potasse (4 gr.) dissous dans un verre d'eau tiède, gargarismes boriqués chauds, badigeonnage léger du fond de la gorge et des amygdales avec du jus de citron.

Dans les cas ordinaires, ce traitement amène une amélioration notable et la chute de la fièvre en 48 heures. Quand, au contraire, les symptômes et la fièvre persistent, il y a lieu de craindre une angine infectieuse et peut-être même la diphtérie (croup). Alors, et sans plus ample informé il faut :

1° Isoler le malade ;

2° Désinfecter tous ses objets personnels et nettoyer le plus souvent possible le local où il est isolé ;

3° Désinfecter soigneusement les ustensiles servant à lui donner à boire ou à soigner sa gorge ;

4° S'en tenir aux médications précédentes, en notant chaque jour les températures observées toujours à la même heure.

Dans tous les cas l'alimentation doit être composée d'aliments mous.

Naturellement, tant que la fièvre persiste, on tiendra le malade rigoureusement à la diète lactée.

II. **Rhume ou bronchite.** — Le rhume commence presque toujours par un rhume de cerveau, qui plus tard, selon l'expression courante, « tombe sur la poitrine ».

Signes. — Mal de tête. Douleur dans toute la poitrine, surtout en avant et en haut, légère oppression, respiration sifflante. Toux sèche et douloureuse empêchant le sommeil. La bronchite s'accompagne fréquemment de fièvre. Puis, la toux devient grasse, et le malade commence à cracher.

Traitement. — S'il n'y a pas de fièvre, donner un peu d'extrait de réglisse, des tisanes chaudes, additionnées d'une très légère quantité de bon tafia, faire un badigeonnage de teinture d'iode sur l'avant puis sur l'arrière de la poitrine.

S'il y a de la fièvre donner 2 à 3 paquets d'ipéca (1 gr. à 1 gr. 50) de la façon indiquée précédemment : prescrire le repos au lit, faire suer le malade, dont on changera fréquemment les draps et la chemise.

Donner par 24 heures 1 paquet de chlorhydrate de quinine de 50 centigr.

III. **Point de côté.** — Quand un malade qui tousse et qui a de la fièvre accuse un point de côté très douloureux, il faut le coucher sans tarder.

Deux cas peuvent se présenter :

1° Le malade ne crache pas et n'a pas éprouvé, avant de resssentir son point de côté, un frisson pénible et prolongé. Le traitement est alors le suivant : Repos, diète lactée, ventouses sèches au niveau du point douloureux. Si la toux est douloureuse, donner XV gouttes de laudanum dans une tasse d'infusion chaude pour 24 heures.

2° Le malade a ressenti un grand frisson initial : il crache progressivement et les crachats sont couleur de rouille.

Traitement. — Repos, diète lactée jusqu'à cessation de la fièvre. Tisanes chaudes additionnées de bon tafia. Au niveau du point de côté, on mettra un sinapisme et des ventouses (Voir chapitre VII).

IV. **Crachements de sang.** — Quand un homme crache du sang *vermeil*, il faut d'abord le mettre au repos, immobile et lui administrer des boissons froides, si possible on lui fera sucer des petits morceaux de glace, et on lui appliquera des sinapismes sur les cuisses.

Quand le crachement de sang aura cessé, on laissera le malade au repos absolu. On l'alimentera le mieux possible, et à la première escale on le soumettra à l'examen d'un médecin. Il faut savoir en effet que ces crachements de sang pur sont le plus souvent un signe de tuberculose pulmonaire, maladie dont on connaît la contagiosité dans les milieux maritimes.

VI

TROUBLES DE L'APPAREIL CIRCULATOIRE

Nous ne dirons que peu de mots sur les troubles de cette nature.

Quand un homme se plaindra d'être essoufflé après l'accomplissement d'un travail pénible, il faudra prescrire le repos, et, s'il s'agit d'un fumeur, interdire complètement le tabac, qui suffit bien souvent à occasionner des palpitations.

La syncope, évanouissement brusque avec perte totale de connaissance, est assez fréquente, surtout dans les pays chauds. En présence d'un homme atteint de syncope, il faut toujours faire montre d'un grand sang froid, pour ne pas effrayer l'entourage.

Traitement. — Placer le malade sur un plan incliné, la tête en bas, faire des affusions sur le visage avec une serviette imbibée d'eau froide. Appliquer au creux de l'estomac pendant quelques secondes un marteau quelconque préalablement plongé dans l'eau bouillante. (mettre un mouchoir entre le marteau et la peau). Si le malade ne revient pas à lui, pratiquer la respiration artificielle (voir chapitre X). Enfin quand la respiration commence à s'effectuer, faire respirer au malade quelques gouttes d'éther répandues sur un mouchoir. Ensuite repos prolongé.

VII

TROUBLES DE L'APPAREIL URINAIRE

I. Rétention d'urine. — Le malade, bien qu'ayant envie d'uriner, ne peut y parvenir. Cette impotence s'accompagne de douleurs sourdes, sensation de pesanteur, qui s'étend à tout le bas-ventre et rayonne dans les bourses.

Traitement. — 1° Donner un grand bain chaud ou tout au moins un bain de siège prolongé. Ensuite faire coucher le malade sur le dos, les cuisses fléchies doucement sur le bassin, et placer sur le ventre un grand cataplasme chaud. Si le malade ne parvient pas à uriner, il faut avoir recours à l'emploi de la sonde. On commence par laver soigneusement la verge, et par nettoyer la partie antérieure du canal avec de l'ouate et de l'eau boriquée tiède. On prend ensuite une sonde en caoutchouc rouge, dite sonde de Nélaton. On la lave à l'eau phéniquée, puis on la rince à l'eau bouillie tiède, et on l'étire à plusieurs reprises pour vérifier si elle a conservé son élasticité normale. Ceci fait, on enduit l'extrémité de la sonde avec une faible quantité de vaseline, mais il faut avoir soin de ne pas obstruer avec ce produit l'ouverture latérale de la sonde. On place alors l'extrémité ronde de cet instrument dans le canal et on commence l'introduction avec une sage lenteur. Pendant ce temps, le malade conserve la même attitude que précédemment, et respire largement. Si l'on sent un obstacle quelconque, il ne faut jamais tenter de passer outre. On se contente de maintenir la pointe de la sonde appuyée légèrement sur le point qui se défend, et l'obstruction cesse très vite. On est averti que la sonde est dans la vessie par l'issue de l'urine à l'extérieur. Dès lors il faut cesser d'enfoncer, et laisser la vessie se vider d'elle-même lentement.

II. **Maladies vénériennes.** — 1° *Chaudepisse (ou Blennorhagie)*.

Signes. — Douleurs plus ou moins vives dans le canal au passage de l'urine. Ecoulement de pus, d'abord blanc, puis vert, jaune et enfin presque incolore.

Traitement. — Au début, repos et suspensoir ouaté. Supprimer complètement l'alcool et toutes les causes d'excitation. Faire boire abondamment le malade, pour augmenter la quantité des urines (les tisanes de réglisse, chiendent, queues de cerises, graine de lin, le tilleul sont des boissons à recommander). Le gland sera tenu bien propre, et recouvert d'un petit morceau de coton que l'on changera fréquemment. On recommandera au malade une propreté rigoureuse ; il devra se savonner les mains chaque fois qu'il aura touché sa verge, et il faut savoir que les souillures des yeux par le pus de la chaudepisse peuvent faire perdre complètement la vue. Quand les doulenrs en urinant sont calmées, on commence à administrer l'opiat, à raison de la valeur d'une cuillerée à café par 24 heures Enfin, le malade devra consulter un médecin à la première occasion pour terminer le traitement de son affection.

2° *Complications de la chaudepisse.* — Elles sont très variées, mais les plus courantes sont l'orchite et la cystite. L'orchite est caractérisée par un gonflement du testicule. On la traite en plaçant le malade au repos complet ; la partie malade est immobilisée et couverte d'un pansement à l'onguent mercuriel, ou de simples compresses chaudes. S'il y a de la fièvre, on pourra administrer un paquet de salicylate de soude (2 grammes) par jour dans un litre de tisane.

La cystite est caractérisée par la présence du sang dans les urines. Comme traitement, prescrire le repos, les bains de siège tièdes prolongés, les tisanes émollientes et le lait à raison de deux litres par jour.

3° *Chancre mou et bubon.* — Le chancre mou est une petite plaie survenant sur la verge, de préférence au niveau du gland. Il peut y en avoir plusieurs. Ce chancre, comme sa qualification l'indique, est de consistance molle, Il s'accompagne souvent de grosseurs dans l'aine (glandes). Il apparaît quatre ou cinq jours après les rapports sexuels qui en sont la cause. Les chancres évoluent assez lentement ; quant aux grosseurs qui surviennent dans les aines, elles peuvent disparaître d'elles-mêmes, ou au contraire augmenter, rougir, et finalement suppurer.

Traitement. — Bains de la verge dans un bocal d'eau bouillie très chaude, légèrement phéniquée. Pansement iodoformé renouvelé tous les jours. Sur les grosseurs, pansement à l'onguent mercuriel, ou pansements humides chauds (pour le pansement humide, voir le chapitre XXI). Si le bubon suppure, pansement comme pour les plaies (voir chapitre XIV).

4° *Chancre induré et syphilis.* — Ce chancre est petit, de consistance parcheminée, couleur du maigre de jambon ; ses bords sont taillés à l'emporte-pièce. Il survient plus tard que le chancre mou, et s'accompagne de ganglions (glandes) nombreux et suppurant exceptionnellement. Il guérit rapidement.

Six semaines environ après son apparition, le malade voit apparaître les accidents caractéristiques de la syphilis (taches roses sur la peau, qui est ocellée comme une peau de panthère), plaques blanchâtres dans la bouche, chute des cheveux, douleurs vives dans les jambes, surtout la nuit.

Traitement. — Les accidents généraux sont contagieux. Le malade ne doit donc jamais se servir des objets personnels à ses camarades. A la première escale, il faut le faire examiner par un médecin, et veiller à ce que le traitement prescrit soit bien exécuté. Le syphilitique peut faire normalement son service.

VII *bis*

HERNIE

La hernie est une grosseur molle élastique qui apparaît dans les plis de l'aine, qui sort en toussant ou en faisant un effort, et qui en général rentre facilement dans le ventre, lorsqu'on presse dessus avec la main, surtout si le malade a la précaution de se coucher sur le dos et de relever les genoux.

Traitement — En général l'homme qui est porteur d'une hernie sait la faire rentrer lui-même et possède déjà un bandage herniaire. Le devoir du capitaine se borne donc à lui délivrer un bandage neuf lorsque le sien est brisé ou usé.

Il faut bien prendre garde de ne jamais appliquer le bandage sur une hernie qui n'est pas rentrée.

Dès que le malade s'aperçoit que la hernie est sortie sous son bandage, il doit enlever immédiatement le bandage. Pour réduire la hernie, c'est-à-dire pour la faire rentrer dans le ventre, il se couche sur le dos, les genoux relevés ; il presse doucement avec la main sur la hernie, insistant un certain temps. Quand la hernie est rentrée, il remet le bandage en place.

Si un homme atteint de hernie ne peut plus la faire rentrer, s'il souffre beaucoup, s'il a des envies de vomir ou des vomissements, le cas est grave. Le navire étant sur rade, il faut envoyer d'urgence le malade à l'hôpital.

Si l'on est en mer, voici la conduite à tenir :

Si les ressources du bord le permettent, on donnera au malade un bain chaud prolongé ; très souvent, après ce bain chaud prolongé, la hernie rentrera facilement.

La hernie n'étant pas rentrée, avec ou sans bain, on mettra le malade au repos le plus absolu, couché sur le dos, les genoux relevés : on lui administrera un lavement purgatif avec un demi-paquet de sulfate de soude. Si l'on a de la glace à bord, il faudra en mettre dans un morceau de toile caoutchoutée, que l'on maintiendra sur la hernie. A défaut de glace, on appliquera sur la hernie un cataplasme d'eau boriquée très chaude que l'on arrosera de quarante gouttes de laudanum. On appellera un médecin dès qu'il sera possible.

VIII

TROUBLES DU SYSTÈME NERVEUX

CRISES NERVEUSES. — SOMNAMBULISME. — FOLIE
NÉVRALGIES — MAL DE MER.

I. **Crises nerveuses.** — Quand un homme, perdant plus ou moins connaissance, est pris de tremblements, prononce des paroles incohérentes, entrecoupées de cris ou de plaintes, gesticule violemment, est agité de convulsions, grince des dents, et présente une physionomie où se peint tour à tour la surexcitation, la colère, l'abattement, la stupeur, etc. ; quand, en un mot, un homme présente une crise nerveuse, quelle qu'en soit la cause, il faut avant tout le mettre hors d'état de se nuire à lui-même, et de nuire à ses semblables. On commence par l'allonger sur un matelas placé à plat pont. On déboutonne ses habits, on desserre la ceinture, le col, etc. Puis on laisse la crise suivre son cours, en maintenant doucement le malade allongé, sans jamais s'opposer de vive force à aucun de ses mouvements ; on l'empêche ainsi de se cogner la tête ou les membres contre les meubles et les cloisons, et on attend de cette façon que le calme revienne ; en outre on peut faire sur le visage des affusions froides, éventer le malade, etc. Ne donner ni médicaments ni alcool. Quand la crise est terminée, on constate généralement de la stupeur. On fait alors coucher le malade et on le laisse sous la surveillance d'un camarade chargé de lui donner à boire en cas de besoin, et de l'empêcher de sortir intempestivement de son lit.

Les hommes atteints de somnambulisme (qui se promènent la nuit étant en état de sommeil anormal) ont besoin d'être surveillés pour leur éviter les accidents possibles.

II. **Aliénation mentale, Folie.** — Tout homme atteint de folie nécessite une surveillance rigoureuse. — Bien entendu, on ne saurait traiter de la même façon tous les genres de folie, et nous prétendons ne donner ici que des petits conseils pratiques permettant, lorsqu'un homme est brusquement frappé de folie, au cours d'une traversée, de le soigner et de le rendre inoffensif jusqu'à la prochaine escale, où l'on aura recours aux conseils d'un médecin.

S'il s'agit d'un fou furieux, il faut absolument l'isoler. On le placera à cet effet dans un compartiment à murailles lisses, dépourvu d'ouvertures suffisantes pour permettre au malade de s'évader. Il lui sera donné un simple matelas pour dormir et on ne laissera en sa possession aucun objet qu'il puisse utiliser pour l'accomplissement d'un acte nuisible à lui-même ou aux autres (armes ou objets lourds ou tranchants, allumettes, substances inflammables, etc.). On veillera à ce que le malade soit convenablement alimenté (pas d'alcool), fasse bien tous ses besoins, et soit tenu toujours dans un état de propreté parfaite.

Le plus grand calme devra régner aux alentours de cette chambre d'isolement, et les personnes appelées à prodiguer leurs soins à l'aliéné lui témoigneront la plus grande douceur.

S'il s'agit d'un aliéné à allures douces, il faudra d'abord savoir qu'il est susceptible de devenir furieux sans cause appréciable. Par conséquent, tout en lui laissant une certaine liberté, il faudra le faire surveiller étroitement et l'entourer de toute la sollicitude possible. On évitera soigneusement de discuter avec lui, et surtout de le contredire ; on sera toujours de son avis. On fera en sorte de l'entourer d'une atmosphère de calme et d'apaisement. Dans les pays tropicaux, les douches froides prolongées donneront de bons résultats — Il ne faudra pas confondre avec la folie le délire qui accompagne souvent la fièvre.

III. **Névralgies.** — Les douleurs nerveuses sont fréquentes, à bord des navires ; elles apparaissent sous l'influence du froid et de l'humidité. Elles intéressent un ou plusieurs nerfs. Les plus connues sont la migraine, qui siège au niveau de la face, la rage de dents, qui intéresse les mâchoires, la névralgie intercostale qui s'étend dans un espace limité, compris entre deux côtes, la sciatique qui occupe la cuisse et la jambe, etc.

Traitement. — On prescrira le repos à l'abri du froid et de l'humidité. On donnera 1 paquet d'antipyrine (50 centigrammes). Si la douleur persiste, on donnera un second paquet, mais jamais plus.

Quand la douleur siège au niveau des articulations, et surtout si elle s'accompagne de fièvre, il s'agit non plus de névralgie, mais de rhumatisme articulaire aigu. En pareil cas on prescrira le repos au lit (diète lactée s'il y a de la fièvre), badigeonnage à la teinture d'iode et enveloppement ouaté des jointures atteintes. Donner par 24 heures la potion suivante :

Salicylate de soude. . .	4 gr. (2 paquets)
Eau sucrée	150 gr. (1 courtine).

à prendre par cuillerée à bouche toutes les heures.

IV. **Mal de mer.** — Presque tous les marins connaissent par expérience le mal de mer. Ceux-là même qui y sont le plus réfractaires en ont au moins ressenti les premiers symptômes sous forme de migraines violentes, et de constipation opiniâtre.

Le mal de mer, quand il présente toute son intensité, est caractérisé par une sensation générale d'abattement, s'accompagnant de vertiges, de nausées et de vomissements. Nous allons le décrire et en indiquer autant que possible le traitement.

Symptomes. — La sensibilité au mal de mer varie pour des motifs encore inconnus. La cause productrice réside dans les mouvements de roulis et de tangage, dont l'intensité est fonction à la fois des formes du navire et de l'amplitude de la houle. En règle générale, on souffre davantage du mal de mer sur les bâtiments de faible tonnage, mais il existe pas mal d'exceptions. L'accoutumance se produit rapidement, et se perd de même. Enfin, le rôle de l'imagination est énorme dans l'éclosion de cette indisposition. Au début, le malade éprouve une sensation indéfinissable de malaise ; sa susceptibilité aux mauvaises odeurs augmente notablement. Les relents d'huile chaude provenant des machines précipitent l'apparition des symptômes aigus. Le malade, qui fait des efforts considérables pour se tenir debout, s'assied, les jarrets rompus, et ressent les premières nausées ; le visage se couvre de moiteur et se congestionne, puis pâlit. Les vomissement apparaissent, apportant un soulagement momentané. L'abattement augmente progressivement, et le malade cherche un refuge dans le sommeil, interrompu par la fréquence des nausées, et par l'irritabilité nerveuse qui accompagne ces divers troubles.

Bien entendu, cette description est celle d'un cas moyen. Dans les formes légères, tout se borne à une migraine violente, accompagnée de la sensation de « cœur sur les lèvres », qui ne va pas toujours jusqu'au vomissement. Dans les cas graves, par contre, l'abattement est profond ; la fréquence des vomissements et la violence des efforts qui les accompagnent peuvent occasionner de véritables évanouissements, et les malades sont réduits à l'état de loques humaines, inertes et lamentables.

Traitement. — Les traitements sont innombrables. Nous les diviserons en trois catégories :

1° Médicaments ;

2° Moyens mécaniques ;

3° Moyens palliatifs.

Les médicaments proposés sont nombreux ; généralement à base d'anesthésiques gastriques, ils apportent un soulagement très variable suivant les sujets.

Les moyens mécaniques sont basés sur le principe suivant : parmi les nombreuses théories émises pour expliquer la cause du mal de mer, celle qui paraît contenir la plus grosse part de vérité dit que cette indisposition est due aux brusques déplacements subis par les viscères dans la cavité abdominale, sous l'influence des mouvements du navire. En conséquence, on a pensé pouvoir enrayer le mal de mer en immobilisant les viscères abdominaux au moyen de ceintures ou d'appareils divers. On a proposé aussi les moyens plus ou moins fantaisistes (fixer son propre regard dans un miroir, s'appliquer un cataplasme chaud sur le creux de l'estomac, etc.), qui semblent n'avoir jamais donné de résultats sérieux. En somme, jusqu'à nouvel ordre, on ne saurait indiquer un remède souverain et inoffensif contre le mal de mer.

Les moyens palliatifs (qui atténuent le mal), s'ils n'ont pas de valeur absolue, permettent du moins de diminuer les souffrances des patients, et de faire du mal de mer une indisposition supportable.

Le malade, après avoir immobilisé son ventre au moyen d'une large ceinture de flanelle, s'installera sur une chaise longue ou un hamac, sur le pont, au grand air. Il évitera de fixer un point animé d'oscillations, en s'absorbant si possible dans la lecture d'un livre. On prescrira des boissons gazeuses glacées (champagne très sec, limonade gazeuse, soda, avec glace pilée), des aliments, si possible froids et faciles à prendre (bouillons froids avec œufs pochés, etc.). Certains breuvages ont parfois une heureuse influence (alcool de menthe avec de la glace pilée). Enfin les distractions sont un puissant dérivatif.

IX

SOINS A DONNER DANS LES CAS DE MALADIES ENDÉMIQUES ET MALADIES ÉPIDÉMIQUES LES PLUS FRÉQUENTES A BORD

1° **Insolation.** — Etat morbide résultant de l'action directe des rayons solaires.

Signes. — Sensation d'oppression, lourdeur de tête, puis surexitation, délire (le malade peut essayer de se jeter à la mer), pupille rétrécie, peau brûlante, et sèche, pouls précipité et de plus en plus faible. Enfin si le cas est grave, abattement syncopal, température allant jusqu'à 41°, 42°, 43°.

Urines rares et parfois nulles. Etat de mort apparente. Quand l'affection arrive à ce degré de gravité, le malade est en danger imminent, cela va sans dire.

Traitement. — Placer rapidement le malade à l'ombre dans un endroit frais, bien aéré et bien ventilé. Si possible le mieux est de prescrire un grand bain tiède (30°). Sinon faire des affusions froides par tout le corps, avec révulsion aux pieds et au creux de l'estomac (pour la révulsion voir chapitre XXI), bain de pieds très chaud, c'est souvent un excellent moyen. Administrer un grand lavement froid et des boissons fraîches.

II. **Fièvre typhoïde et fièvres éruptives.** — Nous avons déjà dit que ces maladies nécessitent avant tout beaucoup de prudence. Toutes les fois qu'un malade présente une fièvre persistante, il faudra donc se borner à observer les prescriptions indiquées au chapitre III. On isolera le malade, on pratiquera la désinfection du linge, des vêtements, des objets personnels, des déjections et des crachats, etc.

Quand au bout de quelques jours une éruption de taches plus ou moins rouges apparaîtra sur le corps du malade, il faudra savoir que la maladie sera surtout contagieuse plus tard, au moment où la peau pèlera (période de desquamation.) A cette époque, il faudra redoubler de soins antiseptiques, et pratiquer, dans la chambre d'isolement, des pulvérisations d'eau phéniquée destinées à immobiliser les poussières.

III. **Scorbut.** — Nous avons parlé des symptômes et de la prophylaxie du scorbut dans un chapitre précédent (deuxième partie chapitre VI). Nous nous contenterons donc d'en indiquer le traitement ici.

Traitement. — Repos dans un endroit sec, bien aéré et convenablement chauffé, gargarismes fréquents avec la mixture suivante :

Alcoolat de cochléaria . . .	1 cuilllerée à café.
Chlorate de potasse	1 paquet.
Eau bouillie.	1 verre à boire.

Badigeonnage des gencives à l'alcoolat de cochléaria pur. Potion avec une cuillerée à soupe d'alcoolat de cochléaria pour un grand verre d'eau sucrée. Comme traitement général, instituer un régime alimentaire exclusivement composé de vivres frais (citrons, pommes de terre, etc.). On emploie parfois avec succès le jus de citron et les mixtures dans la composition desquelles il entre pour une grande part (lime juice). La conserve de tomates est également excellente. Enfin, le cidre, la bière et le vin ont des propriétés anti-scorbutiques notables. Mais, ici, comme toujours, il vaut mieux d'abord prévoir ; c'est pourquoi l'hygiène et la prophylaxie doivent suffire à défendre l'équipage contre le scorbut.

IV. **Dysenterie.** — La dysenterie aiguë est très fréquente dans les pays chauds. Elle peut devenir rapidement mortelle ; et d'autre part, quand elle est bénigne, si elle est négligée, elle peut passer à l'état chronique, constituant alors une infirmité dont le malade a toutes les peines du monde à se débarrasser.

Signes. — Début par une diarrhée abondante, à laquelle succède une période au cours de laquelle les selles sont glaireuses (raclures de boyaux) et parfois sanglantes. Les envies d'aller à la selle sont très fréquentes, et le malade expulse à chaque fois une très petite quantité de matières, au prix de vives douleurs. L'accablement et la faiblesse sont considérables, la soif ardente, l'amaigrissement rapide. Il faut surtout éviter les causes de refroidissement.

Traitement. — Tant que les selles contiennent des glaires, il faut s'en tenir à la diète lactée. Donner comme boissons de la tisane de riz ou de l'eau albumineuse. Pendant cette période, on administre chaque jour au malade, par cuillerées à café, espacées d'heure en heure, une potion obtenue en faisant infuser 6 paquets de poudre d'ipéca dans un bol d'eau bouillante. On filtre ensuite le liquide, que l'on administre au malade en l'additionnant, si l'ipéca est trop mal supporté, de

XX gouttes de laudanum. On répète ce traitement pendant quelques jours jusqu'à ce que les glaires et le sang aient disparu des selles. Alors on se contentera de donner au malade, une fois par jour, un lavement boriqué (2/3 de paquet d'acide borique pour un litre d'eau chaude qu'on laissera tiédir), précédé d'un lavement d'eau bouillie tiède.

Quand les selles ont acquis une consistance normale, on prévient le retour de la constipation par les moyens ordinaires et on augmente progressivement le régime (œufs, crèmes, riz, purée de légumes, volailles, viandes blanches) et enfin quand les selles restent normales depuis un certain temps, régime ordinaire.

S'il survenait par la suite un peu de diarrhée, on prescrirait une potion renfermant 1/4 de paquet de sulfate de soude dans 150 grammes d'eau sucrée (une courtine) additionnée de X gouttes de laudanum.

Enfin si les selles glaireuses et sanguinolentes reparaissent, il ne faut pas hésiter à remettre le malade à la diète, et recommencer la médication du début. Quand des rechutes fréquentes frappent un malade dans les pays chauds, il ne faut pas hésiter à le rapatrier, pour ne pas l'exposer aux dangers presque inévitables qui le menacent.

V. **Paludisme**. — Le paludisme, maladie due à la présence, dans le sang, d'un agent propagateur, l'hématozoaire de Laveran, qui est disséminé par les piqûres de moustiques, se manifeste le plus communément par des accès de fièvre caractéristiques ; chaque accès se compose de 3 périodes :

1° Période de frisson. Le malade à froid, il ne peut se réchauffer, tremble et claque des dents.

2° Période de chaleur. La chaleur arrive comme par bouffées ; la face devient rouge, la soif est intense.

3° Période de sueurs. Transpiration abondante, sensation de lassitude générale.

TRAITEMENT. — Pendant le frisson, faire coucher le malade et le réchauffer (couvertures, bouillottes, thé chaud). Pendant le stade de chaleur, boissons fraîches et abondantes. Après la transpiration changer le linge du malade et le laisser se reposer.

Mais il faut arriver à empêcher le retour des accès. Pour cela :

1° Déterminer la date à laquelle doit revenir l'accès suivant : (1, 2, 3 jours après, vers telle heure).

2° Administrer deux ou trois paquets de chorhydrate de quinine environ 8 heures avant le moment du retour probable de l'accès.

Cet accès étant coupé, on donne le lendemain un paquet de quinine. Ensuite donner un paquet tous les sept jours pendant deux mois environ. Le vin de quinquina administré à raison d'un verre à bordeaux au moment des repas est un bon fébrifuge.

Le paludisme se manifeste parfois sous forme d'accidents infiniment plus graves.

1° *Accès comateux.* — Débute par un mal de tête excessif, respiration bruyante, perte de connaissance parfois subite.

2° *Accès délirant.* — Agitation extrême, le malade se lève et se débat ; il devient dangereux pour autrui et pour lui-même.

3° *Accès algide.* — Le visage palit, la peau se refroidit et se ride, la voix est cassée, la sueur devient froide et visqueuse ; les extrémités sont froides, elles sont blanches ou livides comme dans le choléra.

4° *Accès hématurique.* — L'urine du malade est colorée par le sang et prend une teinte rappelant le malaga ou le bitter.

Traitement. — Dans *l'accès comateux*, frictionner vigoureusement les membres et le tronc avec de la flanelle sèche ou imbibée d'alcool camphré. Appliquer des sinapismes aux jambes, aux cuisses. Donner un lavement avec un paquet de sulfate de soude.

Dans *l'accès délirant*, veiller à ce que le malade ne nuise ni à lui, ni à autrui, en le soumettant à une surveillance constante de jour et de nuit.

Lui appliquer des compresses fraîches sur la tête, et des sinapismes sur les cuisses. Lavement avec un paquet de sulfate de soude.

Dans *l'accès algide*, réchauffer le malade et lui administrer du thé chaud, légèrement alcoolisé. Dans tous les cas, on administre le chlorhydrate de quinine à la dose de 4 à 6 paquets en plein accès, de *suite*. Si le malade ne peut pas avaler on donne la quinine en lavement (6 paquets dans 200 grammes d'eau bouillie tiède) et l'on fait en sorte que le malade garde son lavement le plus longtemps possible.

VI. **Choléra.** — *Signes.* — Débute par une diarrhée de quelques jours de durée. Puis, abattement, malaise général, vomissements douloureux, selles abondantes, semblables à du riz cuit dans l'eau ; oppression extrême, sensation de chaleur intérieure, de *brisure* au creux de l'estomac, crampes douloureuses, diminution puis suppression des urines, sueurs visqueuses, refroidissement et lividité des extrémités, la peau des mains et des pieds se plisse comme après un bain, les yeux se creusent et se cernent. Le nez, la langue deviennent froids. La mort peut survenir dans un état de refroidissement complet.

Traitement (Revoir la prophylaxie). — Quand on soupçonne un malade d'être atteint de choléra, il faut essayer de le réchauffer par tous les moyens (couvertures, bouillottes, thé chaud légèrement alcoolisé, frictions énergiques à l'alcool camphré sur tout le corps). On donne 20 gouttes de laudanum dans une demi-tasse de thé.

Il faut bien se dire que l'on a peu d'action contre cette terrible maladie. Et il importe surtout d'en empêcher la propagation.

Pour cela :

1° Isoler le malade complètement.

2° Désinfecter tous ses objets personnels (linge, vêtements), etc.

3° Désinfecter rigoureusement ses selles.

4° Obliger les personnes qui le soignent à être d'une propreté rigoureuse (lavage des mains à l'eau chaude phéniquée).

5° Redoubler de surveillance au point de vue prophylactique.

VII. **Fièvre jaune** (revoir la prophylaxie).

Signes. — Début brusque par un frisson violent. Douleur analogue à la sensation d'un coup de barre dans les reins, violent mal de tête, courbature générale, yeux hagards injectés de sang, face rouge et animée, soif intense, constipation, agitation et parfois délire. Dès le second jour, la peau se colore en jaune et le malade vomit du sang noir.

Traitement. — Purger le malade avec 2 cuillerées à soupe d'huile de ricin. Lotions froides sur tout le corps. Donner à boire des boissons rafraîchissantes (citronnade). Mêmes précautions d'isolement et de désinfection que pour le choléra. En outre protéger le malade par une moustiquaire, pour empêcher les moustiques à bord de s'infecter à son contact et de propager ensuite la maladie. Pour le choléra, comme pour la fièvre jaune, on devra, lorsque ce sera possible, débarquer dans un hôpital.

VIII. **Peste.** — La peste est une des maladies dites pestilentielles. Elle fait sa première apparition en Europe au VIe siècle. Vingt-cinq millions d'habitants meurent de cette affection vers le milieu du XVe siècle.

Signalons en 1720 l'épidémie de peste qui sévit à Marseille. Au XIXe et au XXe siècle elle apparaît de nouveau à Hong-Kong, à Bombay, à Madagascar, en Egypte, en Portugal (Oporto, 1899), en Angleterre (Glascow, 1900) et en Italie (Naples, 1901).

Ses foyers d'origine sont le centre de l'Asie (revoir la prophylaxie).

SIGNES. — La peste débute, en général, par un frisson violent, par de la fièvre, des vomissements, des douleurs, au creux de l'estomac, aux reins et dans les membres. Le malade est atteint d'une grande lassitude ; il est obligé de s'aliter.

Dès le 2e ou le 3e jour, la température du corps monte parfois à 40 et 41°. Le pouls donne 120 à 140 pulsations ; la respiration s'effectue plus vite, la langue est noire, rôtie, comme fendillée. Le délire se déclare. Il y a de la diarrhée et des vomissements. A cette période apparaissent les bubons, on les rencontre de préférence aux aines, aux aisselles, au creux poplité (jarret), au cou. Ils ne tardent pas à suppurer.

TRAITEMENT. — Il n'y a qu'un seul traitement à opposer à la peste ; c'est la sérothérapie ou injections sous la peau du sérum antipesteux de Yersin. On commence par injecter 20 à 80 cc. de sérum par jour. Ces injections sont continuées journellement tant que la fièvre persiste. Après la disparition complète de la fièvre, il est sage de continuer, pendant quatre ou cinq jours, une injection quotidienne de 5 cmc. de sérum.

La peste revêt quelquefois la forme pneumonique, c'est-à-dire qu'elle se localise plus particulièrement sur le poumon. C'est la forme la plus grave de la maladie. Le malade est extrêmement gêné pour respirer. Il a des crachats rouillés. Très rapidement les ganglions sont engorgés. Dans ce cas, on doit injecter tout de suite 20 cmc. de sérum dans une veine. Les jours suivants on pratique sous la peau 20 à 80 cmc. de sérum.

Malheureusement ce traitement ne peut être appliqué que par un médecin.

En l'absence de médecin, on fera suer le malade; on lui prescrira des boissons toniques et stimulantes : vins généreux, infusions chaudes, etc., frictions sur tout le corps avec de l'alcool camphré.

X

SOINS A DONNER AUX NOYÉS ET AUX ASPHYXIÉS

Quand on donne des soins à un asphyxié quelconque (par submersion ou autre cause) il faut savoir tout d'abord faire preuve d'une persévérance inlassable. Souvent, en effet, le retour à la vie se fait attendre, malgré les interventions les plus énergiques, et l'observation courante a prouvé depuis longtemps que la réussite des procédés de respiration artificielle ne se produisait souvent qu'après un temps fort long.

Le traitement des asphyxiés comprend : 1° des soins préliminaires ; 2° la pratique méthodique de la respiration artificielle ; 3° des soins généraux après rappel du malade à la vie.

I. **Soins préliminaires.** — Quelle que soit la méthode employée, on doit toujours prendre préalablement à l'égard du patient les précautions suivantes :

Le malade, placé dans une atmosphère pure et abondante, est dépouillé rapidement de ses vêtements ; s'il s'agit d'un noyé, il est vivement séché au moyen d'une friction générale énergique, puis drapé dans une couverture qui doit laisser au thorax la liberté de ses mouvements. On écarte ensuite les mâchoires. Pour cela il faut savoir procéder vigoureusement mais toutefois sans brutalité. On glisse entre les deux arcades dentaires un levier quelconque à arêtes mousses (manche de fourchette, bout de canne, etc.) et on effectue une pesée lente et continue. Si c'est nécessaire, on maintient l'écartement en plaçant un fort bouchon dans l'angle des mâchoires.

La bouche est soigneusement nettoyée et débarrassée des mucosités qu'elle contient. On penche plusieurs fois le malade sur le côté droit pour faciliter l'évacuation de l'eau.

Puis la langue, saisie entre le pouce et les autres doigts de la main droite, pour éviter le glissement garnis d'un linge quelconque, est attirée hors de la bouche et maintenue contre un des angles de la commissure afin de laisser libre le passage de l'air.

Toutes ces précautions préliminaires doivent être exécutées très rapidement, car il importe de gagner du temps.

II. **Respiration artificielle.** — On admet que parmi les diverses méthodes existantes, il en est deux particulièrement pratiques, dont la combinaison est appelée à donner les plus grandes chances de succès. Ce sont la méthode de Sylvester et la méthode de Laborde.

Méthode de Sylvester. — Ce procédé permet une dilatation assez considérable de la poitrine et l'aspiration d'une grande quantité d'air. Le malade étant étendu sur le dos, soulever ses épaules au moyen d'un coussin résistant ou d'un rouleau formé avec ses vêtements et attirer la langue hors de la bouche. Alors l'opérateur, placé du côté de la tête du patient (voir fig. 11), saisit les deux bras à la hauteur des coudes, les amène en haut le long des 2 côtés de la tête, les maintient dans cette position pendant 2 secondes, puis il les abaisse lentement

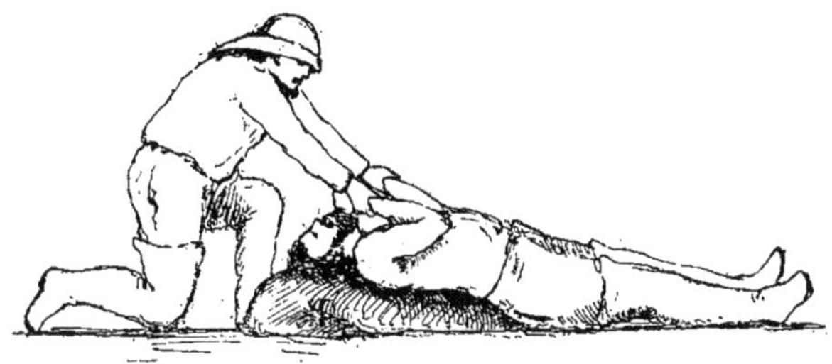

Fig. 11.

sur les côtés de la poitrine et un peu en arrière et exerce par leur intermédiaire contre la poitrine une pression sans violence durant deux secondes. Les mouvements seront répétés 15 à 20 fois par minute.

Méthode de Laborde. — Saisir le bout de la langue entre le pouce et l'index de la main droite, préalablement entourée d'un linge, et opérer de fortes tractions, suivies de relâchements, se succédant à intervalles réguliers, au nombre de 15 à 20 par minute.

L'instruction du 3 juillet 1896 conseille avec raison de combiner les deux méthodes.

Pour ce faire on place le malade dans les mêmes conditions que précédemment. L'opérateur, pour la méthode Sylvester, se place derrière sa tête et celui qui pratique les tractions rythmées de la langue se met à califourchon sur les jambes du noyé, *bien entendu sans y prendre aucun point d'appui*. Les mouvements devront coïncider, être, pour ainsi dire, synchrones. — Par suite la traction de la langue en bas et en dehors (1er temps de la méthode Laborde) devra coïncider avec l'élévation des bras de chaque côté de la tête (1er temps de la méthode Sylvester).

Nous répétons encore qu'il faut faire preuve d'une persévérance inlassable, car bien souvent c'est de cette persévérance que dépend en grande partie la réussite.

SOINS APRÈS RAPPEL A LA VIE. — Dès que le malade commence à respirer normalement, se renseigner pour savoir s'il ne ressent pas de douleurs internes. Dans les cas de noyades, les lésions internes ne sont pas rares. Faire des frictions énergiques sur tout le corps, placer le malade dans un lit réchauffé au moyen de bouillottes, administrer des boissons chaudes et des cordiaux. Quand les couleurs sont revenues, que la vie se manifeste avec toute son intensité, que le malade en un mot est hors de danger, il importe de lui recommander d'essayer de dormir. Le repos est indispensable pour parachever la guérison.

Accidents du scaphandre. — Il nous a paru nécessaire de joindre à ce chapitre un petit paragraphe relatif aux accidents auxquels sont exposés les scaphandriers.

Ces accidents dérivent généralement des causes suivantes :

1° Phénomènes d'asphyxie dus à l'apport insuffisant d'air, et par conséquent d'oxygène, par suite du mauvais fonctionnement du tuyautage et de la pompe à air.

2° Compression trop rapide (cas rare).

3° Décompression rapide. C'est une des causes les plus fréquentes d'accidents. On sait en effet que la décompression doit être lente et progressive. Quand elle est brusque, il en résulte des troubles pouvant amener la mort.

4° Accidents dus au refroidissement.

A ces nombreux accidents possibles, on oppose une série de mesures et de précautions. Voici quelles sont les principales :

1° Le scaphandrier doit être un homme d'âge moyen, très robuste, à large poitrine, absolument exempt de toute affection organique, et surtout des affections du cœur, des poumons ou du système nerveux. Il doit être sobre et mener un genre de vie d'où soient exclus tous les excès.

2° Il doit posséder un entraînement suffisant, et une expérience à toute éprouve.

3° La durée du travail doit être proportionnée aux fatigues qu'il impose en tenant surtout compte de la profondeur à laquelle ce travail est accompli :

4° La descente et la montée doivent s'effectuer avec une sage lenteur, pour écarter toute possibilité de compression ou de décompression brusques. Le scaphandrier ne doit remonter que de 1^{m} par minute. On ne saurait trop insister sur cette précaution pour éviter aux hommes parfois trop insouciants les accidents terribles qu'on observe assez fréquemment.

5° Le vêtement et l'appareil d'aération doivent être soigneusement entretenus.

6° Enfin il faut donner au scaphandrier tous les moyens de se reconforter après son travail, et toutes les garanties de prompt et efficace secours au cas où il viendrait à être victime d'un accident.

XI

EMPOISONNEMENTS

Nous donnons ici quelques conseils sur les soins à donner en cas d'empoisonnement. Les cas les plus courants sont passés en revue, dans l'ordre alphabétique.

Alcool. — Donner un vomitif (1 gr. à 1 gr. 50 d'ipéca). Flageller la figure avec un linge mouillé. Café fort et chaud, inhalations d'ammoniaque.

Benzine. — Un vomitif, ensuite donner des stimulants (thé punché, potion avec 30 gouttes d'éther dans un verre à boire d'eau sucrée). Respiration artificielle. Douches alternativement chaudes et froides sur la poitrine.

Oxyde de carbone. — Grand air, respiration artificielle, frictions et chaleur aux extrémités. Lavement de café, douches froides sur la tête et sur la poitrine.

Potasse ou soude caustique. — Larges rasades d'eau mélangée de vinaigre ou de jus de citron, boissons émollientes (eau albumineuse, lait, etc.), huile d'olive à volonté.

Cuivre. — Un vomitif, lait et œufs à volonté, vingt-cinq gouttes de laudanum dans une demi-tasse de thé. Cataplasmes de graines de lin sur le ventre.

Champignons. — Un vomitif. — Puis : huile de ricin, (une cuillerée et demie à soupe), stimulants.

Acide oxalique (Sel d'oseille). — Chaux ou blanc d'Espagne à donner à volonté dans l'eau, administrés à doses de 3 grammes, répétées.

Ne pas donner de soude, de potasse, d'ammoniaque ni leurs carbonates.

Acide phénique. — Un paquet de sulfate de soude, puis vomitif. Eau albumineuse, stimulants, frictions des extrémités.

Phosphore. — Un vomitif, puis : essence de térébenthine 2 gr. toutes les demi-heures. Enfin un paquet de sulfate de soude.

Plomb. — Purger à l'huile de ricin. Dans le cas de coliques de plomb, donner un grand bain chaud. Lait en abondance.

Pour prévenir les accidents par le plomb, éviter de faire manipuler très longtemps du minium *sec* et surtout d'exposer les hommes à en avaler des particules pulvérulentes (grattage). Prescrire un lavage et un savonnage méthodiques des mains et surtout des ongles après ce travail ; bien se laver la bouche, changer de vêtements avant de manger ou de dormir.

Bichlorure de mercure (sublimé corrosif). — Un vomitif, ensuite eau albumineuse, blancs d'œufs, et boissons émollientes en grande abondance.

XII

PETITE CHIRURGIE

ANTISEPSIE — ASEPSIE — PLAIES — HÉMORRAGIES
BRULURES — CONTUSIONS
ENTORSES — LUXATIONS — FRACTURES

NOTIONS ÉLÉMENTAIRES D'ANTISEPSIE ET D'ASEPSIE

Le traitement des plaies et des lésions dues à des accidents exige plusieurs qualités : ce sont le sang-froid, la douceur et la propreté.

Il faut savoir rester calme même en présence des plus terribles accidents. Cette recommandation doit du reste être superflue pour des navigateurs habitués aux dangers inhérents au métier de la mer. La douceur est indispensable, car il faut bien se garder d'augmenter encore les souffrances d'un malade par des manœuvres brusques et intempestives.

Enfin il faut toujours procéder avant de faire un pansement quelconque à un nettoyage consciencieux de ses mains et de ses avant-bras.

Pour cela on opère de la façon suivante :

1° On retrousse ses manches jusqu'aux coudes ;

2° On nettoie minutieusement ses ongles ;

3° On pratique un savonnage des mains et des avant-bras avec une brosse un peu dure, puis se rincer à l'eau chaude, et recommencer ainsi deux ou trois fois ;

4° Enfin on trempera un instant ses mains dans la solution phéniquée à 5 p. 100 qu'on aura préalablement dédoublée de partie égale d'eau bouillie.

On aura soin, avant de procéder à un pansement quelconque :

1° D'avoir sous la main tout le matériel nécessaire ;

2° D'avoir mis le malade dans la position voulue après nettoyage de la partie du corps où doit être appliqué le pansement ou l'appareil.

Les objets de pansement qui seront directement en contact avec les plaies doivent être rigoureusement propres. Un morceau de coton ou de gaze sale doit être jeté sans hésitation.

En principe les objets de pansements doivent être tenus à l'abri des poussières et des saletés.

XIII

PLAIES ET LEUR TRAITEMENT — HÉMORRHAGIES BRULURES

Plaies. — Pour panser une plaie on commence par la laver ainsi que la peau environnante avec de l'eau bouillie chaude, ou avec de la solution phéniquée à 50/1000 dédoublée avec de l'eau bouillie et chaude, ensuite on fait le pansement. Pour cela :

1° Si la plaie est petite, on se contente de mettre dessus quelques grains d'iodoforme, un morceau de gaze purifiée, une plaque d'étoupe et enfin une bande maintenant le tout en place sans trop serrer ;

2° Si la plaie est grande, même nettoyage que dans le cas précédent. Mais ensuite on rapprochera le plus possible les lèvres de la plaie au moyen de bandelettes de diachylon préalablement chauffées. Ensuite pansement comme précédemment. On laissera les bandelettes de diachylon en place pendant 4 jours et si le malade ne souffre pas pendant 6 jours.

Ces modes de traitement sont indiqués pour les plaies bien nettes (plaies par instruments tranchants, couteaux, lames de verres, etc.), mais quand il s'agit de plaies s'accompagnant de meurtrissure des tissus environnants (plaies contuses et par arrachement), il vaut mieux commencer par une application de pansement humide.

Après avoir fait la propreté de la plaie et des alentours, on place dessus une compresse de gaze imbibée de la solution phéniquée à 50/1000 dédoublée d'eau chaude ; par dessus on placera une mince plaque de coton imbibée de la solution, puis une lame de toile caoutchoutée débordant largement le pansement et recouverte à son tour par une plaque d'étoupe purifiée et un bandage peu serré.

Ce pansement se renouvelle tous les jours. Quand on enlèvera un pansement pour le renouveler il sera toujours bon de baigner la plaie, si cela est possible, dans un bain un peu chaud, additionné d'une petite quantité d'eau phéniquée.

Il faut se souvenir toujours que le pansement ne doit pas faire souffrir le blessé. En conséquence éviter soigneusement de comprimer la plaie en enroulant la bande ou le bandage appelé à maintenir le pansement en place.

Hémorrhagies. — L'hémorrhagie ou écoulement de sang peut être plus ou moins forte.

1° Le sang coule goutte à goutte mais ne s'arrête pas : il faut placer sur la plaie elle-même un tampon sec de coton ou d'étoupe et rouler par dessus une bande en toile que l'on serre au degré nécessaire. Il est bon d'appliquer le bandage compressif sur tout le membre en commençant par l'extrémité et en remontant jusqu'à la racine. Quand l'hémorrhagie est arrêtée, on applique un pansement ordinaire des plaies ;

2° Le sang s'élance en jet : il est rouge vif (une artère a été coupée). Il faut placer immédiatement un doigt propre dans la plaie sur le point d'où sort le sang pour arrêter le jet, pendant qu'on prépare le pansement, sans quoi l'homme pourra mourir rapidement.

Il faut appliquer le pansement décrit plus haut en serrant à bloc la bande de toile. Appliquer ensuite, si cela ne suffit pas, la bande de caoutchouc contenue dans le coffre. Cette bande sera appliquée en allant comme précédemment des extrémités à la racine du membre. Serrer cette bande solidement, mais sans exagération. Remonter au moins à 5 travers de doigts au-dessus de la plaie. Ce pansement compressif sera laissé en place plusieurs jours. Commencé de l'extrémité du membre en allant jusqu'à sa racine, il doit être efficace sans amener d'accidents mécaniques. Quand l'hémorrhagie sera définitivement arrêtée il faudra 1° bien se garder d'enlever le petit pansement qui recouvre la plaie, il faut le laisser tomber tout seul ; 2° mettre par dessus un pansement protecteur après nettoyage de la peau.

Naturellement, quand un semblable accident arrive au mouillage, il faut, après application du bandage, envoyer le malade à l'hôpital. De toute façon, après hémorrhagie, il faut donner aux malades des boissons abondantes et toniques.

Prescrire ensuite le repos absolu au lit.

Brûlures. — On doit distinguer les brûlures limitées, par exemple, de la main, du pied et les vastes brûlures intéressant une grande partie du corps ou même tout le corps, et que l'on observe sur les navires à vapeur dans les accidents de machine.

Brulures limitées. — Lorsque la brûlure est légère la peau est simplement rouge et gonflée ; à un degré plus avancé, il y a, sur la peau, des cloches ; la peau peut même être détruite.

Pansement. — Lorsque la peau est simplement rouge et gonflée, il faut appliquer sur la brûlure des linges mouillés pour calmer la douleur ; si la brûlure siège à la main ou au pied on plonge la partie dans l'eau. Lorsque la douleur est calmée on applique sur la brûlure de la vaseline boriquée et on la recouvre d'une couche de coton ou d'étoupe que l'on maintient par un tour de bande.

S'il y a des cloches, on les crève délicatement avec une aiguille qu'on a eu soin de passer à la flamme, et on laisse couler l'eau ; on lave délicatement la brûlure avec la solution phéniquée. Il faut bien se garder d'arracher la peau des cloches ; on applique de la vaseline boriquée sur la brûlure et on la recouvre avec une bonne couche de coton.

Plus tard on pansera les brûlures comme des plaies ordinaires.

Vastes brulures. — Ce sont en général les brûlures qui sont occasionnées par les accidents de machine.

Pansement. — La première chose à faire et la plus délicate consiste à débarrasser le patient de ses vêtements. Il faut bien se garder pour procéder à cette opération, de le coucher dans un lit ; mieux vaut, si l'on est obligé d'étendre le malade, l'allonger sur le parquet préalablement recouvert d'un tapis ou d'un drap propre.

Avec des ciseaux ou un bon couteau, on coupe les vêtements de manière à ce qu'ils tombent pour ainsi dire d'eux-mêmes. Quand il y va de la vie il ne faut pas chercher à ménager les vêtements.

Il ne faut jamais tirer sur les vêtements : toutes les précautions sont prises pour ne pas emporter la peau et mettre le brûlé à vif.

Si une partie des vêtements adhère à la peau, il faut la laisser en place en coupant tout autour.

Les parties brûlées étant à jour, il faut avec une aiguille passée à la flamme, crever les grosses cloches pour faire écouler l'eau. On lave ensuite les brûlures à la solution phéniquée à 50 p. 100 dédoublée avec une partie égale d'eau bouillie : on fait couler cette solution sur les brûlures, après quoi on graisse bien les parties brûlées avec de la vaseline boriquée et on les enveloppe avec du coton. On peut mettre de l'étoupe par dessus le coton. Il est nécessaire de faire le pansement épais, de manière à pouvoir le laisser en place le plus longtemps possible.

Généralement ces brûlures, au bout de quelques jours, dégagent une mauvaise odeur.

Quand le pansement sera souillé on le renouvellera avec beaucoup de précautions, pour ne pas emporter la peau.

Les victimes de pareils accidents ont une soif très vive en même temps qu'ils se refroidissent.

Ce qu'il y a de mieux à leur donner, c'est une une boisson légèrement excitante, du thé léger chaud.

Dans les accidents de chaudières il y a quelquefois des brûlures épouvantables, le corps est brûlé dans toute son étendue, la peau des doigts tombe comme un gant. Il faut courir au plus pressé, c'est-à-dire calmer les douleurs atroces du malade ; pour cela la première chose à faire est d'inonder d'huile le blessé, pour soustraire, le plus vite possible, au contact de l'air, sa peau qui est à vif.

Ce n'est qu'après qu'on fera un pansement plus complet. C'est surtout dans ce cas qu'il faut bien se garder de serrer le pansement, les brûlés, surtout les graves, ne pouvant pas supporter la moindre compression.

XIV

CONTUSIONS — ENTORSES — LUXATIONS — FRACTURES

Contusions. — Les contusions sont la conséquence d'un choc ou d'une chute ; elles sont sans plaie ou avec plaie.

Contusion sans plaie. — La peau est rouge meurtrie, puis elle passe au violet et au bleu, quelquefois il se forme une grosseur, une bosse, surtout à la tête.

Traitement. — Si la contusion siège à un pied ou à une main, il faut plonger la partie dans de l'eau de mer froide, puis appliquer comme pansement plusieurs compresses trempées dans l'alcool camphré étendu de quatre fois son volume d'eau froide ; mouiller de temps en temps le pansement quand il s'échauffe.

Si la contusion siège sur une partie du corps qu'on ne puisse pas plonger dans l'eau froide, il faut appliquer directement le pansement.

Contusion avec plaie. — Si la plaie est petite il faut traiter la contusion comme la contusion sans plaie.

Si la plaie est grande, ou bien si elle saigne beaucoup, il faut la traiter comme les autres plaies.

Entorse, Foulure, Luxation. — Ce sont des accidents qui surviennent dans les jointures, le plus souvent aux pieds.

Traitement. — Immédiatement après l'accident, plonger la partie malade dans de l'eau de mer froide et l'y maintenir quatre heures en renouvelant l'eau.

Lorsque le bain local froid est impossible (à l'épaule par exemple) on entoure la partie malade de compresses trempées dans de l'eau de mer.

Les jours suivants on fait des frictions à l'alcool camphré. On masse la jointure en passant la paume de la main dessus pendant 10 minutes. Dans les intervalles on applique sur la partie une bande roulée sans trop serrer. Si la jointure est démise, il y a luxation. Le malade ne peut plus se servir de son membre.

En attendant que l'on trouve l'occasion de la faire réduire par un médecin, on peut mettre sur la partie des cataplasmes chauds.

Fractures. — Les fractures se produisent dans un choc violent ou une chute grave ; il y a presque toujours en même temps de la contusion, quelquefois une ou plusieurs plaies.

Le blessé a pu sentir et même entendre, ainsi que les personnes présentes à l'accident, un craquement. Il ne peut soulever le membre dont l'os est brisé. Ce membre est déformé, ce dont on s'aperçoit facilement en le comparant à celui de l'autre côté ; il est quelquefois raccourci et plié à l'endroit de la fracture, comme s'il y avait là une jointure nouvelle.

Au moindre mouvement qu'on lui fait subir, le blessé se plaint très vivement.

CONDUITE A TENIR EN CAS DE FRACTURE. — Il faut :

1° Transporter le blessé sur un lit, une table : quatre hommes sont nécessaires pour ce transport ; un le prend par dessus les épaules, le second passe les mains sous les reins, le troisième porte le membre sain, le dernier, le plus important, porte le membre fracturé, en passant une main au-dessous de la fracture, l'autre au-dessus, de manière à bien fixer le membre.

Manœuvrer avec ensemble et au commandement, pour ne pas donner de secousses brusques qui font souffrir le blessé inutilement.

2° *Déshabiller le blessé.* — Il est nécessaire de découdre ou de couper les vêtements qui recouvrent le membre fracturé, pour ne pas occasionner de douleurs inutiles. D'ailleurs on doit agir ainsi pour toutes les blessures graves, quelles qu'elles soient.

3° *Appliquer un pansement.* — Le but que l'on se propose est de redresser le membre fracturé, de lui rendre, autant que possible, sa longueur et sa direction normales et de le maintenir immobile dans cette direction pendant le temps nécessaire pour que les deux morceaux de l'os se ressoudent.

Pour soutenir et immobiliser le membre fracturé, on se sert d'un des appareils préparés qu'on a en provision et qui correspondent à la cuisse, à la jambe, au bras et à l'avant-bras ; on le garnit, d'une manière régulière, de coton ou d'étoupe, et on le glisse sous le membre fracturé. On tire un peu sur le membre pour le redresser, et, pendant qu'on le maintient exactement dans cette position, une autre personne ferme par dessus l'appareil et noue les lacs ou liens.

Il faut serrer suffisamment pour que le membre soit bien tenu, mais il ne faut pas trop serrer de manière à empêcher la circulation, ce qui amènerait de graves accidents. Si, après l'application de l'appareil, le malade se plaint beaucoup, c'est que le bandage est trop serré ; alors on doit relâcher un peu les liens.

Quand un appareil est convenablement placé et serré, le malade éprouve immédiatement un bien-être relatif.

Quand, pour une raison ou pour une autre, on n'a pas sous la main un appareil tout préparé, on peut placer le membre fracturé dans une gouttière en fer-blanc ou en zinc, par exemple, de grandeur convenable, et on la moule sur le membre correspondant d'une personne saine de la même taille, autant que possible, que le blessé ; on la garnit de coton ou d'étoupe et on y place le membre fracturé.

Fracture du membre inférieur. — Lorsqu'un homme est atteint de fracture du membre inférieur on doit le laisser couché et dans la position horizontale.

En moyenne, pour laisser à la fracture le temps de se consolider, il faut laisser l'appareil en place : soixante jours pour une fracture de la cuisse, quarante jours pour une fracture de la jambe.

Fracture du membre supérieur. — Lorsque le malade a été pansé, que l'appareil est en place, quel que soit le siège de la fracture au bras ou à l'avant-bras, il faut plier à angle droit l'avant-bras sur le bras et maintenir le tout dans une écharpe.

Les fractures du membre supérieur mettent trente jours en moyenne pour se consolider.

Les malades n'ont pas besoin de rester couchés.

Fracture de la clavicule. — La clavicule est cet os que l'on sent bien et qui se trouve en avant et en haut de la poitrine, allant de la base du cou à l'épaule.

La fracture de la clavicule est la plus fréquente des fractures ; heureusement que c'est une des moins graves. Elle se produit ordinairement dans les chutes sur l'épaule, le coude et même le poignet.

Cette fracture est très simple à traiter ; on fléchit l'avant-bras sur le bras, en élevant, autant que possible, la main. On rapproche le coude du corps en le portant en avant, et l'on maintient en place par une écharpe.

La fracture de la clavicule se consolide en 30 jours.

Le malade n'a pas besoin de garder le lit.

Fracture des côtes. — Cette fracture se produit encore assez souvent par suite de chocs directs ou de chutes sur la poitrine. Le malade se plaint d'un point de côté chaque fois qu'il respire ou qu'il tousse. En pressant avec la main à ce niveau, on provoque une vive douleur.

Le traitement de cette fracture est très simple : on applique un bandage de corps que l'on serre fortement et qu'on laisse appliqué jusqu'à guérison, en le resserrant de temps en temps s'il se relâche. Dès que le bandage est suffisamment serré, le malade est soulagé et respire sans souffrance ;

La fracture de côte se guérit en 25 jours.

Le malade n'a pas besoin de garder le lit.

XV

AFFECTIONS SUPPURANTES COMMUNES

ABCÈS — PHLEGMON — FURONCLE OU CLOU — PANARIS — ULCÈRE

Abcès, Phlegmon. — Le malade fait voir une partie du corps enflée, rouge, chaude, dure au toucher; il éprouve une douleur vive, sourde les premiers jours, avec des élancements comme des pointes d'aiguille les jours suivants.

Il a ordinairement de la fièvre et ne peut pas dormir. Plus tard la partie gonflée se ramollit ; il se forme une tache blanche qui se détache et il coule du pus.

Le phlegmon est un grand abcès qui occupe quelquefois tout un membre.

Traitement. — Le malade sera mis au repos. Il faut recouvrir l'abcès avec un cataplasme antiseptique. Il faut humecter le pansement avec la solution phéniquée plusieurs fois par jour, dès qu'il devient sec et donne une sensation de chaleur pénible.

Si l'abcès siège à la main ou au pied, donner 3 fois par jour un bain de pieds ou de main avec la solution phéniquée chaude.

Lorsque l'abcès est ouvert, le panser comme une plaie simple.

Furoncle ou clou. — Sorte de petit abcès avec une petite saillie pointue au centre : celle-ci devient blanche après 2 ou 3 jours, s'ouvre et laisse tomber un petit amas de pus, appelé bourbillon.

TRAITEMENT. — Le même que pour les abcès avant qu'il soit ouvert, le panser comme une plaie après l'ouverture.

Panaris. — Le panaris est un abcès d'un doigt. Le malade ressent une douleur vive, avec élancements, du gonflement du doigt : la douleur empêche le sommeil. Le panaris survient ordinairement après une coupure, une écorchure, une ampoule, un durillon, ou à la suite d'une piqûre par un hameçon, un poisson (une vive par exemple).

TRAITEMENT. — Appliquer sur le doigt des cataplasmes antiseptiques ; donner 3 fois par jour un bain de main dans la solution phéniquée chaude.

Quand l'homme recommence à travailler protéger son doigt par un doigtier en peau de mouton.

Dans les cas d'abcès, de phlegmon, de panaris, si l'on peut trouver un médecin, il ne faudra pas hésiter à le faire appeler : il ouvrira l'abcès dès le début, et le malade sera immédiatement soulagé.

Ulcère. — L'ulcère est une vieille plaie siégeant en général aux jambes et qui ne veut pas guérir.

TRAITEMENT. — L'ulcère peut être pansé comme une plaie ordinaire, c'est-à-dire bien laver la plaie avec la solution phéniquée ou boriquée et appliquer de la poudre d'iodoforme, une compresse de gaze, de l'étoupe purifiée et une bande.

Si la guérison tarde trop, après l'avoir soupoudré avec de la poudre d'iodoforme, il faut le panser avec des bandelettes de diachylon croisées et se recouvrant. Le pansement pourra ainsi être laissé en place quatre ou cinq jours.

CONGÉLATION — ENGELURES — CREVASSES

L'engelure est fréquente dans les pays froids. Elle est le premier degré de la congélation : elle s'observe surtout chez les mousses et les novices.

Souvent l'engelure s'accompagne de cloches pleines d'eau et de crevasses qui forment plaies ; c'est le 2e degré de la congélation.

Enfin quand l'action du froid a été forte et prolongée, la partie frappée est gelée, privée de sang, comme morte :

C'est le troisième degré.

TRAITEMENT. — Dans les deux premiers degrés, après avoir bien lavé, il faut panser avec de la vaseline boriquée, une petite compresse de gaze et de l'étoupe purifiée.

Dans le troisième degré il faut surtout éviter d'approcher du feu la partie gelée : on la frottera doucement avec de l'eau froide pour la rappeller à la vie, et quand elle commence à rougir, on la pansera comme une engelure simple.

XVI

SOINS GÉNÉRAUX DE LA PEAU ET DES ORGANES DES SENS

Maladies de la peau. — Dans les cas douteux, on se contentera de soins de propreté de la peau et on désinfectera le linge à l'eau bouillante.

Morpions. — Les morpions ou pediculi pubis sont des parasites observés fréquemment à bord des navires et qui sont bien reconnaissables. Ils existent à la base des poils, surtout dans les régions qui avoisinent les organes génitaux, et se présentent sous forme d'insectes adultes ou d'œufs (lentes).

Pour les détruire il faut prendre d'abord un grand bain savonneux accompagné de frictions énergiques ; ensuite on pratiquera une lotion vinaigrée pour ramollir la coque des lentes et enfin on pratiquera une onction de la surface contaminée à l'onguent mercuriel ; on laissera l'onguent 24 heures en place, ensuite le malade prendra un nouveau bain, puis on verra s'il reste encore des parasites ou des œufs et dans l'affirmative on recommencera la même opération.

Gale. — La gale se traduit par des démangeaisons atroces dans tout le corps. Elle se manifeste par des petits boutons rouges, généralement écorchés par le malade en se grattant, siégeant surtout aux cuisses, au ventre, aux bras, aux mains, entre les doigts.

Ce n'est pas une maladie du sang. Elle est causée par un insecte tellement petit qu'il ne peut se voir qu'à la loupe. Cet animal travaille la peau comme la taupe travaille la terre.

Pour se guérir complètement de la gale, il faut d'un seul coup tuer tous ces parasites, sans quoi ceux qui restent font de nouvelles nichées.

Ces insectes n'envahissent pas toute l'étendue de la peau ; ainsi il n'y en a jamais dans le dos.

Le malade peut atteindre avec les mains tous les endroits de son corps où ils peuvent se loger et c'est un avantage, car il peut se traiter, c'est-à-dire se frotter lui-même.

Traitement. — Pour soigner un homme atteint de gale, il faut préparer de l'eau chaude et du savon. On prendra de préférence du savon noir, qu'on appelle aussi savon vert, savon mou, savon à la potasse.

Déshabiller complètement le malade :

1° Pendant une demi-heure on savonnera toutes les parties du corps, y compris les organes génitaux, et sauf la tête : on insistera sur le ventre et dans l'intérieur des cuisses, aux chevilles, aux bras, aux poignets, entre les doigts.

2° Si on a une baignoire à sa disposition on donnera un bain chaud d'une demi-heure.

Si on n'a pas de baignoire on lavera bien le corps à l'eau chaude pendant le même espace de temps.

3° Après avoir bien essuyé le malade, prendre de la pommade d'Helmerich dans la paume des mains et le frotter pendant une demi-heure avec cette pommade sur tout le corps, sauf sur la tête qui n'a jamais de gale, en insistant sur les endroits signalés plus haut à propos du savon noir.

Ainsi en une heure et demie on peut, si on s'y applique convenablement, débarrasser complètement un homme de la gale.

Douze heures après l'application de la pommade, comme propreté, on lavera le corps avec de l'eau chaude et du savon.

La gale est très contagieuse; il faut avoir soin, pour éviter la contagion et pour que le malade ne se contamine de nouveau, de faire passer à l'eau bouillante les vêtements et le linge des galeux.

Conjonctivite. Maux d'yeux. — Dans la conjonctivite l'œil est rouge; les paupières sont un peu gonflées et collées le matin. Le malade éprouve une sensation de gravier dans l'œil, il est gêné par la lumière.

TRAITEMENT. — On lavera l'œil 5 ou 6 fois par jour avec l'eau boriquée tiède et on appliquera sur l'œil une compresse de gaze trempée dans la solution boriquée, et un bandeau léger pour fixer le tout.

Souvent l'inflammation de l'œil est due à un corps étranger, grain de poussière et surtout escarbilles, qui est collé sous les paupières.

S'il est logé sous la paupière inférieure, il suffit d'abaisser franchement la paupière inférieure avec l'index de la main gauche, on voit le corps étranger et avec un petit morceau de linge très propre on peut l'enlever.

Si le corps étranger est logé sous la paupière supérieure, il est impossible, en élevant la paupière de le voir. Dans ce cas, pour débarrasser le malade de ce corps étranger, voici la manière la meilleure et la plus simple : on dit au malade de regarder fortement en haut : avec le pouce et l'index de la main droite, préalablement bien lavée, on saisit les cils de la paupière supérieure, en en prenant le plus possible; on tire la paupière supérieure en avant et en bas, de manière à la porter sur la paupière inférieure et on lâche le tout. Le malade ouvre l'œil, et le corps étranger qui était collé contre la face profonde de la paupière supérieure est balayé par les cils de la paupière inférieure.

Maux d'oreille. — Deux cas peuvent se présenter :

1° *L'oreille coule.* — Lavages boriqués abondants par un jet sans violence, au moyen de la petite seringue en verre. Ensuite, assécher le fond du conduit avec un petit tampon d'ouate, puis insuffler dedans avec un petit cornet de papier ou un tuyau de plume une pincée d'acide borique finement pulvérisé. Recouvrir d'un tampon de coton. S'il y a des douleurs derrière l'oreille, léger badigeonnage, à la teinture d'iode, de la région (sans toucher l'oreille elle-même) une fois tous les 5 ou 6 jours.

2° *L'oreille ne coule pas.* — S'assurer d'abord qu'elle ne contient pas de corps étranger. S'il y en a un (haricot, tampon sale, etc., etc.) et plus fréquemment bouchon de cire d'oreille mélangé de charbon, faire de grands lavages avec l'irrigateur à lavements jusqu'à issue du corps étranger, sauf, s'il s'agit d'un corps (haricot, par exemple) susceptible de gonfler sur place sans bouger. Ensuite, tampon d'ouate. Si le conduit auditif ne contient pas de corps étranger, lavage boriqué, puis 3 gouttes de laudanum dans l'oreille et tampon d'ouate. Dans ce cas, il faudra faire gargariser fréquemment le malade, car le début des inflammations de l'oreille a très souvent son origine dans la gorge.

XVII

NOTIONS ÉLÉMENTAIRES DE PHARMACIE ET DE PETITE CHIRURGIE

I. **Pharmacie.** — 1° Médicaments pour l'usage interne. Ces médicaments doivent toujours être mesurés le plus exactement possible et administrés selon les indications fournies plus haut. Quand ils seront donnés sous forme de potions, il est bien entendu que l'on n'emploiera que de l'eau distillée ou tout moins bouillie et filtrée. Le mieux est d'avoir toujours dans la pharmacie une dizaine de litres de cette eau en bouteilles bien bouchées et de l'employer à l'exclusion de toute autre, pour la préparation des potions ainsi que des solutions pour l'usage externe;

2° Médicaments pour l'usage externe. Ils doivent être toujours tenus à l'écart des précédents afin d'éviter toute possibilité de confusion. Ils seront conservés en récipients bien clos, à l'abri de l'air, de la lumière et de l'humidité;

3° Les objets de pansements donnent lieu aux mêmes remarques;

4° Les appareils, instruments et ustensiles nécessitent un entretien soigneux.

II. **Petite chirurgie.** — Nous résumerons ici quelques conseils d'ordre varié.

Massage. — Le massage est applicable à toutes les entorses et en est le traitement le plus efficace. La méthode que nous allons indiquer ici peut être considérée comme préférable à toutes les autres. Supposons qu'il s'agisse de masser une entorse du cou de pied. Le patient étant assis, l'opérateur s'assied en face de lui, et saisit le pied du malade qu'il pose délicatement sur ses genoux. Après avoir huilé ou vaseliné soigneusement la région à masser, il exécute avec la pulpe des doigts réunis et plus tard avec la paume de la main droite, alternant avec la gauche, des effleurements, qui, commencés à la base des orteils, passent sur le dos du pied, et ensuite sur toutes les faces de l'articulation, en remontant jusqu'au tiers inférieur de la jambe, au-dessus de la région gonflée et douloureuse. Ces effleurements sont dirigés de l'extrémité vers la racine du membre. Ils ne doivent jamais être douloureux et ont pour but d'insensibiliser, d'*endormir* la douleur. On augmentera progressivement la force des pressions opérées avec les doigts, auxquels on joint alors les pouces, en suivant le trajet des tendons et des muscles. Après 10 à 12 minutes de ces frictions, on pratique un pétrissage sans violence des parties molles, puis on fait exécuter quelques mouvements à l'articulation. Il faut aller doucement dans toutes ces pratiques, et ne pas prolonger les séances au delà de 15 à 20 minutes.

Révulsions. — La révulsion destinée à amener le sang vers un point de la peau s'obtient avec plus ou moins d'intensité par les procédés suivants :

1° Frictions de la peau avec la main nue ou avec un morceau de flanelle imbibée d'alcool camphré ou d'essence de térébenthine ;

2° Avec des sinapismes ;

3° Avec la teinture d'iode en applications locales ;

4° Ventouses. Pour appliquer une ventouse, on prend un verre à liqueur, on y met à l'intérieur une feuille de papier à cigarette ou une mince couche de ouate, puis on y met le feu et on place rapidement l'ouverture du verre contre la peau, au point on l'on veut faire la révulsion, en appuyant légèrement. Le vide se fait dans le verre, et soulève la peau sous forme de calotte qui rougit. On laisse la ventouse en place pendant quelques minutes. Pour l'enlever, il faut introduire doucement un doigt entre le verre et la peau, sans jamais décoller brusquement. Les ventouses donnent de bons résultats dans les cas de point de côté ;

5° Marteau de Mayor. C'est un marteau quelconque trempé dans de l'eau bouillante, et appliqué rapidement sur la peau recouverte d'un linge fin.

Glace. — La glace concassée et renfermée dans une vessie de porc ou une toile imperméable, calme bien les violentes coliques qui résistent au traitement ordinaire. Ce procédé est utile également pour calmer certaines douleurs de tête s'accompagnant de fièvre et de délire. On interposera toujours un morceau de flanelle ou de molleton entre la vessie de glace et la peau.

CONCLUSIONS DE LA CINQUIÈME PARTIE

A condition de ne pas s'écarter, sans avis d'un médecin, des conseils précités, les capitaines de navires donneront à leurs hommes malades des soins qui porteront leurs fruits.

Nous ne répéterons pas ici les conseils de prudence contenus dans le chapitre I de cette dernière partie.

Ce qu'il convient de dire en terminant, c'est que, en matière de maladie, comme d'ailleurs en matière d'accidents, quels qu'ils soient, il vaut toujours mieux *prévoir*.

Les garanties de sécurité du travail éviteront les *accidents*.

L'hygiène assurera aux équipages une bonne santé.

La prophylaxie écartera du navire le danger toujours imminent des invasions épidémiques.

SIXIÈME PARTIE

CAISSE DE PRÉVOYANCE DES MARINS FRANÇAIS

COMMENTAIRES

Il y a au titre III de l'instruction du 20 avril 1906 sur la caisse de prévoyance des marins français quinze paragraphes (de 98 à 112) qui se rapportent à la constatation des blessures, des maladies et des décès, soit à bord soit à terre, concernant les participants à la caisse de prévoyance.

Le paragraphe 98 dit :

« Toutes les fois qu'il se produit, au cours d'un embarquement, une blessure, une maladie, ou un décès, concernant un participant, le capitaine, maître ou patron ou celui qui le remplacera, doit immédiatement constater, dans un rapport détaillé, l'époque, le lieu et les circonstances de l'événement (décret du 14 avril 1906, articles 1 et 2). Ce rapport est autant que possible établi sur l'imprimé n° 3759-1. »

Le paragraphe 103 prescrit que :

« Dans tous les cas, à la diligence, soit du capitaine, soit de l'autorité maritime, coloniale ou consulaire, les témoins de l'événement sont invités à fournir une déclaration écrite de tous les détails à leur connaissance qui s'y rapportent. Ces déclarations doivent être rédigées séparément pour chaque témoin. »

Paragraphe 104. « En dehors du rapport ci-dessus indiqué, et qui est destiné principalement à constater des faits extérieurs, un certificat médical doit être établi, toutes les fois que cette mesure est possible, c'est-à-dire quand il y a un médecin à bord, ou quand le malade ou blessé est à terre, soit parce qu'il y a été laissé, soit parce que l'accident ne s'est pas produit à bord. »

Paragraphe 108. « Quand il s'agit d'un événement survenu à bord d'un navire où il n'y a point de médecin, il est suppléé autant que possible à l'absence du certificat médical par le capitaine qui constate, à la suite de son rapport ou dans un document séparé, notamment les symptômes, la marche extérieure de la maladie et le traitement suivi. »

Ne nous occupant ici que des navires dépourvus de médecin, et en consultant les textes officiels cités ci-dessus, nous voyons que le capitaine d'un navire privé de médecin doit, en cas d'accident, de maladie, de décès à bord, établir ou faire établir les pièces suivantes :

1° Un rapport (autant que possible sur l'imprimé 3759-1, imprimés qui seront distribués gratuitement à tous les navires de commerce), constatant l'époque, le lieu et les circonstances de l'événement.

2° Une déclaration écrite des témoins de l'événement relatant tous les détails à leur connaissance qui s'y rapportent.

3° Constatation du capitaine, soit dans son rapport, soit dans un document séparé des symptômes, de la marche extérieure de la maladie et du traitement suivi.

Ces pièces ont une importance capitale : En effet l'article 5 de la loi du 29 décembre 1905 sur la caisse de prévoyance dit :

« Les participants qui sont atteints de blessures ou de maladies, ayant leur cause directe dans un accident ou un risque de leur profession survenu pendant la durée d'un embarquement sur un navire français ou s'y rattachant étroitement, ont droit soit à une pension viagère d'infirmité, soit à une indemnité journalière. »

L'article 6 s'exprime ainsi :

« Ont également droit à une pension... Les veuves des participants qui sont tués ou périssent par suite des causes et dans les conditions prévues à l'article précédent ou qui meurent des conséquences des blessures ou des maladies énoncées au dit article, pourvu que le mariage soit antérieur à l'origine desdites blessures ou maladies. »

Enfin l'article 13 du décret du 14 avril 1906 dit :

« Le Conseil supérieur de santé de la marine donne son avis sur toutes les demandes d'allocations ou de conversions d'allocations formées en vertu de la loi du 29 décembre 1905 »

Pour que le conseil supérieur de santé de la marine, pour que l'autorité supérieure puissent apprécier en toute connaissance de cause si la blessure, la maladie, le décès ont été occasionnés par un risque professionnel maritime, il est indispensable que le rapport du capitaine, que sa certification médicale, que les constatations des témoins soient aussi explicites que possible ; qu'aucune des circonstances de l'événement, qu'aucune des causes probables de la maladie, qu'aucun symptôme apparent ne soient omis. On notera avec soin une hémoptysie, un saignement de nez, la présence du sang dans les selles, la nature de ces selles au cours d'une maladie, les vomissements, leur couleur, etc. Ces symptômes bien décrits peuvent confirmer un diagnostic présumé, et éclairer le Conseil supérieur sur le caractère de la maladie.

L'époque, le lieu et les circonstances de l'événement sont également très importants à connaître.

L'époque. — Un navire prend la mer quittant un port français où il a été armé. Deux jours après, un homme de l'équipage tombe gravement malade : températures élevées, diarrhée, saignements de nez, délire : bref il est atteint de fièvre typhoïde.

Cet homme n'a pas contracté son affection à bord : il était déjà en possession de fièvre typhoïde au moment du départ, il en avait pris le germe à terre, car cette maladie a une période d'incubation d'une semaine au minimum, elle ne saurait donc en l'espèce résulter d'un risque professionnel, puisque le rapport du capitaine, fixant *l'époque* de l'apparition des symptômes, constate qu'ils se sont montrés deux jours après avoir quitté le port d'armement.

Au contraire, le capitaine constate l'apparition de ces mêmes symptômes après 15 ou 20 jours de mer. Ici plus de doute, l'affection a été contractée à bord. C'est l'eau qui est de mauvaise qualité, c'est l'alimentation qui est défectueuse. Le bacille cause de la maladie est soit dans l'eau du bord, soit dans les fruits ou légumes verts de l'approvisionnement. Le marin ne pouvant consommer que cette eau et ces aliments a pris les germes de son affection à bord ; elle peut être considérée comme résultant d'un risque professionnel. Il est inutile d'insister davantage sur l'importance qu'il y a à bien déterminer l'époque de l'apparition des symptômes de la maladie.

Le lieu n'est pas moins important à noter : dans les

parages de Terre-Neuve, alors qu'il fait relativement frais, un matelot de pont est frappé tout d'un coup de perte de connaissance, la face est rouge, la respiration est difficile, embarrassée, les membres sont immobiles, les urines sont émises involontairement, les artères et le cœur battent violemment, en un mot il est dans le coma. La mort peut survenir rapidement :

En raison du lieu où se trouve le navire, il ne faut point songer à une insolation : c'est une congestion cérébrale qui vient d'atteindre cet homme, le même accident se serait très probablement produit s'il était resté à terre.

Supposons maintenant que le navire fasse route sous la zone torride, dans la région des calmes de l'équateur : un homme en service sur le pont, exposé par les obligations de son service aux ardeurs du soleil, est frappé de symptômes analogues à ceux ci-dessus relatés. On peut tout naturellement supposer qu'il a été atteint d'insolation, affection pouvant très bien se ranger dans celles résultant d'un risque professionnel maritime.

Les circonstances de l'événement doivent être également relatées avec soin. Un mécanicien se trouve devant les feux dans la chambre de chauffe où la température est très élevée. Il est appelé brusquement sur le pont par le capitaine qui a un ordre à lui transmettre. L'air extérieur est froid, le thermomètre marque 5° au-dessus de zéro. En passant subitement de l'atmosphère surchauffée de la machine sur le pont où règne un froid vif, ce mécanicien contracte une pneumonie par refroidissement brusque dont il meurt. Il ne fait de doute pour personne que la pneumonie cause du décès résulte bien en l'espèce d'un risque professionnel (passage subit et par ordre d'un endroit chaud dans un endroit froid). Aussi importe-t-il que le capitaine relate bien, dans son rapport, les origines de la maladie, les circonstances qui l'ont déterminée, pour que les droits à pension de la veuve ne soient pas discutés, discussion qui serait très plausible si les circonstances, l'origine de la maladie n'étaient pas parfaitement définies dans le rapport.

Ces rapports, ces déclarations, doivent être écrits avec la plus grande impartialité, et la plus entière sincérité, de façon à ne pas priver d'une pension une veuve de marin qui y aurait légitimement droit, de façon aussi à empêcher de fâcheux abus au détriment de l'Etat, de la caisse de prévoyance, et en dernière analyse des marins eux-mêmes.

Nous avons cru utile de donner ci-après quelques rapports détaillés tous rédigés, rapports qui doivent être établis par les capitaines des navires de commerce lorsqu'une blessure, une maladie ou une mort se produit à bord. Ils pourront, le cas échéant, servir de modèles. Comme on le verra à leur lecture, tout a été noté avec soin : le lieu, l'époque, les circonstances de l'événement, la description des symptômes de la maladie ou des blessures, leur traitement.

RAPPORT DÉTAILLÉ

Je soussigné, Guiran, Célestin, capitaine du steamer, « *Bouvet* », armé au Havre pour le long cours, le 9 décembre 1905, sous le n° 512, étant par 104° de longitude est et 3° de latitude nord, deux jours après avoir quitté Saigon,

Certifie que le vingt et un du mois de mai mil neuf cent six, à neuf heures du matin, le sieur Durand (Jules-Louis), inscrit au Havre f° 1106, n° 4026 porté sur le rôle d'équipage dudit navire en qualité de matelot chauffeur, qui jusque-là s'était très bien porté, a été pris brusquement de diarrhée, de vomissements, de crampes dans les mollets, de refroidissement dans tout le corps. Les selles étaient liquides, blanchâtres, très abondantes ; le malade accusait une soif ardente ; les mains et les pieds étaient glacés ; le lendemain le visage était très altéré, les yeux très enfoncés, les doigts et les ongles devinrent bleus ; les crampes persistaient très douloureuses dans les membres inférieurs. Après trois jours de maladie ce marin est décédé le vingt-quatre mai mil neuf cent six, à cinq heures du matin, malgré les soins qui lui ont été prodigués.

Ces soins ont consisté en : repos au lit dans une chambre isolée, potion avec bismuth et laudanum, thé punché alternant avec des limonades glacées, frictions répétées sur tout le corps avec des morceaux de flanelle, bouteille d'eau chaude dans le lit.

J'ajoute que ce marin avait été appelé, par les obligations de son service, à descendre fréquemment à terre pendant le séjour du navire à Saïgon.

En foi de quoi, j'ai rédigé le présent rapport dont j'ai établi, en outre, une expédition.

Fait à bord, le 24 mai 1906.

Le Capitaine,
Signé : GUIRAN.

A la lecture de ce rapport on constate que toutes les indications sont parfaitement remplies : l'époque, le lieu et les circonstances sont indiqués d'une façon précise.

Les symptômes et le traitement de la maladie sont bien décrits.

A l'examen ultérieur du dossier, les Membres du Conseil Supérieur de Santé concluront :

1° Que le sieur Durand a été atteint de choléra asiatique contracté à Saïgon où les obligations du service l'avaient appelé à descendre fréquemment à terre ;

2° Que cette affection résulte bien d'un risque professionnel maritime et qu'elle ouvre des droits à pension à la veuve, ou des droits à un secours annuel aux orphelins et aux ascendants.

RAPPORT DÉTAILLÉ

Je soussigné, Mathieu, Alexandre-Paul, capitaine du steamer « *Indoustan* », armé à Marseille pour le long cours, le 1er janvier 1906, sous le n° 421, étant au mouillage de Hongay (Baie d'Along), depuis dix jours et obligé de faire l'eau à terre, notre provision étant épuisée,

Certifie que le trois du mois d'avril mil neuf cent six, à onze heures du matin, le sieur Bernard, Charles-Victor, inscrit à Marseille, f° 609, n° 1129, porté sur le rôle d'équipage dudit navire en qualité de matelot de pont, est tombé malade au moment de l'appareillage et a été forcé de s'aliter. Il souffrait de violentes coliques, avec des envies continuelles d'aller à la selle. Les selles rendues étaient constituées par des glaires mêlées de sang pur ; douleurs très vives au fondement après chaque garde-robe.

Le malade a été mis à la diète : on ne lui donnait que de l'eau, du riz bouilli ou du lait bien cuit. Comme potion je lui ai administré pendant plusieurs jours 10 gr. de sulfate de soude, XV gouttes de laudanum dans 150 gr. d'eau bouillie à prendre dans les 24 heures.

Au bout de 15 jours, il était à peu près remis, mais ne pouvait pas encore s'alimenter avec le régime ordinaire du bord sans avoir immédiatemment une rechute de diarrhée.

En foi de quoi, j'ai rédigé le présent rapport dont j'ai établi, en outre, une expédition.

A bord, le 19 avril 1906.

Le Capitaine,
Signé : MATHIEU.

En l'espèce, il s'agit d'une dysenterie des pays chauds, qui n'a pas amené le décès, qui s'est bien améliorée sous l'influence du traitement. Ce rapport détaillé aura peut-être dans l'avenir une grande utilité pour l'intéressé : en effet, à une époque plus ou moins éloignée, il peut avoir une rechute ; sa maladie peut passer à l'état chronique, lui amener ultérieurement des complications qui entraîneront peut-être une incapacité permanente, absolue, ou partielle de travail (Art. 5 de la loi du 29 décembre 1905). Les médecins, appelés à statuer sur son cas, pourront, à la lecture du rapport détaillé ci-dessus, et après examen du malade, se rendre compte s'il y a bien relation entre l'affection dont il souffre actuellement et la dysenterie contractée à Hongay.

Dans l'affirmative ils concluront aux droits à pension.

On voit toute l'importance qu'il y a à établir un rapport même pour des maladies qui n'entraînent pas le décès, qui paraissent guérir sous l'influence du traitement, mais qui néanmoins sont sujettes à des rechutes graves.

RAPPORT DÉTAILLÉ

Je soussigné, Hubert Léon-Henri, capitaine du steamer « *Oregon* », armé à Bordeaux pour le long cours, le 2 avril 1906, sous le n° 224, huit jours après avoir quitté Pauillac et me trouvant par 26 degrés de longitude ouest et 40 degrés de latitude nord,

Certifie que le vingt-quatre du mois d'avril mil neuf cent six, à dix heures du matin, le sieur Coudurier, Ferdinand-Frédéric, inscrit à Bordeaux, f° 312, n° 1026, porté sur le rôle d'équipage dudit navire en qualité de matelot de pont, qui était fatigué depuis le départ et dont j'avais remarqué l'état maladif à l'embarquement, a été pris d'une toux quinteuse suivie d'un abondant crachement de sang. Ce sang était rouge vermeil et la quantité rendue avait rempli le fond d'une cuvette. Je le fis aussitôt coucher et ne lui donnai que des boissons froides avec une potion contenant XX gouttes de laudanum et 150 gr. d'eau sucrée pour arrêter ces vomissements.

Le lendemain soir il avait très chaud, sa peau était brûlante, et vers huit heures un nouveau crachement de sang plus abondant que le premier se produisit encore : le malade étouffait littéralement. A dix heures du soir, le vingt-cinq avril mil neuf cent six, il succombait malgré tous les soins que je lui prodiguais.

Cet homme était au repos depuis le départ de Bordeaux. Le voyant fatigué et toussant fréquemment, je l'avais exempté de tout service pensant qu'il se remettrait en cours de route.

En foi de quoi j'ai rédigé le présent rapport dont j'ai établi, en outre, une expédition.

A bord, le 25 avril 1906.

Le Capitaine,
Signé : HUBERT.

Dans ce cas particulier il s'agit d'un homme qui était malade avant son embarquement, qui très probablement était tuberculeux. Sans cause appréciable, sans fatigue de service, il a été pris d'une hémoptysie, puis d'une seconde qui l'a emporté. L'affection cause de ce décès ne saurait résulter d'un risque professionnel, et si le malade n'était pas en possession d'un certificat établissant l'origine de sa maladie, sa cause dans un risque professionnel survenu au cours d'un embarquement antérieur, le décès ne saurait ouvrir des droits à pension ou à un secours annuel.

RAPPORT DÉTAILLÉ

Je soussigné, Davaine, Emile, capitaine du 4/mâts « *Amiral Pottier* », armé au Havre pour le long cours, le 25 janvier 1906, sous le nº 524, me trouvant par 9 degrés de longitude ouest et 46 degrés de latitude nord, la mer étant très grosse,

Certifie que le dix-sept du mois de février mil neuf cent six, à quatre heures du soir, le sieur Desmares, Pierre-Victor, inscrit au Havre, fº 826, nº 1821, porté sur le rôle d'équipage du dit navire en qualité de matelot de pont, se trouvait dans la mâture à serrer le grand hunier. J'avais donné cet ordre un instant auparavant à cause d'un grain qui menaçait. Tout à coup, dans un violent coup de roulis, Desmares fut projeté de la mâture sur le pont.

Les matelots Kervella, Yves, et le Gorrec, Stanislas, qui l'aidaient à serrer la voilure, ont été témoins de l'accident.

On le releva immédiatement et je le fis transporter avec beaucoup de précaution sur une couchette de la chambre de la dunette. Desmares était sans connaissance mais respirait encore. Un filet de sang coulait par l'oreille droite et par le nez. Il portait au sommet de la tête et un peu à droite une plaie de six centimètres de longueur environ, laquelle donnait du sang en assez grande abondance. Je pansais la plaie, je lavais l'oreille et le nez, mais malgré tous nos soins, Desmares expirait à 8 heures du soir, sans avoir repris connaissance.

En foi de quoi j'ai rédigé le présent rapport dont j'ai établi en outre une expédition.

A bord, le 17 février 1906.

Le Capitaine,
Signé : DAVAINE.

Ce certificat se passe de commentaires, aucun doute n'est possible, la mort résulte bien d'un risque professionnel maritime.

RAPPORT DÉTAILLÉ

Je soussigné, Laurent, Jules-Pierre, capitaine du steamer « *Dahomey* », armé à Saint-Nazaire pour le long cours, le 1er octobre 1905, sous le nº 323, étant par 25 degrés de longitude ouest et 39 degrés de latitude nord,

Certifie que le 6 du mois de mars mil neuf cent six, à 2 heures 15 du soir, le sieur Richard, Louis-Eugène, inscrit à Saint-Nazaire, fº 644, nº 1325, porté sur le rôle d'équipage en qualité de 2e mécanicien, étant de quart dans la machine, en tâtant une des articulations de la machine, a eu les doigts de la main droite pris entre les deux joues des excentriques.

Les ouvriers mécaniciens Lelandais, Adolphe, et Le Hir, François, tous deux en service dans la machine, ont été témoins de l'accident et ont porté les premiers secours au 2e mécanicien Richard.

Il a été immédiatement transporté à la pharmacie du bord et nous avons constaté qu'il avait eu les quatre derniers doigts de la main droite coupés net presque au niveau de la main.

J'ai mis la main blessée dans un bain d'eau distillée froide mélangée d'eau phéniquée à 50 p. 1000. Elle saignait abondamment ; j'ai procédé ensuite à un pansement avec des compresses phéniquées et du coton hydrophile.

Le pansement a été renouvelé avec soin tous les deux jours ; arrivé à Saint-Nazaire, le 14 mars, j'ai envoyé immédiatement Richard à l'hôpital.

En foi de quoi j'ai rédigé le présent rapport dont j'ai établi, en outre, une expédition.

A bord, le 14 mars 1906.

Le Capitaine,
Signé : LAURENT.

Il est question dans ce rapport d'un accident grave de machine ayant entraîné la perte des quatre derniers doigts de la main droite, mutilation qui aura certainement pour résultat une incapacité permanente de travail.

C'est au premier chef un accident résultant d'un risque professionnel maritime.

A l'examen des droits à pension de l'intéressé il n'y aura aucune discussion possible.

Le lieu, l'époque, les circonstances de l'événement sont suffisamment indiqués : des témoins assistaient à l'accident ; la lésion, les soins donnés sont relatés clairement.

RAPPORT DÉTAILLÉ

Je soussigné, Héliou, Jean-Marie, capitaine de la goélette *Marie-Louise*, armée à Paimpol pour la grande pêche, le

25 février 1906, sous le n° 24, me trouvant dans le sud des îles « *Westmann* », en train de pêcher la morue par 23° 15m de longitude ouest et 63° 23m de latitude nord,

Certifie que, le vingt-neuf du mois de mars mil neuf cent six, à huit heures du matin, le sieur Magadure Yves-Léon, inscrit à Paimpol f° 114, n° 651, porté sur le rôle d'équipage du dit navire en qualité de pêcheur, s'est enfoncé un hameçon de ligne dans le creux de la main gauche en arrachant une morue prise à cet hameçon.

Les matelots pêcheurs Nédelec Pierre et Le Gall Louis ont été témoins de cet accident.

Je fis descendre immédiatement Magadure dans la chambre de l'arrière et je lui lavai la main avec la solution phéniquée à 50 p. 0/00 dédoublée de partie égale d'eau pure. L'hameçon était profondément enfoncé dans les chairs, je le retirai avec beaucoup de précaution : la plaie, qui était très petite, saignait peu. Je lui fis un pansement que je renouvelai le lendemain et jours suivants.

Le troisième jour de l'accident, la main était rouge, très gonflée ; le malade se plaignait de vives douleurs qui remontaient jusque dans l'aisselle gauche. Il avait la fièvre. Voyant que la plaie s'aggravait, je fis route sur l'hôpital de Westmann ou je déposai ce marin le 2 avril 1906 dans la matinée.

En foi de quoi j'ai rédigé le présent rapport dont j'ai établi en outre une expédition.

A bord, le 2 avril 1906.

Le Capitaine,

Signé : HÉLIOU.

L'accident ci-dessus relaté relève bien de la profession de marin-pêcheur. Le blessé, après quatre jours de traitement à bord, pour une plaie qui au début paraissait légère, a été déposé à l'hôpital des îles Westmann. Le capitaine a néanmoins agi sagement en établissant un rapport détaillé, relatant le lieu, l'époque et les circonstances de l'événement, en décrivant la nature, le siège de la plaie, les symptômes observés, le traitement institué. En effet, ce marin, déposé à l'hôpital, a pu guérir sans infirmité ; mais le phlegmon de la main et de l'avant-bras dont il était atteint à la suite de cette piqûre septique de l'hameçon, est une affection sérieuse, pouvant entraîner des accidents redoutables, quelquefois mortels.

Cette affection a pu laisser une infirmité de la main gauche ; elle a peut-être entraîné la mort. Il était donc utile, indispensable, que ce rapport détaillé fût établi, en mentionnant l'origine exacte de la blessure, pour qu'il puisse servir, le cas échéant, soit à l'intéressé, soit à la veuve en cas de décès.

CAISSE NATIONALE
E PRÉVOYANCE
AU PROFIT
ES MARINS FRANÇAIS

oi du 29 décembre 1905. Décret du 14 avril 1906. Instruction du 20 avril 1906.

RÉPUBLIQUE FRANÇAISE

MARINE NATIONALE

Le présent imprimé doit être délivré d'office et gratuitement à tous les navires en même temps que le rôle d'équipage ou le permis de navigation.

ÉTABLISSEMENT DES INVALIDES DE LA MARINE

RAPPORT DÉTAILLÉ

DE BLESSURE, MALADIE OU DÉCÈS

Je soussigné (1)

certifie que, le (2) mil neuf cent

à heures minutes du (3)

étant à (4)

le Sieur

inscrit à (*ou* ayant pour port d'attache) f° n°

porté sur le rôle d'équipage (*ou* le permis de navigation)

en qualité de

a été (5)

Les témoins de l'événement sont :

En foi de quoi j'ai rédigé le présent rapport en double expédition.

A le 19

(6)

Vu par l (7)

A le 19

(8)

1) Nom, prénoms, alité (capitaine, ître ou patron de *tel* ·ire, armé à pour (long cours, cabo-e, etc.), *ou* grade l'autorité qui rédi-le rapport.)

2) Date et heure en les lettres.

3) Matin *ou* soir.

4) Lieu de l'évé-ient ; si c'est à l, indiquer les pa-s, la longitude et atitude, ou le port, rade, etc. ou se vait le navire.

5) Relater avec le de détails possi-les circonstances ont occasionné essure, la mala-u la mort. Men-ier, s'il y a lieu, ite à laquelle le de a dû être laissé re, à l'hôpital ou lui.

Signature du ca-ne, maître ou pa-ou de l'autorité édige le rapport. i patron ne sait peut signer, l'au-qui reçoit la dé-tion mentionne la de l'empêche-. (Les témoins ne ut pas signer le nt rapport, mais ir des déclara-distinctes.)

Désignation de rité maritime, ale ou consu-

Signature ou t.

EXTRAIT

DE L'INSTRUCTION DU 20 AVRIL 1906.

98. Toutes les fois qu'il se produit, au cours d'un embarquement, une blessure, une maladie ou un décès, concernant un participant, le capitaine, maître ou patron ou celui qui le remplace, doit immédiatement constater dans un rapport détaillé l'époque, le lieu et les circonstances de l'événement (Décret du 14 avril 1906, art. 1er, 2); ce rapport est, autant que possible, établi sur l'imprimé n° 3759-1.

99. Lorsque, pour une cause quelconque, ce rapport ne peut être rédigé à bord, il est dressé au premier atterrissage ; s'il s'y trouve une autorité marine, coloniale ou consulaire, le rapport est établi devant cette autorité.

100. Lorsque la blessure, la maladie ou la mort est survenue à terre, le rapport peut être dressé par l'autorité maritime, coloniale ou consulaire du lieu. Mais si le participant est embarqué régulièrement, le devoir d'établir ce rapport incombe toujours en premier lieu au capitaine, maître ou patron.

101. A bord des yachts munis ou non d'un rôle spécial, le soin de dresser le rapport revient à la personne qui en fait dirige le navire.

102. L'obligation pour le capitaine ou celui qui en remplit les fonctions de rédiger un rapport en cas de risque ou d'accident susceptible d'ouvrir des droits sur la Caisse de prévoyance est absolue, et une négligence sur ce point serait de nature à entraîner une grave responsabilité civile et disciplinaire à l'égard de celui qui s'en rendrait coupable. Dans le cas où ce devoir ne serait pas rempli, la première autorité administrative qui aurait connaissance du fait, soit sur la plainte de l'intéressé, soit de tout autre manière, devrait effectuer une enquête et en consigner les résultats dans un rapport spécial qui serait adressé au Ministre.

103. Dans tous les cas, à la diligence, soit du capitaine, soit de l'autorité maritime, coloniale ou consulaire, les témoins de l'événement sont invités à fournir une déclaration écrite de tous les détails à leur connaissance qui s'y rapportent. Ces déclarations doivent être rédigées séparément pour chaque témoin.

104. En dehors du rapport ci-dessus indiqué, et qui est destiné principalement à constater des faits extérieurs, un certificat médical doit être établi toutes les fois que cette mesure est possible, c'est-à-dire quand il y a un médecin à bord, ou quand le malade ou blessé est à terre soit parce qu'il y a été laissé, soit parce que l'accident ne s'est pas produit à bord.

105. A la mer, le certificat médical est fait à la diligence du capitaine ; lorsque le participant a été laissé à terre, il est établi par un médecin du lieu à la requête de l'autorité maritime, coloniale ou consulaire locale (Décret art. 3). Si une administration hospitalière faisait quelque difficulté pour la délivrance des certificats médicaux, il conviendrait d'invoquer auprès d'elle la circulaire de M. le Ministre de l'Intérieur du 9 novembre 1899, *B. O.*, p. 1047.

106. Les certificats médicaux sont visés par le capitaine ou par l'autorité qui les ont fait établir.

107. Le certificat médical doit indiquer le diagnostic de la maladie ou de la blessure, ses symptômes, sa cause probable, la nature du traitement et s'il y a lieu les circonstances du décès.

108. Quand il s'agit d'un événement survenu à bord d'un navire où il n'y a point de médecin, il est suppléé autant que possible à l'absence du certificat médical par le capitaine qui constate à la suite de son rapport ou dans un document séparé, notamment les symptômes, la marche extérieure de la maladie et le traitement suivi.

109. Le rapport du capitaine et les dépositions des témoins sont établis en deux originaux dont l'un est remis à l'autorité maritime, coloniale ou consulaire du lieu du mouillage ou du premier port où aborde le navire et transmis sans délai par cette même autorité à l'administrateur soit du quartier d'inscription du marin, soit, s'il s'agit d'un non inscrit, de son port d'attache, pour être tenu à la disposition de l'intéressé ou de ses ayants droit. L'autre original demeure annexé au rôle d'équipage du navire ou au permis de navigation ; dans ce dernier cas, les pièces dont il s'agit doivent être déposées aussitôt que possible par le titulaire du permis entre les mains soit de l'administrateur de l'Inscription maritime de qui émane ledit permis, soit de tout autre administrateur qui les fait parvenir au précédent; lors de ce dépôt, mention en est faite sur le permis pour la décharge du titulaire.

110. Le rapport de l'autorité locale pour l'accident survenu à terre est également dressé en deux expéditions, qui sont, ainsi que les déclarations en double des témoins, envoyées au quartier d'inscription ou au port d'attache du participant ; l'une des expéditions reste déposée aux archives du quartier et l'autre est tenue à la disposition de l'intéressé ou de ses ayants droit.

111. Les certificats médicaux dressés à bord sont annexés au rôle d'équipage ou au permis de navigation, et une copie certifiée conforme par le capitaine en est remise à l'autorité maritime, coloniale ou consulaire qui l'envoie comme il est dit au n° 109.

112. Les certificats médicaux dressés à terre reçoivent la même destination, pour être tenus à la disposition des intéressés ou de leurs ayants droit. Mais l'autorité locale, avant de faire cet envoi, établit une copie desdites pièces qu'elle conserve.

ANNEXES

TEXTES OFFICIELS

I

ALIMENTATION

Paris, le 17 février 1869.

Hygiène navale — Emploi d'ustensiles en fer battu étamés à l'étain fin et de poteries non vernissées au plomb.

Messieurs, plusieurs cas d'intoxication saturnine ont été observés, pendant la dernière campagne, parmi les équipages de navires affectés à la pêche de la morue à Terre-Neuve.

L'enquête à laquelle il a été procédé au sujet de ces regrettables accidents a conduit à reconnaître qu'ils devaient être attribués à une double cause : d'abord à l'emploi d'ustensiles de cuivre étamés avec un alliage de plomb trop considérable ; puis à l'usage de poteries vernissées au plomb.

Après avoir consulté le conseil supérieur de santé en vue des mesures à prendre pour prévenir le retour de semblables faits, j'ai arrêté les dispositions suivantes :

1° Les armateurs devront substituer aux vases et ustensiles en cuivre destinés aux usages du bord, des vases et ustensiles en fer battu, étamés à l'étain fin, comme le prescrivent les ordonnances de police, et non avec un étain mélangé de plusieurs parties de plomb. Le pharmacien membre de la commission de visite des coffres à médicaments devra vérifier avec soin la matière de l'étamage et signaler au commissaire de l'inscription maritime les objets qui ne réuniraient pas les conditions nécessaires. Enfin, pendant la durée des voyages, les capitaines auront à veiller, sous leur propre responsabilité, à ce que les vases étamés soient tenus en parfait état de propreté.

2° Les poteries vernissées au plomb devront être remplacées par des vases en grès non poreux ou vernissés au sel.

J'appelle toute votre attention, Messieurs, sur l'importance de ces modifications, qui ne sauraient être onéreuses pour les armements, par suite du prix peu élevé des objets dont l'emploi deviendra ainsi réglementaire et je vous invite à tenir la main, chacun en ce qui vous concerne, à leur stricte exécution. Vous trouverez ci-joint un certain nombre d'exemplaires de la présente circulaire, à laquelle je vous prie de donner la plus grande publicité.

L'Amiral ministre de la marine,

Signé : RIGAULT DE GENOUILLY.

Le ministre de la marine et des colonies à Messieurs les Préfets maritimes, chefs du service de la marine, commissaires de l'inscription maritime, etc.

Paris, le 3 avril 1869.

Hygiène navale — Remplacement des ustensiles en cuivre à bord des navires de commerce.

Messieurs, dans le but d'éviter aux armements toute dépense susceptible d'ajournement sans que la santé des équipages puisse en être compromise, j'ai décidé que les vases et ustensiles en cuivre dont ma circulaire du 17 février dernier a prohibé l'emploi à bord des navires du commerce, pourront n'être remplacés par des vases et ustensiles en fer battu qu'au fur et à mesure qu'ils se trouveront hors d'état de servir. Mais il demeure expressément entendu que l'étamage devra être fait à l'étain fin, ce dont le pharmacien membre de la commission de visite des coffres à médicaments aura à s'assurer.

Ce qu'on doit entendre par étain fin a déjà été expliqué par la circulaire du 27 juin 1860 (Bulletin officiel, page 446). Ce n'est pas de l'étain chimiquement pur, mais un étain pouvant contenir jusqu'à 3 0/0 de plomb au maximum.

Je vous transmets ci-joint plusieurs exemplaires de la présente circulaire à laquelle je vous prie de donner la même publicité qu'à celle du 17 février.

L'Amiral ministre secrétaire d'Etat
au département de la marine et des colonies,
Signé : RIGAULT DE GENOUILLY.

Paris, le 16 juillet 1898.

Hygiène navale — Visite des ustensiles en fer ou en cuivre étamés lors de l'armement des navires du commerce.

Messieurs, plusieurs cas d'intoxication saturnine assez graves, dus à un étamage défectueux, se sont produits récemment à bord d'un navire du commerce. J'ai lieu de croire en conséquence que les prescriptions des circulaires des 17 février et 3 avril 1869 (B. O., p. 97 et 308) ne sont plus appliquées strictement dans tous les ports.

Aux termes de ces dispositions, les vases et ustensiles destinés aux usages du bord doivent être en fer battu, étamés à l'étain fin. On doit entendre aujourd'hui par étain fin, d'après le formulaire des hôpitaux militaires de 1890, un étain contenant 0,5 p. 100 de plomb et de métaux étrangers. D'autre part, l'emploi des vases en grès non poreux ou vernissés au sel est recommandé à l'exclusion absolue de poteries vernissées au plomb.

Le pharmacien, membre de la Commission de visite des coffres à médicaments, doit vérifier avec soin la matière de l'étamage et signaler au commissaire de l'inscription maritime les objets qui ne réuniraient pas les conditions nécessaires. Toutefois il est admis qu'une déclaration formelle des armateurs peut tenir lieu de cette vérification. Pendant la durée des voyages, les capitaines sont tenus de veiller, sous leur propre responsabilité, à ce que les vases étamés soient toujours en parfait état de propreté.

J'ai l'honneur d'appeler toute votre attention sur ces recommandations et je vous prie de tenir la main, chacun en ce qui vous concerne, à leur stricte exécution.

Les dispositions dont il s'agit sont applicables à tous les navires du commerce armés soit au long cours, soit au cabotage.

Je vous transmets ci-joint plusieurs exemplaires de la présente circulaire, à laquelle vous voudrez bien donner la plus grande publicité.

Signé : Edouard LOCKROY.

Paris, le 9 mars 1895.

Mesures à prendre pour prévenir les cas de scorbut à bord des navires du commerce — Embarquement de produits frais.

Messieurs, de nombreux cas de scorbut se sont déclarés récemment à bord d'un bâtiment du commerce et ont entraîné la mort de plusieurs hommes de l'équipage. Une enquête a établi que les causes de cette maladie étaient, en dehors de la fatigue résultant d'une campagne longue et pénible, le défaut de vivres frais et de produits végétaux. Le Conseil supérieur de santé, consulté sur les mesures à prendre pour prévenir les cas de l'espèce, a émis l'avis qu'il n'y avait pas lieu de rendre réglementaire l'embarquement, à bord des navires du commerce, de jus de citron, ainsi que l'avaient demandé certaines commissions médicales. L'emploi de ce produit qui, d'ailleurs, vous le savez, n'est plus en usage à bord des bâtiments de l'Etat (circulaire du 29 mars 1894, B. O., p. 360) n'est pas, en effet, sans dangers.

« Le jus de citron (lime juice), dit le Conseil supérieur de santé, est un produit de fabrication anglaise ; il est très difficile de s'en approvisionner sur les marchés français.

« Pour conserver ce jus, les Anglais y ajoutent une certaine quantité d'acide salicylique ; d'ailleurs, ils ne s'en cachent pas. On trouve tout au long, avec adjonction d'acide salicylique, la préparation de ce jus de citron aux Antilles anglaises, qui le produisent en grand, à la page 157 de l'ouvrage suivant : « A Text book of Tropical Agriculture, by A. Nichols, London, Macmillan, 1892 ».

« Or, l'acide salicylique, quoique à faible dose, introduit

dans l'économie d'une manière continue, n'est pas sans inconvénients.

« Le citron (fruit) qui au moins évite l'inconvénient de l'acide salicylique, n'a même pas en lui-même une propriété spéciale contre le scorbut ; il est employé surtout parce que c'est un fruit qui se conserve bien.

Tous les produits végétaux frais (fruits, racines, tubercules, etc.) ont des propriétés anti-scorbutiques.

« Dans ces conditions, le Conseil supérieur de santé estime qu'il n'y a pas lieu de préciser et surtout de spécifier le jus de citron comme approvisionnement contre le scorbut.

« D'une manière générale enfin, le Conseil supérieur de santé estime que pour un navire partant des mers d'Europe, le meilleur approvisionnement anti-scorbutique serait des pommes de terre, et qu'au retour des régions tropicales, les citrons (fruit) constitueraient, par leur bon marché et leur facilité de conservation, la meilleure réserve végétale à embarquer. »

J'ai l'honneur, en conséquence, de vous prier de signaler à l'attention des armateurs et des capitaines l'obligation qui leur incombe d'embarquer, soit au départ de France des bâtiments, soit à leur retour, une provision suffisante d'aliments végétaux frais. Vous voudrez bien leur rappeler les graves responsabilités civiles et pénales qu'ils encourraient dans le cas où une maladie se déclarerait à leur bord par leur faute ou simplement par suite de leur négligence. Je n'hésiterai pas, d'ailleurs, en ce qui concerne les capitaines et en dehors de toute action qui pourrait leur être intentée, à user à leur égard, chaque fois que leur responsabilité serait établie, du pouvoir disciplinaire qui m'est conféré par l'article 87 du décret-loi du 24 mars 1852, et en vertu duquel j'ai infligé une suspension d'un an de commandement au capitaine du navire susvisé.

L'insertion de la présente circulaire au Bulletin officiel de la marine tiendra lieu de notification.

Signé : Besnard.

Le Sénateur, Ministre de la Marine, à Messieurs les Vice-Amiraux, Commandant en Chef, Préfets Maritimes, Chefs du Service de la Marine et Commissaires de l'Inscription maritime.

Paris, le 6 août 1891.

Maladie hydatique d'Islande.

Messieurs, à la suite d'une communication de M. le médecin en chef de l'hôpital de Reykiavick, relative à la fréquence et au mode de propagation des kystes hydatiques en Islande, le Conseil supérieur de santé a exprimé l'avis qu'il serait utile de prévenir les officiers et les équipages des navires de guerre, ainsi que ceux des bâtiments de commerce, du sérieux danger qu'il y a, dans ces parages, à boire l'eau des rivières ou des ruisseaux, et à manger des végétaux frais sans les avoir soumis à un lavage minutieux à l'eau distillée.

J'appelle tout particulièrement votre attention sur ces recommandations qui devront être portées à la connaissance des bâtiments de l'Etat ou du commerce qui se rendent en Islande.

Recevez, etc....

Pour le Ministre et par délégation :
Le Vice-Amiral, Chef d'Etat Major Général et Directeur du Cabinet,
Signé : VIGNES.

Paris, le 31 mai 1902.

Nourriture des Equipages à bord des navires du Commerce.

Des plaintes nombreuses et souvent justifiées me sont parvenues, depuis quelque temps, au sujet de l'alimentation à bord des navires de commerce et de pêche.

Les denrées embarquées se limitent généralement à une

provision de lard salé, distribué cinq ou six fois par semaine, de bœuf en conserve et de morue, puis de légumes secs, haricots et riz. L'approvisionnement en pommes de terre serait lui-même ou très restreint ou nul. Quant à la viande et aux légumes frais, ils feraient le plus souvent totalement défaut.

D'autre part, il a été maintes fois reconnu que les hommes embarqués comme cuisiniers ou restaurateurs n'étaient aucunement désignés pour ces fonctions, et que leur nombre était insuffisant, et que, par suite, la mauvaise préparation d'une nourriture déjà peu en rapport avec les règles de l'hygiène, rarement variée, et de qualité parfois douteuse, rendait l'ordinaire des équipages absolument défectueux.

J'ai donc lieu de craindre que les prescriptions des circulaires des 20 novembre 1865 (B.O.,p. 305), 2 mai 1884 (B. O.,p. 836) et 9 mars 1895 (B.O.,p. 140), relatives à cet objet, ne soient trop souvent perdues de vue.

J'ai l'honneur, en conséquence, d'appeler votre attention sur la nécessité de veiller strictement à leur observation.

Ainsi que l'ont rappelé les diverses instructions précitées, le principe dominant, en ce qui concerne la nourriture des équipages à bord des bâtiments naviguant au commerce ou à la pêche, est celui de la libre convention entre armateurs et équipages, de même que pour tout ce qui se rapporte à l'engagement des gens de mer. Toutefois, il a été stipulé, en principe, afin d'établir une base d'appréciation pour le cas où des équipages se plaindraient d'être mal nourris, que la ration des marins du commerce doit être équivalente à celle que reçoivent les marins de la flotte.

Cette équivalence ne doit pas être envisagée seulement au point de vue des quantités, mais aussi au point de vue de la nature et de la qualité des vivres.

Il y a lieu de remarquer que, si les conserves, le porc salé, et les légumes secs figurent dans la ration des marins de l'Etat, ces denrées ne sont point consommées de façon exclusive. A bord des bâtiments de la flotte, quelle que soit la durée des traversées, la viande fraîche ne fait jamais défaut.

En fait, une alimentation qui ne comporte que des salaisons et des conserves n'est point équivalente à la ration des équipages de la flotte. Il semble d'ailleurs qu'elle pourrait être facilement améliorée sans qu'il en résultât une augmentation appréciable de frais pour les armements.

Je sais que les circonstances de la navigation et d'autres considérations peuvent s'opposer à l'embarquement d'animaux sur pied et de légumes verts en quantité suffisante pour de grandes traversées. Il n'en est pas moins certain qu'étant données les ressources qu'offrent aujourd'hui les nouveaux procédés de conservation et les facilités que les capitaines ont le plus souvent pour se réapprovisionner en cours de route de légumes frais et notamment de pommes de terre, on ne saurait soutenir que, dans la plupart des cas, l'ordinaire des équipages du commerce ne puisse être amélioré et varié de manière à être réellement équivalent à celui des marins de l'Etat, selon le vœu de la loi.

Il convient de ne pas perdre de vue que l'intérêt de l'hygiène et de la santé des hommes est en jeu, et que, faute d'aliments frais, les plus graves inconvénients (des épidémies de scorbut, des fièvres contagieuses, etc.) peuvent se produire à bord de nos bâtiments et décimer nos équipages.

Je vous invite, en conséquence, à ne rien négliger pour arriver au plus tôt à remédier sous ce rapport à la situation actuelle.

Vous devrez, à cet effet, appeler particulièrement l'attention des armateurs et des capitaines, au moment des armements sur les responsabilités qu'ils pourraient encourir à ce point de vue, en vertu de l'art. 76 du décret-loi du 24 mars 1852, s'ils contrevenaient soit aux conventions stipulées, soit au principe de l'équivalence des rations ci-dessus rappelé.

Vous les inviterez à renouveler leurs approvisionnements aussi souvent que possible, à ne confier le soin de la préparation des repas des équipages qu'à des hommes reconnus capables de s'en acquitter convenablement, enfin à exclure absolument de la consommation tous vivres reconnus avariés ou altérés à un degré quelconque.

En cours de voyage et lors des désarmements, chaque fois que des plaintes relatives à l'alimentation vous seront adressées, vous procéderez avec le plus grand soin à l'enquête prescrite par la circulaire du 2 mai 1884 et si les plaintes sont reconnues fondées, vous n'hésiterez pas à en saisir immédiatement le tribunal maritime commercial ou, en cas d'impossibilité, à m'adresser un procès-verbal détaillé de l'enquête pour que l'affaire puisse être ultérieurement jugée.

Il est bien entendu que le remplacement de vivres reconnus impropres à la consommation s'imposerait et que l'autorité maritime ou consulaire pourrait empêcher de partir un bâtiment dont le capitaine s'y refuserait ou même dont l'approvisionnement serait suspect, soit au point de vue de la quantité des vivres embarqués, soit au point de vue de leur qualité.

Je me plais à espérer qu'il me suffira de rappeler aux armateurs et aux capitaines leurs obligations à cet égard pour que les améliorations désirables soient réalisées sans délai et que les réclamations qui m'ont amené à vous adresser les présentes instructions ne se renouvellent plus.

Signé: De Lanessan.

II

ALCOOLISME

Paris, le 6 février 1896.

Embarquement de spiritueux sur les navires armés pour la pêche de la morue à Terre-Neuve.

Depuis longtemps l'attention du département a été appelée sur les abus auxquels donne lieu l'embarquement exagéré de spiritueux à bord des bâtiments armés pour la pêche à la morue à Terre-Neuve.

En vue de remédier à une situation aussi contraire à la santé des équipages, que préjudiciable aux opérations de pêche, j'ai décidé de réglementer les rations à allouer quotidiennement aux hommes, et, par suite, de fixer le maximum d'eau-de-vie que chaque navire peut être autorisé à emporter.

Dans ce but et par analogie de la réglementation en vigueur pour la pêche en Islande, j'ai arrêté les dispositions suivantes que j'ai l'honneur de porter à votre connaissance :

1° Le maximum de spiritueux à embarquer sur les navires destinés à la pêche à la morue, à Terre-Neuve, sera de 1 litre 75 cent. par semaine et par homme, en se basant sur une durée moyenne de 9 mois de campagne pour des navires banquiers et de 7 mois pour les navires destinés à la côte de Terre-Neuve.

2° Les capitaines détiendront les quantités de liquides embarqués et la distribution à l'équipage devra être faite, sous leur responsabilité, quotidiennement et à raison de 0 litre 25 par homme et par jour.

Le concours de l'administration des douanes étant indispensable pour la stricte exécution de ces mesures, j'ai demandé à M. le Ministre des finances de vouloir bien adresser des instructions en conséquence aux services compétents de son département.

De leur côté, les commissaires de l'inscription maritime auront à renseigner, en temps opportun, les agents des douanes sur la composition de l'équipage, soit en leur remettant un extrait certifié de ce rôle.

En ce qui concerne la distribution journalière des spiritueux, l'autorité maritime locale, en même temps qu'elle remettra aux capitaines un exemplaire de la présente circulaire, devra les aviser qu'ils seront rendus personnellement responsables des cas d'ivresse constatés à leur bord, et que l'inexécution des prescriptions qui leur incombent peut les exposer, le cas échéant, à une suspension de commandement proportionnée à la gravité de l'infraction.

A cette occasion, il conviendra de signaler également aux capitaines l'intérêt qui s'attache, pour la santé des hommes, à ce que la consommation, souvent abusive de l'alcool, soit remplacée, à l'exemple de ce qui se fait sur les navires américains, par l'usage des boissons chaudes (thé, vin, etc.).

Dans ce même ordre d'idées, les autorités maritimes auront à faire appel à la conscience des armateurs, en leur signalant le devoir qu'ils ont de ne pas fournir à leurs équipages des eaux-de-vie de qualité tout à fait inférieure et d'un degré trop élevé, qui constituent plutôt des substances toxiques que des stimulants.

Afin d'assurer aux dispositions qui précèdent toute l'efficacité nécessaire, je me propose de faire adresser, en temps utile, des instructions à M. le Gouverneur des îles Saint-Pierre et Miquelon, en vue de la surveillance à exercer pour que tous les spiritueux, qui pourraient être pris comme fret au départ de la métropole, par les navires faisant escale dans la colonie, y soient réellement débarqués, ne soient pas conservés à bord pour être ultérieurement livrés, sur les lieux de pêche, aux équipages, en plus des quantités dont la consommation est autorisée.

Les prescriptions contenues dans la présente circulaire devront être appliquées dès la prochaine campagne de pêche.

Signé : E. Lockroy.

Paris, le 28 avril 1896.

Réduction de l'approvisionnement de spiritueux à bord des navires armés pour la pêche de la morue en Islande.

Messieurs, aux termes de la circulaire des 10 janvier 1862 et 18 février 1876, « le maximum des spiritueux à embarquer sur les navires destinés à la pêche de la morue en Islande, doit être de 1 litre 75 par semaine et par homme, soit 25 cent. par jour, en se basant sur une durée moyenne de 7 mois de campagne, pour les bâtiments qui n'effectuent qu'un seul voyage et de 4 mois pour ceux qui en font deux ».

Dans un rapport adressé à l'issue de la dernière campagne de pêche, M. le capitaine de frégate Houette, commandant l'aviso-transport *Manche* et la station d'Islande, a proposé de réduire à 0 litre 20 cent. cette ration journalière et de calculer sur cette base l'approvisionnement pour une campagne de 6 mois au lieu de 7.

Soumise à l'enquête, cette proposition a été favorablement accueillie par la plupart des armateurs, sous la réserve, toutefois, de conserver, pour le calcul de l'approvisionnement, la base de la période de 7 mois, qui est la durée la plus commune des expéditions de pêche en Islande.

Dans ces conditions, j'ai arrêté les dispositions suivantes : désormais, le maximum des spiritueux à embarquer sur les navires armés pour la pêche de la morue en Islande est fixé à 20 cent. par homme et par jour, soit 1 litre 40 cent. par semaine, en se basant sur une campagne de 7 ou 4 mois, selon que les bâtiments doivent effectuer un ou deux voyages.

Les autres prescriptions des circulaires des 10 janvier 1862 et 18 février 1876 demeurent maintenues, notamment celles qui établissent la responsabilité des capitaines, en ce qui concerne la garde des provisions des spiritueux et les distributions quotidiennes à faire aux équipages.

Bien que cette dernière disposition soit généralement observée, j'ai eu lieu de constater que son efficacité se trouvait souvent amoindrie, par suite de la fâcheuse habitude, invétérée chez un grand nombre de pêcheurs, de réserver pendant plusieurs jours leurs rations quotidiennes, afin de les boire en une seule fois et de se procurer ainsi une ivresse complète.

Il conviendra de signaler tout particulièrement ce fait à l'attention des capitaines et de les encourager à user de toute leur influence pour combattre un abus aussi nuisible à la santé des hommes, que préjudiciable aux intérêts de pêche.

Vous voudrez bien veiller, chacun en ce qui vous concerne, à l'exécution de la présente circulaire dont les prescriptions sont immédiatement applicables.

Signé : Ed. LOCKROY.

III

ARRIMAGE DES MARCHANDISES

Paris, le 1er décembre 1893.

Monsieur le Président,

La loi du 20 décembre 1892 a délégué au gouvernement le droit de déterminer par décrets les règles d'après lesquelles devra être effectué l'arrimage à bord des navires de commerce. Actuellement chaque port a ses usages locaux pour l'arrimage des marchandises, et ces usages diffèrent souvent entre eux sur des points très importants. Cet état de choses présente de graves inconvénients parce qu'en l'absence de règles fixes pouvant servir de base aux appréciations des experts désignés par les tribunaux, pour procéder aux constatations de l'arrimage, rien ne garantit qu'un chargement effectué dans des conditions parfaitement régulières au point de vue des coutumes en vigueur au lieu d'embarquement, ne sera pas critiqué à l'arrivée comme n'étant pas conforme à la pratique locale. De là une situation difficile et un manque de sécurité fâcheux pour les capitaines comme pour les armateurs dont la responsabilité peut ainsi se trouver engagée en dehors de toute faute réelle de leur part et dans une mesure impossible à prévoir, surtout lorsque la cargaison doit être divisée entre plusieurs destinations.

Pour remédier à ces inconvénients, mon département a chargé une commission composée des délégués de chambres de commerce des principaux centres maritimes de dégager des usages admis dans nos différents ports les éléments d'un règlement général sur la matière.

Cette commission a préparé un projet de règlement qui a été communiqué pour avis aux chambres de commerce intéressées.

Le projet définitif a été soumis à l'examen du conseil d'Etat qui, dans sa séance du 16 novembre, l'a adopté avec modifications. Le conseil d'Etat a considéré que le projet préparé par la commission d'études contenait deux ordres tout à fait distincts de dispositions : les unes qui ont pour objet la conservation des marchandises, et les autres qui visent la sécurité du navire et des passagers ; que ces deux natures de dispositions ont des caractères juridiques tellement différents, qu'il ne convient pas de les confondre dans un même règlement.

Que les premières, en effet, concernent des intérêts purement privés, et qu'il peut y être dérogé par un accord entre les intéressés, tandis que les secondes sont d'ordre public;

Qu'au point de vue de la procédure et des sanctions, ces dispositions ne sont point régies par les mêmes règles ;

Que la loi du 20 décembre 1892 s'applique d'ailleurs exclusivement à la conservation des marchandises, ainsi que cela résulte de son exposé des motifs et de sa discussion ;

Dès lors, le conseil d'Etat a estimé qu'il y avait lieu de faire disparaître du projet de règlement toutes les dispositions ayant pour objet la sécurité du navire et des passagers, tout en reconnaissant le très grand intérêt de ces prescriptions et la nécessité de les faire consacrer le plus tôt possible par un règlement spécial.

Mon département a en conséquence opéré la disjonction proposée par le conseil d'Etat, et il va mettre en étude un projet de règlement, ayant pour objet les dispositions relatives à la sécurité du navire.

J'ai l'honneur de soumettre actuellement à votre approbation le projet de décret ci-joint adopté par le conseil d'Etat et qui concerne spécialement l'arrimage considéré comme moyen d'assurer la conservation des marchandises.

Si vous en approuvez les dispositions, j'aurai l'honneur

de vous prier, Monsieur le Président, de vouloir bien le revêtir de votre signature.

Veuillez agréer, etc...

Le ministre du commerce et de l'industrie,

Signé : TERRIER

Le Président de la République Française, sur le rapport du ministre du Commerce, de l'Industrie et des Colonies ;

Vu la loi du 20 décembre 1892 ainsi conçue :

Art. unique : Des décrets détermineront les règles d'après lesquelles devra être effectué l'arrimage des marchandises à bord des navires de commerce ;

Le conseil d'Etat entendu,

Décrète :

Art. 1er. — Les règles suivantes seront applicables à l'arrimage des marchandises à bord des navires de commerce, à moins de conventions contraires.

TITRE Ier

Marchandises de toute nature, à l'exception des grains en vrac et des liqueurs.

Art. 2. — Toutes les marchandises craignant l'humidité devront être protégées par des greniers et garnitures, ayant au moins des dimensions suivantes :

1° Pour les marchandises en fût, futailles, boucauts ou caisses, sauf pour le savon, le grenier devra avoir 17 centimètres, à partir du vaigrage dans les fonds du navire, 17 centimètres à la couche ou ventrière, et une garniture de 3 centimètres en abord.

2° Pour les marchandises en sac, balles ou ballots, le grenier devra avoir au moins 25 centimètres dans les fonds, et la couche, et de la garniture 5 centimètres en abord.

3° Pour les savons, il suffira d'un grenier de 4 centimètres dans les fonds et aux ventrières, et d'une garniture de 3 centimètres en abord. Exception est faite pour les navires à double fond, ou à watter ballast, pour desquels il ne sera exigé, dans les fonds, qu'un grenier en bois de 10 centimètres. Le faux tillac non calfaté est réputé grenier, pourvu qu'il ait la hauteur de 16 centimètres dans les fonds.

Dans les navires en bois, la garniture en abord est comptée à partir du vaigrage ; dans les navires en fer elle est comptée à partir de l'arête inférieure de la membrure.

Art. 3. — Dans les entreponts calfatés et sur les planchers des faux ponts également calfatés, la circulation de l'eau devra être assurée partout par un grenier de 3 centimètres mis en travers, ou en long, mais avec des coupures en travers avec des orgues tribord et babord pour l'écoulement des eaux.

Art. 4. — Tout logement d'équipage, cambuse ou emménagement intérieur, devra être bien calfaté et avoir des orgues tribord et babord, pour l'écoulement de l'eau, et à la cloison une tringle de 8 centimètres de hauteur, calfatée pour empêcher l'eau de se rendre dans l'entrepont ou dans la cale.

Art. 5. — Les bois servant au gardage ou grenier devront être secs, ceux de ces bois qui seront disposés en abord, devront être fixés contre le vaigrage, de façon à ne pas glisser dans les mouvements du navire.

Tout corps spongieux ou lest susceptible d'avarier les marchandises, n'est pas réputé grenier. Tel est le cas, notamment, des sables, terres, charbons, argiles, chaux, sels, phosphates, etc., une séparation en bois de 7 centimètres est alors obligatoire. Dans le cas où le lest sera formé de sables ou de terre, le vaigrage devra être calfaté, ou les joints garnis de lattes, ou lambourdes jusqu'à une hauteur suffisante pour empêcher le sable ou la terre de tomber dans les mailles.

Les bois de campêche ou autres analogues, dents d'éléphants, fibres de coco, etc., ne pourront pas servir de fardage ou de garniture ; ils devront être préservés, comme il est d'usage de le faire pour les marchandises sèches.

Art. 6. — Les cloisons d'emménagement et les épontilles métalliques devront être revêtues de nattes, toiles ou autres garnitures ; les mâts, bittes, archipompes et puits aux chaînes devront être recouverts avec du bois de 3 centimètres d'épaisseur.

Art. 7. — Les marchandises qui peuvent se détériorer par

contact direct ou indirect, ne pourront être arrimées l'une au-dessus de l'autre.

Toute marchandise sèche arrimée sur des barriques, barils ou fûts contenant du liquide, devra en être séparée par un fardage en bois de 3 centimètres d'épaisseur. Toutes les marchandises dégageant des émanations susceptibles d'avarier les marchandises voisines, telles que certaines essences végétales et minérales, les bois créosotés, etc., ne pourront être chargés que dans un emplacement séparé.

Art. 8. — Les cuirs salés devront être arrimés par couches horizontales, tête, ventre, et queues en abord avec un grenier de 25 cent. Ils devront être saturés de saumure. Il est fait exception pour les cuirs reçus en paquets, qui seront rendus tels qu'ils auront été reçus. Les cuirs secs devront être arrimés, tête, ventre et queue, en abord sur un grenier de 25 cent. sur le fond et à la couche ; aucun cuir du chargement ne pourra servir comme garniture. Les cuirs secs, ou toute marchandise craignant l'humidité, chargés au-dessus des cuirs salés, devront en être séparés par un fardage en bois de 15 cent. Les os employés comme fardage devront être recouverts de planches de 3 cent. au moins d'épaisseur.

Art. 9. — Les compartiments dits cales à eau ne devront recevoir de marchandises, que s'ils sont garnis intérieurement d'un fardage de 3 cent. d'épaisseur et après avoir été convenablement nettoyés et asséchés.

Art. 10. — Dans les navires à vapeur, les cloisons séparant les chambres des machines et chaudières, des cales à marchandises ou des soutes utilisées comme cales, devront être éloignées des marchandises au moyen de cloisons pleines en bois, régnant sur toute la hauteur et séparées de la tôle par un espace vide, l'aération devra être assurée par l'installation des cheminées d'appel convenablement disposées de chaque bord. Les mêmes dispositions devront être adoptées pour les entre-ponts aux passages des cheminées sous la réserve que l'espace vide prévu sera réduit à 10 cent.

Art. 11. — Les marchandises susceptibles d'être endommagées par les poussières ne devront pas être chargées dans les soutes à charbon.

Art. 12. — Les rails et fers en barres, plats ou profilés,

devront être arrimés en grillage et la muraille du navire devra être protégée par une forte garniture, soit en fer, soit en bois, si les quantités embarquées comportent ces précautions. Le ripage devra être prévenu en empêchant le glissement de fer par l'interposition d'un certain nombre de lattes en bois réparties sur la hauteur du chargement. Tous les espaces vides en abord devront être remplis par du bois convenablement serré, et l'ensemble du chargement devra être coincé sous les barrots par des épontilles volantes placées de distance en distance sur des madriers en travers.

Dans les cas où des rails ou fers en barres, plats ou profilés, seraient chargés sur barrots en fers, les dits barrots devront être isolés par du bois, de façon à ne pas supporter directement les fers arrimés au-dessus.

TITRE II

Grains et graines de toute nature en vrac.

Art. 13. — Tout navire d'au moins 400 tonneaux de jauge, chargeant des grains ou graines en vrac, devra avoir une archipompe de dimensions suffisantes pour donner accès à un homme et lui permettre d'y travailler. On devra pouvoir y pénétrer soit par un trou d'homme dans le pont supérieur, soit par un couloir libre dans l'entrepont, à partir de l'écoutille de l'arrière, mais dans aucun cas par le grand panneau.

Art. 14. — Le grenier devra avoir une hauteur de 27 centimètres au dessus du virage dans les fonds, 27 centimètres aux ventrières, avec garniture de 3 centimètres en abord.

Art. 15. — Les greniers et garnitures devront être entièrement de toiles ou de nattes, de manière à empêcher que le grain ne passe au travers.

Art. 16. — Dans les navires ayant un vaigrage à claire voie, les intervalles de vaigrages devront être exactement remplis et recouverts d'une natte, toile ou autre garniture, pour empêcher le passage du grain et assurer la circulation de l'eau aux pompes.

Dans les navires à vaigrages pleins, il sera exigé en abord contre la garniture une natte ou toile jusqu'au pont supérieur.

Art. 17. — Les chambres des machines et chaudières des navires à vapeur chargés de grains ou graines devront être isolés du chargement, conformément à l'article 10.

Art. 18. — L'aération des cales renfermant des grains ou graines devra être assurée par des manches à vent ou des ventilateurs fixes ou mobiles dans tout navire de 400 tonneaux de jauge et au-dessus.

TITRE III

Vins, alcools, huiles et généralement toutes les matières liquides

Art. 19. — Les fûts contenant des liquides, s'ils sont d'égales dimensions, devront être arrimés par plans horizontaux, la bonde en dessus, de manière que les douves des fonds se trouvent dans une position verticale.

Les fûts devront avoir le bouge libre, tant sur le fond que dans les abords, et être saisis par quatre bons coins au collet, tous les vides en abord étant remplis. Il est interdit d'arrimer bouge sur bouge. Chaque fût de premier plan dans la cale ou dans les entreponts reposera sur deux cadastres ou deux traverses munies de coins afin que le bouge ne supporte pas le poids de la cargaison superposée.

Lorsque les fûts seront de dimensions inégales, ou lorsque la finesse des formes de navires s'y opposera d'une manière absolue, l'arrimage horizontal ne sera pas exigé, mais les autres règles ci-dessus détaillées devront être observées.

Art. 20. — Sous le pont, les fûts ne devront pas être arrimés sous plus de :

6 plans	pour une contenance s'élevant	Jusqu'à 249 litres.
5 —		de 250 à 399 —
4 —		de 400 à 699 —
3 —		à 700 litres et au-dessus.

Après trois, quatre, cinq et six plans, suivant la distinction ci-dessus, l'établissement d'entreponts fixes ou mobiles sera obligatoire dans toute la longueur des cales, même sous les panneaux.

Art. 21. — Les chambres des machines et des chaudières des navires à vapeur chargés de liquide devront être séparées du chargement suivant les prescriptions de l'article 10.

Art. 22. — Dans le cas où des fûts seraient placés sur le pont, soit debout, soit couchés, en vertu du consentement écrit du chargeur prévu par l'article 229 du code de commerce, ils devront être arrimés sur un plan unique et solidement traités entre eux sans que rien soit chargé par-dessus. Les fûts couchés seront élevés sur des cales permettant l'écoulement facile des eaux en dessous.

Dans les spardecks ou faux ponts les fûts pourront être arrimés debout à la condition qu'ils ne forment qu'un plan unique et que rien ne soit chargé par dessus.

Aucun chargement de liquides en fûts ne sera autorisé sur le pont du spardeck.

Art. 23. — Dans les cales, tout fût debout ou en travers sera considéré commme mal arrimé.

TITRE IV

Mesures générales.

Art. 24. — Les marchandises pour lesquelles le présent règlement ne contient pas de prescriptions spéciales seront arrimées avec tous les soins et précautions nécessaires par leur nature.

Art. 25. — Le capitaine est obligé suivant les circonstances de tenir ses panneaux solidement fermés, recouverts de deux prélarts fixés d'une façon rigide contre les hiloires, soit en les clouant, soit en les maintenant par des tringles.

Art. 26. — Le ministre du commerce, de l'industrie et des colonies est chargé de l'exécution du présent décret.

Fait à Paris, le 1er décembre 1893.

Signé : Carnot.

IV

COFFRES A MÉDICAMENTS

COFFRES A MÉDICAMENTS

Il ne nous a pas paru utile de reproduire ici l'ordonnance royale du 4 août 1819.

Nous ne reproduisons pas également l'instruction ministérielle du 1er décembre 1893 au sujet des coffres à médicaments des navires armés pour la grande pêche à Terre-Neuve, ni l'instruction médicale du 3 juillet 1896 pour les commandants de navires dépourvus de médecin. Ces documents sont réglementaires à bord des navires de commerce, les capitaines les auront donc toujours sous la main.

Nous donnons in-extenso la dépêche ministérielle du 4 mai 1899 relative au sérum antidiphtérique.

Paris, le 4 mai 1899.

Addition à la nomenclature des médicaments dont doivent être munis les navires de commerce armés au long cours.

Le ministre a décidé, à la date du 4 mai 1899, d'ajouter le sérum antidiphtérique à la nomenclature, arrêtée par la circulaire du 3 juillet 1896 (BO., p. 151) des médicaments, ustensiles et objets de pansement dont les navires de commerce armés au long cours doivent être munis.

Tout navire de l'espèce à bord duquel un médecin sera embarqué devra être pourvu de 10 doses de cet agent thérapeutique, ainsi que d'une seringue à injections spéciales.

Ce sérum et la seringue figureront dans la nomenclature précitée sous les n°s 39 bis et 113 bis.

Le directeur de la marine marchande :

Signé : H. DURASSIER.

V

DORIS

Rapport au Président de la République française, suivi d'un décret relatif à l'armement des « doris » et « warys » envoyées en pêche sur les bancs de Terre-Neuve.

Du 14 mai 1901.

Monsieur le Président,

J'ai l'honneur de soumettre à votre signature un projet de décret préparé en vue de l'application de l'article 3 de la loi du 29 décembre 1900, sur les encouragements aux grandes pêches maritimes. Cet article 3 prévoit que les armateurs pour la pêche de la morue pourront être privés du bénéfice de la prime, s'ils ne se conforment pas à des mesures prises dans l'intérêt de la sécurité et de la santé des équipages et qui seront prescrites par des décrets.

Jusqu'ici les dispositions de cet ordre étaient insérées dans des circulaires, et restaient à peu près dépourvues de sanctions, malgré la bonne volonté que mettaient la plupart des armateurs à les faire observer. Le but du Parlement, en votant l'article susvisé de la loi du 29 décembre 1900, a été de donner au département de la marine une arme qui lui permît de contraindre, le cas échéant, certains armateurs à seconder les efforts tentés par mon administration pour rendre moins périlleuse la pratique des grandes pêches.

Le projet de décret ci-joint tend à assurer, autant qu'il est possible, la sécurité des hommes qui embarquent sur les *doris* et *warys* pour aller pêcher loin de la côte de Terre-Neuve ou de leurs navires mouillés sur les bancs ; trop souvent les pêcheurs se perdent dans le brouillard et périssent faute d'avoir sur leurs embarcations une boussole et des quantités de vivres suffisantes.

Je vous prie d'agréer, Monsieur le Président, l'hommage de mon profond respect.

Signé : DE LANESSAN

Décret relatif à l'armement des « doris » et des « warys » envoyées en pêche sur les bancs de Terre-Neuve.

Du 14 mai 1901.

Le président de la République française ;

Sur le rapport du ministre de la marine ;

Vu la loi du 29 décembre 1900 et, notamment, l'article 3 de de cette loi,

Décrète :

ARTICLE PREMIER

Les embarcations dites « warys » et « doris » expédiées de la côte de Terre-Neuve ou des navires pêchant sur les bancs de Terre-Neuve, doivent porter, en poupe, le nom du bâtiment duquel elles dépendent, ainsi que le nom du port d'attache de ce bâtiment.

Ces embarcations doivent être pourvues d'un *compas*, de *vivres* et d'*eau potable* pour 3 *jours* au moins ; les vivres doivent être contenus dans des boîtes de métal fermant hermétiquement et l'eau dans un caisson métallique ou dans des barils.

Les « warys » ou « doris » envoyées en pêche devront être toujours pourvues d'un aviron de rechange.

ART. 2.

Les capitaines qui ne se conformeraient pas aux dispositions contenues dans l'article qui précède exposent leurs armateurs à être privés du bénéfice des primes aux grandes pêches instituées par la loi du 29 juillet 1851 et renouvelées par la loi susvisée du 29 décembre 1900.

Art. 3.

Le Ministre de la Marine, le Ministre du Commerce, de l'Industrie, des Postes et des Télégraphes et le Ministre des Finances sontchargés, chacun en ce qui le concerne, de l'exécution du présent décret, qui sera inséré au *Journal Officiel*, au *Bulletin des lois* et au *Bulletin officiel de la Marine*.

Fait à Paris, le 14 mai 1901.

Signé : Emile Loubet.

Par le Président de la République :

Le Ministre de la Marine,
Signé : De Lanessan.

Le Ministre des Finances,
Signé : J. Caillaux

Le Ministre du Commerce, de l'Industrie, des Postes et des Télégraphes,
Signé : A. Millerand.

VI

DÉSINFECTION — DÉRATISATION

Service sanitaire maritime : sulfuration des navires. Emploi d'appareils permettant d'effectuer cette sulfuration avant déchargement.

Circulaire du Président du conseil, Ministre de l'Intérieur et des Cultes, du 20 juillet 1903, aux Directeurs de la santé.

Dès le 4 août 1899, les instructions relatives à la destruction des rats recommandaient la sulfuration des navires après leur déchargement. Le 26 septembre 1901, cette sulfuration était rendue obligatoire pour tout navire venant de pays considéré comme contaminé de peste ; elle devait être effectuée sur les cales vides et contrôlée avec soin avant tout nouveau chargement. Une circulaire ministérielle du 12 avril 1902, s'inspirant des vœux émis par l'Académie de médecine, prescrivait enfin de substituer à la sulfuration en cales vides, toutes les fois que l'opération serait possible et sous réserve des précautions qu'elle comporterait, la sulfuration du navire en plein chargement. Cette sulfuration, pratiquée à l'aide de foyers brûlant à l'air libre ne répondait qu'imparfaitement à son but et présentait dans la pratique de sérieux inconvénients ; elle n'en constituait pas moins un progrès et un acheminement vers une une solution permettant de concilier les intérêts du commerce maritime avec les exigences de la protection sanitaire. Une nouvelle étape a été franchie depuis lors.

Par les études faites tant en France qu'à l'étranger, il est aujourd'hui établi que la destruction des rats et insectes peut être assurée d'une manière efficace à bord des navires, au grand avantage de la prophylaxie sanitaire internationale ; le moment est venu de généraliser cette opération et de la rendre obligatoire par tout procédé, qui sous le contrôle de l'autorité sanitaire, aurait justifié de son efficacité tant au point de vue de sa construction qu'à celui de son fonctionnement.

Dès maintenant, un procédé remplit ces conditions. Les expériences poursuivies avec succès dans le port de Dunkerque, depuis plus d'un an sur l'emploi de l'appareil Clayton, ont démontré qu'il était en mesure de satisfaire aux divers points du programme proposé. Le rapport de MM. Proust et Faivre, au nom de l'inspection générale des services sanitaires, en a exposé le mode de fonctionnement et les résultats. Le Comité consultatif d'hygiène publique de France a sanctionné leurs conclusions dans sa séance du 11 mai 1903. Par une lettre circulaire du 20 juin, j'ai porté ces faits à la connaissance des chambres de commerce du littoral et signalé les avantages que la navigation serait appelée à en retirer.

Les conséquences qui se dégagent en l'état actuel de cet exposé sont les suivantes :

Il est désirable que tous les navires qui se trouvent en contact à un moment quelconque avec un port contaminé de peste ou de fièvre jaune, soient pourvus d'un appareil qui leur permette de pratiquer, au départ, en cours de route ou à l'arrivée, une sulfuration portant sur toutes les parties du navire et assurant la destruction aussi large que possible, non seulement des rongeurs et des insectes, mais encore des germes pathogènes que pourraient renfermer ces locaux ou ces marchandises.

Lorsque cet appareil existera à bord du navire et que son fonctionnement aura présenté, sous le contrôle effectif de l'autorité sanitaire, les garanties requises, les plus grandes facilités devront être données pour la visite, la réception et le déchargement du bâtiment ; les taxes devront être réduites au minimum prévu par le règlement, le navire pourra être admis dans le port jusqu'ici fermé aux provenances contaminées.

L'intérêt du service sanitaire est de seconder de tout son pouvoir une installation qui constitue dans les circonstances présentes le moyen de défense le plus sûr qui ait été mis jusqu'à ce jour à sa disposition.

A défaut d'appareil à bord, l'opération devra être effectuée avec les ressources du port. Les appareils peuvent être fournis soit par les soins des Chambre de commerce, soit par les constructeurs eux-mêmes ou leurs représentants ; il suffit que les navires soient mis à même d'y recourir pour que l'usage doive en être considéré comme obligatoire, le rôle de l'autorité sanitaire consistant exclusivement à suivre l'opération et à en constater les résultats.

Je ne crois pas utile, Monsieur le Directeur, de préciser davantage la portée de votre intervention en pareil cas ; les considérations et règles générales qui précèdent ne viennent en somme que confirmer des dispositions dont vous avez suivi et apprécié vous-même l'intérêt pour le service qui vous est confié. Je sais pouvoir compter sur votre vigilance et votre dévouement pour entrer aussi résolument et aussi rapidement que possible dans une voie de prophylaxie qui me paraît devoir être d'autant plus efficace, que le commerce s'y trouvera lui-même plus directement intéressé.

Pour le Ministre,

Signé : Henri MONOD.

Destruction des rats à bord des navires provenant de pays contaminés de peste avant déchargement

DECRET DU 21 SEPTEMBRE 1903 (1).

Le Président de la République française,

Sur le rapport du Président du Conseil, ministre de l'intérieur et des cultes, et du ministre des finances ;

(1) Décret publié au *Journal officiel* du 23 septembre 1903 et inséré au *Bulletin des lois*, XII, S. B., 2495, n° 43774.

Vu l'article 1er de la loi du 3 mars 1882 sur la police sanitaire (1), les décrets des 4 janvier 1896 (2), 15 avril 1897 (3), 15 juin 1899 (4), et 23 septembre 1900 (5) et les instructions ministérielles des 26 septembre et 11 octobre 1901 (6), du 12 avril 1902 (7), et du 20 juillet 1903 (8),

Décrète :

Art. 1er. — La destruction des rats à bord des navires est obligatoire pour toutes les provenances de pays contaminés ou suspects de peste, soit en cours de traversée, soit à l'arrivée avant le déchargement.

Art. 2. — Cette destruction est exclusivement pratiquée au moyen des procédés ou appareils dont l'efficacité aura été reconnue par le Comité consultatif d'hygiène publique de France. Elle est immédiatement applicable dans les ports où ces procédés ou appareils sont mis à la disposition des capitaines, suivant les conditions agréées par l'autorité sanitaire et sous son contrôle permanent.

Art. 3. — Les frais en résultant sont à la charge de l'armement, conformément aux dispositions de l'art. 94 (dernier §) du décret du 4 janvier 1896. Aucune taxe sanitaire n'est due, en conséquence, du fait de cette opération.

Art. 4. — Un certificat relatant les conditions dans lesquelles a été pratiquée l'opération est délivré aux capitaines ou armateurs par les soins de l'autorité sanitaire.

Art. 5. — Les infractions aux dispositions du présent décret sont passibles des pénalités édictées par l'art. 14 de la loi du 3 mars 1822, sans préjudice des mesures d'isolement ou autres auxquelles les navires peuvent être assujettis en raison de leur provenance ou de l'état sanitaire du bord à l'arrivée.

Art. 6. — Le Président du Conseil, ministre de l'intérieur et

(1) Tome XIV, p. 651.
(2) — XXV, p. 621.
(3) — XXVII, p. 434.
(4) — XXIX, p. 483.
(5) — XXX, p. 593.
(6) — XXXI, p. 542-543.
(7) — XXXII, p. 571.
(8) Ci-dessus, p. 103.

des cultes, est chargé de l'exécution du présent décret qui sera publié au *Journal officiel*, inséré au *Bulletin des lois* et affiché dans les ports.

Fait à Paris, le 21 septembre 1903.

Emile LOUBET.

Paris, le 13 octobre 1903.

Mesures à prendre pour surveiller l'état hygiénique des bâtiments du commerce.

Messieurs, il arrive fréquemment que des marins du commerce tombent malades à bord des bâtiments sur lesquels, à la suite de cas de maladies contagieuses, les mesures de désinfection nécessaires n'ont pas été prises.

D'une manière générale, il appartient au service sanitaire, relevant du département de l'Intérieur, de prendre, pour les navires de commerce, toutes les dispositions que comporte la santé publique, et notamment, de faire procéder, s'il y a lieu, à leur désinfection. Cependant la marine est directement intéressée à ce que ces dispositions soient régulièrement observées. L'inexécution des prescriptions réglementaires est, en effet, de nature à compromettre sérieusement la santé des hommes embarqués, dont le département de la marine doit particulièrement se préoccuper. Elle peut, d'autre part, entraîner des charges pour la caisse de prévoyance, en cas de décès survenus par suite des mauvaises conditions hygiéniques des bâtiments.

Afin de protéger la santé des gens de mer et de sauvegarder, dans toute la mesure du possible, les intérêts de la Caisse de Prévoyance, j'ai l'honneur de vous prier de vouloir bien, toutes les fois que des cas de maladies contagieuses seront survenus à bord de navires du commerce, vous assurer que les capitaines en ont fait la déclaration au service sanitaire. Dans la négative, il conviendra d'aviser immédiatement ce service et de toujours vous assurer que les mesures de désinfection nécessaires ont été prises avant le départ du bâtiment pour un nouveau voyage.

Signé : Camille PELLETAN.

Ministère de l'intérieur.

Le Président de la République française,

Sur le rapport du ministre de l'intérieur et du ministre des finances;

Vu l'article 1er de la loi du 3 mars 1822 sur la police sanitaire, les décrets des 4 janvier 1896, 15 avril 1897, 15 juin 1899, 23 septembre 1900 et 21 septembre 1903,

Décrète :

Art. 1er. — La destruction des rats ou « dératisation », exclusivement pratiquée au moyen d'appareils dont l'efficacité a été reconnue par le Conseil supérieur d'hygiène publique de France, est obligatoire pour l'admission dans les ports français :

1° De tout navire provenant d'un port considéré comme contaminé de peste ou y ayant fait escale;

2° De tout navire ayant pris en transbordement, c'est-à-dire de bord à bord, plus de 50 tonnes de marchandises provenant directement d'un pays considéré comme contaminé de peste.

Ces dispositions sont applicables aux navires ayant déjà déchargé partie de leur cargaison dans un ou plusieurs ports étrangers.

Art. 2. — Peuvent être dispensés de la dératisation :

1° Les navires qui se bornent à déposer des passagers dans le port français sans accoster et n'y font qu'un séjour de quelques heures;

2° Les navires y faisant une escale de moins de douze heures et laissant moins de 500 tonnes de marchandises, sous condition que la surveillance du déchargement sera opérée exclusivement de jour, le navire étant maintenu en éloignement des quais et ses amarres garnies;

3° Les navires à vapeur qui n'auraient touché aucun port considéré comme contaminé de peste pendant soixante jours depuis leur départ du dernier port contaminé et à bord desquels n'aurait été observé aucun fait sanitaire de nature suspecte;

4° Les navires qui ayant fait escale dans un port considéré

comme contaminé justifieraient qu'ils n'y ont ni accosté à quai ou aux appontements, ni embarqué de marchandises ;

5° Les navires qui auraient subi la dératisation dans un port étranger depuis leur départ du dernier port considéré comme contaminé. Il devra être justifié, dans ce cas, qu'aucun fait sanitaire suspect ne s'est produit à bord pendant la traversée et que la dératisation a été effectuée avec les mêmes appareils et les mêmes garanties qu'en France. Le capitaine du navire remet, à cet effet, à l'autorité sanitaire, un certificat mentionnant l'appareil employé, les conditions de l'opération, les constatations faites, etc., certificat visé par l'autorité consulaire française ;

6° Les navires se trouvant dans les conditions indiquées au paragraphe 2 de l'article 1er, si les marchandises ont été transbordées d'un navire qui aurait été dératisé dans les conditions prescrites au paragraphe précédent et si elles sont accompagnées du certificat de dératisation prévu audit paragraphe.

Art. 3. — Sont réputées marchandises pour l'application du présent décret, tous produits embarqués, figurant ou non au manifeste, à la seule exception du charbon embarqué pour les besoins du service sans accostage à quai.

Art. 4. — La dératisation peut être effectuée en cours de route pour tout navire français ayant un médecin sanitaire maritime et pourvu de l'un des appareils prévus à l'article 1er.

L'autorité sanitaire du port d'arrivée apprécie d'après les justifications présentées les conditions dans lesquelles l'opération a été effectuée et les garanties fournies ; elle peut en exiger le renouvellement partiel ou total.

Les mêmes dispositions sont applicables aux navires étrangers, à titre de réciprocité et sous la double condition que, d'une part, les médecins sanitaires offriront les mêmes titres que les médecins sanitaires français et que, d'autre part, les appareils utilisés seront les mêmes que ceux visés à l'article 1er.

Art. 5. — Dans les ports la dératisation est effectuée avant le déchargement du navire.

L'opération porte sur les cales, les soutes, les cambuses, les postes d'équipage, les postes d'émigrants ou des passagers de 3e et de 4e classes, et en général tous les compartiments intérieurs du navire. Les cabines des officiers et des passagers de 1re et de 2e classes, ainsi que les salles à manger, les salons qui leur sont affectés ne sont soumis à la dératisation que dans la mesure où l'autorité sanitaire le juge utile, notamment lorsque le navire est suspect ou infecté de peste ou que l'on a constaté chez les rats du bord l'existence de cette maladie ou une mortalité insolite.

Art. 6. — Les appareils destinés à la dératisation en vertu de l'article 1er sont mis à la disposition de l'armement suivant les conditions agréées par l'autorité sanitaire.

Les ports munis d'un de ces appareils sont seuls ouverts aux provenances des pays considérés comme contaminés de peste.

Les opérations sont effectuées sous le contrôle permanent de l'autorité sanitaire et dans le moindre délai.

Art. 7. — Les frais résultant de la dératisation sont à la charge de l'armement, conformément aux dispositions de l'article 94 (dernier alinéa) du décret du 4 janvier 1896. Aucune taxe sanitaire n'est due, en conséquence, du fait de cette opération.

Art. 8. — Les frais visés à l'article 7 sont calculés sur la jauge brute du navire, si la dératisation s'applique à son ensemble, sur la capacité cubique des locaux dératisés si l'opération n'est que partielle. La capacité cubique est établie d'après les plans de chargement du navire sans défalcation du volume occupé par la marchandise.

Art. 9. — Un certificat relatant les conditions dans lesquelles a été pratiquée l'opération est délivré au capitaine ou aux armateurs par les soins du service sanitaire.

Art. 10. — Les navires qui ne se trouveraient pas dans les conditions prescrites pour être soumis à la dératisation peuvent être admis sur leur demande à subir cette opération au départ comme à l'arrivée, soit en cales pleines, soit en cales vides et obtenir en conséquence la délivrance du certificat prévu à l'article 9. Toutes facilités devront leur être données à cet effet.

Art. 11. — Les infractions aux dispositions du présent décret sont passibles des pénalités édictées par l'article 14 de la loi du 3 mars 1822, sans préjudice des mesures d'isolement ou autres auxquelles les navires peuvent être assujettis en raison de leur provenance ou de l'état sanitaire du bord à l'arrivée.

Art. 12. — Sont abrogés le décret du 21 septembre 1903 et les dispositions du décret du 23 septembre 1900 qui seraient en opposition avec le deuxième paragraphe de l'article 6 ci-dessus.

Art. 13. — Le ministre de l'intérieur est chargé de l'exécution du présent décret, qui sera publié au *Journal officiel*, inséré au *Bulletin des lois*, et affiché dans les ports.

Fait à Paris, le 4 mai 1906.

A. Fallières.

Par le Président de la République :

Le ministre de l'intérieur,

G. Clemenceau.

Le ministre des finances,

Poincaré.

DÉCRET DU 6 AOUT 1906.

MODIFIANT LE DÉCRET DU 4 MAI 1906, SUR LA DÉRATISATION DES NAVIRES DE COMMERCE

Ministère de l'intérieur.

RAPPORT
AU PRÉSIDENT DE LA RÉPUBLIQUE FRANÇAISE

Paris, le 6 août 1906.

Monsieur le Président,

Le décret du 4 mai 1906 a soumis à l'obligation de la dératisation certaines catégories de navires se présentant dans les ports français dans des conditions de nature à faire craindre l'importation sur notre sol de rats contaminés de peste, lesquels constituent le mode le plus certain de propagation de ce redoutable fléau.

L'article 2 dudit décret, inspiré par le souci des nécessités du commerce et par la conviction qu'en une telle matière aucune mesure ne saurait viser à l'absolu, a déterminé les cas dans lesquels ces navires peuvent être dispensés de l'opération envisagée ; parmi ces cas les deux suivants ont été d'abord définis :

« 1° Les navires qui se bornent à déposer des passagers dans le port français sans accoster et n'y font qu'un séjour de quelques heures ;

« 2° Les navires y faisant une escale de moins de douze heures et laissant moins de 500 tonnes de marchandises, sous condition que la surveillance du déchargement sera opérée exclusivement de jour, le navire étant maintenu en éloignement des quais et ses amarres garnies. »

Relativement aux navires soumis au décret et faisant dans le port français un plus long séjour que celui prévu aux paragraphes précités, la question s'est posée de savoir s'ils seraient autorisés, avant de subir la dératisation, à débarquer leurs passagers et à décharger leurs marchandises dans la limite du maximum de 500 tonnes. Cette question ne pouvait pas recevoir une autre réponse que celle qui lui a été donnée dès le premier jour par mon administration. Il est manifeste en effet que, dans les mêmes conditions où l'on peut admettre que ce débarquement et ce déchargement sont sans danger s'agissant d'un navire qui ne fait que toucher le port français, on le doit admettre aussi à l'égard d'un navire qui reste dans celui-ci et qui généralement navigue sous pavillon français. En décider autrement eût été donner une prime aux navires étrangers, et une telle mesure eût été aussi injustifiée en droit qu'éloignée en fait des intentions et des méthodes de l'administration sanitaire.

Néanmoins, pour lever sur ce point toute incertitude, pour rendre impossible toute fausse interprétation d'un décret dont j'ai le devoir et le ferme propos d'imposer à tous le respect, pour ne point permettre aux armateurs étrangers de détourner à leur profit certain trafic en se prévalant aux yeux de leur clientèle d'un privilège dont ils n'auraient d'ailleurs point joui, pour ne point permettre aussi à certains armateurs français de chercher à justifier leur résistance aux nécessaires prescriptions du décret en alléguant contre celui-ci des griefs de pure apparence, j'estime qu'il est utile et sage de fixer dans un article spécial et faisant foi les conditions dans lesquelles les autorisations envisagées pourront être accordées.

Il va de soi que la prescription imposée dans le deuxième alinéa du présent décret n'aura point d'effet rétroactif et qu'elle ne devra pas suffire pour faire refuser l'autorisation aux navires où elle ne serait point remplie si ces navires ont quitté, avant la promulgation dudit décret, le port où lesdites marchandises ont été chargées.

Si vous approuvez ces considérations, j'aurai l'honneur de vous prier, monsieur le Président, de vouloir bien revêtir de votre signature le décret dont la teneur suit.

Le ministre de l'intérieur,

G. CLEMENCEAU.

Le ministre des finances,

POINCARRÉ.

Le Président de la République française,

Sur le rapport du ministre de l'intérieur et du ministre des finances,

Vu l'article 1er de la loi du 3 mars 1822 sur la police sanitaire et le décret du 4 mai 1906, relatif à la destruction des rats à bord des navires,

Décrète :

Article unique. — Les navires soumis à l'obligation de la dératisation, conformément au décret susvisé du 4 mai 1906, peuvent être autorisés à ne procéder à cette opération qu'après que les passagers auront été débarqués sans accoster ou après le déchargement d'un maximum de 500 tonnes de marchandises, sous condition que ce déchargement sera effectué dans les formes prévues au 2° de l'article 2 du décret précité.

Sauf circonstances exceptionnelles, dont l'appréciation est réservée à l'autorité sanitaire, cette autorisation ainsi que la dispense définie au 2° de l'article 2 du décret du 4 mai 1906 ne seront accordéesqu'au cas où les marchandises à décharger proviendront d'une même cale.

Fait à Rambouillet, le 6 août 1906.

A. Fallières.

Par le Président de la République :

Le ministre de l'intérieur,

G. Clemenceau.

Le ministre des finances,

Poincaré.

VII

PRIMES A LA PROPRETÉ

Rapport adressé au ministre de la marine, proposant de distribuer des primes de propreté aux capitaines des bateaux de pêche Terre-Neuviers et Islandais, signalés comme ayant été les mieux tenus.

5 décembre 1895.

A plusieurs reprises, les commandants des divisions navales de Terre-Neuve et d'Islande ont signalé les déplorables conditions hygiéniques des bateaux de nos pêcheurs et notamment des logements des équipages, qui, par leur malpropreté repoussante, sont le foyer de maladies individuelles ou d'affections épidémiques.

Il n'y a pas longtemps, notre commandant à Terre-Neuve rendait compte que l'influenza s'était déclarée à bord du navire X, et que cette maladie devait être attribuée à l'état de saleté répugnante dans lequel se trouvait ce navire, à bord duquel le poste des marins n'était l'objet d'aucun soin de propreté.

Chaque année, dans les instructions adressées aux ports d'armement, à l'ouverture de la campagne de pêche, les commissaires des quartiers ont été invités à adresser aux armateurs et aux capitaines des recommandations pressantes, comminatoires même, et à leur présenter les dangers auxquels l'incurie et l'absence des précautions hygiéniques les plus élémentaires exposent la santé des hommes.

Afin de familiariser le plus possible les capitaines avec le maniement des coffres à médicaments et de mettre à leur portée la connaissance des mesures prophylactiques les plus simples qui s'imposent dans certains cas, une instruction médicale, conçue dans un esprit pratique, a été imprimée et distribuée à profusion dans les quartiers. La composition des coffres à médicaments a été améliorée et rendue plus pratique.

Les avertissements, les conseils, les représentations sont restés sans influence sur l'insouciance de nos marins. La circulaire du 28 février de l'année dernière relatait que six hommes de la flottille d'Islande, dont deux étaient décédés, avaient été traités pour la fièvre typhoïde à l'hôpital de Reykjawik, et que ces cas avaient pour origine, au dire des médecins, la mauvaise tenue des hommes et des navires. Le rapport de fin de campagne, que le commandant Houette vient d'adresser au ministre, reproduit une fois de plus le triste tableau tant de fois tracé par ses prédécesseurs.

« Les logements, dit cet officier supérieur, continuent à être bien mal tenus et font peine à voir. En allant fréquemment à bord des navires et en y envoyant mes officiers, j'ai pu, de temps à autre, en faire nettoyer quelques-uns, mais, on l'a fait par obéissance ou par condescendance, sans aucune conviction ; l'idée, le goût, le besoin de la propreté n'existent pas, chez nos malheureux pêcheurs.

« Il serait urgent de les développer : j'y ai tâché, je n'ai pourtant point la prétention d'y avoir beaucoup réussi. J'espère toutefois que l'assurance où ils doivent être, de trouver, auprès de nous, d'autant plus facilement aide et assistance que j'aurai constaté des effets dans la tenue de leurs logements, contribuera à améliorer un peu cette fâcheuse situation. »

Si les exhortations de toutes sortes que l'administration a prodiguées aux pêcheurs ont été impuissantes à leur inspirer plus de souci de leur santé, j'ai pensé que l'intérêt et l'esprit d'émulation seraient peut-être des conseillers plus persuasifs.

Je proposerai donc au ministre d'affecter, à partir de l'année prochaine, une certaine somme, prélevée sur l'art. 2 du chapitre 53 (Encouragements à la pêche, etc.) à la distribution de primes de propreté à ceux des capitaines Terre-Neuviers ou Islandais dont les bateaux auraient été signalés par les commandants des stations navales, comme ayant été les mieux tenus. Ces primes pourraient être graduées de la façon suivante :

Prime de 200 francs, pour une très bonne tenue.

Prime de 100 francs, pour une bonne tenue.

Puis, pour stimuler davantage encore l'émulation des capitaines, une prime unique de 500 francs (excellente tenue), serait attribuée à celui d'entre eux qui l'aurait emporté sensiblement sur ses concurrents.

En limitant à 20 les concessions de primes à accorder sur les bases ci-dessus, ce serait une somme totale de 3.300 fr. qu'il faudrait consacrer à cet objet.

Le mal dont nos pêcheurs sont victimes est si grand, il offre notamment à l'alcoolisme, qui exerce parmi eux de terribles ravages, un adjuvant si puissant, que l'administration a le devoir de tenter tous les efforts pour essayer de l'enrayer.

Si le ministre partage ma manière de voir, je le prierai de vouloir bien revêtir le présent rapport de son approbation.

Le Directeur de la Comptabilité Générale,

Signé : SEMICHON

DIRECTION DE LA MARINE MARCHANDE

BUREAU DES PÊCHES ET DE LA DOMANIALITÉ MARITIMES

Paris, le 18 juin 1906.

Primes de propreté aux navires de la grande pêche.

J'ai pris, à la date de ce jour, de nouvelles mesures destinées à compléter et à unifier les dispositions des décisions des 5 décembre 1895 et 9 avril 1896, qui ont institué des primes dites « de propreté » au profit des capitaines naviguant à la grande pêche, dont les navires et les équipages ont la meilleure tenue.

DIRECTION DE LA MARINE MARCHANDE

BUREAU DES PÊCHES ET DE LA DOMANIALITÉ MARITIMES

Arrêté relatif aux modes de répartition des primes de propreté à allouer aux navires armés à la grande pêche ou à la pêche hauturière.

Du 18 juin 1906.

Le ministre de la marine,

Vu la décision ministérielle du 5 décembre 1895, instituant des primes de propreté en faveur des capitaines Terre-Neuviers et Islandais, dont les bâtiments ont été signalés comme les mieux tenus ;

Vu la dépêche ministérielle du 21 mars 1896, fixant la règle à suivre pour noter et classer ces navires en vue de la distribution des primes de propreté ;

Vu la décision du 9 avril 1896, étendant le bénéfice des primes de propreté aux navires faisant, dans la mer du Nord ou dans la Manche, la pêche de la morue, du hareng ou du maquereau, avec procédé de conservation à bord,

Arrête :

Article premier

Des primes dites « primes de propreté », imputées sur les fonds du chapitre « Pêche et navigation commerciales », seront allouées, dans les conditions fixées par l'article 6 du présent arrêté, aux capitaines ou patrons des navires armés, soit pour la pêche de la morue à Terre-Neuve ou en Islande, soit pour la pêche de la morue, du hareng ou du maquereau, avec procédé de conservation dans la Manche ou dans la mer du Nord.

Art. 2.

Afin de constater l'état des navires devant concourir à la distribution des primes de propreté, des inspections fréquentes seront faites à bord, soit au mouillage, soit sur les lieux de pêche, par les officiers de vaisseau, ou les officiers du service de santé, ou les officiers mariniers, ou les maîtres de pêche délégués à cet effet, par les commandants des croiseurs ou autres bâtiments de la marine nationale, chargés de la surveillance de la pêche dans les eaux de Terre-Neuve, dans les mers d'Islande ou dans la Manche et la mer du Nord.

ART. 3.

Ces inspections porteront sur les matières ci-après, auxquelles, en raison de leur importance respective, seront attribués les coefficients ci-dessous :

	Coefficients.
Propreté et tenue des logements	3
Propreté et tenue des hommes, de leurs effets d'habillement et de leur couchage.	3
Propreté des ponts.	1
État de conservation des vivres	2
État et entretien du coffre à médicaments	1
Tenue générale de l'extérieur et du gréement	1

ART. 4.

L'appréciation des officiers inspecteurs, sur ces différents points, sera exprimée au moyen de notes variant de 0 à 10 et correspondant :

0.	à une très mauvaise tenue.
De 1 à 2.	à une mauvaise tenue.
De 3 à 4.	à une tenue médiocre.
De 5 à 6.	à une tenue passable.
De 7 à 8.	à une bonne tenue.
De 9 à 10.	à une très bonne tenue.

Ces notes seront consignées sur des fiches du modèle annexé au présent arrêté, établies chaque année par bateau visité, et transmises en fin de campagne, avant le 1er mars pour les bâtiments de la mer du Nord et avant le 1er novembre pour les bâtiments Islandais et Terre-Teuviers, au ministère de la marine, qui en fera opérer le classement et arrêtera la liste des primes à allouer.

ART. 5.

La somme globale à affecter au payement des primes de propreté sera limitée à 5.000 francs, sur lesquels seront réservés :

Pour les pêcheurs Islandais et Terre-Neuviers métropolitains.	3.300 francs.
Pour les pêcheurs Terre-Neuviers appartenant à la colonie de Saint-Pierre-et-Miquelon. .	700 francs.
Pour les bâtiments de la Manche et de la mer du Nord.	1.000 francs.
Total.	5.000 francs.

Les warys et doris employés pour la pêche de la morue sur les côtes de Terre-Neuve ou de Saint-Pierre et Miquelon n'auront droit à aucune prime de propreté.

ART. 6.

Les sommes réservées pour chacune des catégories des navires ci-dessus désignés seront réparties entre ceux de ces navires, qui, dans leur catégorie respective, auront obtenu le plus grand nombre de points, ce nombre devant toutefois être supérieur ou au moins égal à 80.

Cependant le taux de ces primes pourra être élevé à 200 francs en ce qui concerne les navires islandais et terre-neuviers métropolitains et à 150 francs en ce qui concerne les bâtiments pêcheurs de la mer du Nord, pour ceux de ces navires qui, réunissant le minimum de points indiqués ci-dessus, auront obtenu au moins la note 9 à la fois pour « la propreté et la tenue des logements » et pour « la propreté et la tenue des hommes, de leurs vêtements et de leur couchage ».

Toutefois il ne sera jamais alloué plus de 7 primes de 200 francs ni plus de deux de 150 francs.

En outre, une prime unique dite « prime d'excellente tenue régulière » dont le taux sera fixé à :

500 francs pour les bâtiments islandais et terre-neuviers métropolitains ;

400 francs pour les bâtiments de la Manche et de la mer du Nord ;

200 francs pour les bâtiments armés à Saint-Pierre pour la pêche à Terre-Neuve, sera allouée à celui des navires de chacune de ces catégories, dont la somme des points des trois dernières années formera la moyenne annuelle la plus élevée.

ART. 7.

Sur chacune des primes allouées aux capitaines ou aux patrons, il sera prélevé une somme déterminée à distribuer entre ceux de leurs hommes qui se seront particulièrement signalés par le zèle apporté à l'entretien du bâtiment, ainsi que par la propreté et la bonne tenue de leurs effets d'habillement.

Ces gratifications seront accordées sur demande des capitaines ou patrons et propositions des officiers visiteurs approuvées par le commandant de la division ou de la station intéressée.

Le nombre et le taux des gratifications personnelles qui pourront être ainsi allouées à des hommes d'équipage seront fixées de la manière suivante :

Sur une prime de 100 francs, trois gratifications de 10 francs ;

Sur une prime de 150 francs, deux gratifications de 10 francs et deux de 15 francs ;

Sur une prime de 200 francs, trois gratifications de 10 francs, deux de 15 francs et une de 20 francs ;

Sur une prime de 300 francs, trois gratifications de 10 francs, trois de quinze francs et deux de 20 francs ;

Sur une prime de 400 francs, quatre gratifications de 10 francs, quatre de 15 francs et trois de 20 francs ;

Sur une prime de 500 francs, cinq gratifications de 10 francs, cinq de 15 francs et trois de 20 francs.

ART. 8.

Tout capitaine ou patron ayant obtenu une des primes « d'excellente tenue régulière », prévue au dernier paragraphe de l'article 6 du présent arrêté, sera, l'année suivante, placé « hors concours » et ne pourra, pendant cette année, prétendre à aucune prime, à moins toutefois qu'il n'ait pris le commandement d'un autre bateau.

Les bâtiments des capitaines ou patrons mis hors concours continueront néanmoins à être visités, et si leurs commandants n'obtiennent pas le minimum de 80 points fixé à l'article 6 du présent arrêté, ils seront exclus pour une nouvelle période d'un an du bénéfice de toute prime.

ART. 9

La liste des primes de propreté accordées chaque année sera publiée au *Journal Officiel*. Cette liste fera connaître les noms des capitaines et des hommes ayant obtenu des récompenses, avec indication des bateaux montés par eux et des armateurs de ces bateaux.

Elle sera suivie d'une liste des capitaines « hors concours », indiquant le nombre de points obtenus par eux pour l'année courante.

ART. 10.

Le chef de la division navale de Terre-Neuve, le commandant de la station d'Islande et le commandant de la station de la Manche et de la mer du Nord sont chargés, chacun en ce qui le concerne, de l'exécution du présent arrêté.

CROISEUR LE (1).

Visite opérée le (2)
par M. (3, 4)
à bord du (5)
commandé par (6)
armateur (7)
du port de (8)
jaugeant (9) ayant un équipage (10)
rencontré (11)

(1) Nom du croiseur auquel appartient l'officier visiteur.
(2) Date de la visite.
(3, 4) Nom et grade de l'officier visiteur.
(5) Nom du bâtiment visité.
(6) Nom du capitaine ou patron.
(7) Nom de l'armateur.
(8) Nom du port d'armement.
(9) Jauge légale.
(10) Effectif de l'équipage.
(11) A la mer en pêche, à la mer en route, au mouillage au port ou au mouillage en pêche.

MATIÈRES DE L'INSPECTION	COEFFICIENTS	NOTES	TOTAUX	OBSERVATIONS (A)
Propreté et tenue des logements . . .	3			
Propreté et tenue des hommes, de leur coffre, et de leur couchage . . .	3			
Propreté des ponts .	1			(A) Mentionner dans cette colonne si des mesures spéciales ont été prises pour améliorer l'hygiène, la propreté, le bien-être des pêcheurs.
Etat de conservation des vivres . . .	2			
Etat et entretien du coffre à médicaments	1			
Etat du gréement et tenue générale de l'extérieur . . .	1			
Totaux des points obtenus . . . . (1)				

(1) Signature de l'officier.

INDEX ALPHABÉTIQUE

TABLE DES MATIÈRES

PREMIÈRE PARTIE

GÉNÉRALITÉS

DEUXIÈME PARTIE

HYGIÈNE DE L'ÉQUIPAGE

TROISIÈME PARTIE

HYGIÈNE DES PASSAGERS ET DU FRET

QUATRIÈME PARTIE

ÉLÉMENTS DE CLIMATOLOGIE ET DE GÉOGRAPHIE MÉDICALES

CINQUIÈME PARTIE

SIXIÈME PARTIE

ANNEXES

TEXTES OFFICIELS

DIJON, IMPRIMERIE DARANTIERE.

DIJON, IMPRIMERIE DARANTIERE

www.ingramcontent.com/pod-product-compliance
Ingram Content Group UK Ltd.
Pitfield, Milton Keynes, MK11 3LW, UK
UKHW020058200726
13856UKWH00002B/272

9 782011 935090